Thomas P. Detre
Saeed Shamloo
Hamideh Jahangiri

Psiquiatria Clínica: Tópicos de Psicoterapia Volume 2

Thomas P. Detre
Saeed Shamloo
Hamideh Jahangiri

Psiquiatria Clínica: Tópicos de Psicoterapia Volume 2

ScienciaScripts

Imprint

Any brand names and product names mentioned in this book are subject to trademark, brand or patent protection and are trademarks or registered trademarks of their respective holders. The use of brand names, product names, common names, trade names, product descriptions etc. even without a particular marking in this work is in no way to be construed to mean that such names may be regarded as unrestricted in respect of trademark and brand protection legislation and could thus be used by anyone.

Cover image: www.ingimage.com

This book is a translation from the original published under ISBN 978-613-8-93041-9.

Publisher:
Sciencia Scripts
is a trademark of
Dodo Books Indian Ocean Ltd. and OmniScriptum S.R.L publishing group

120 High Road, East Finchley, London, N2 9ED, United Kingdom
Str. Armeneasca 28/1, office 1, Chisinau MD-2012, Republic of Moldova, Europe
Printed at: see last page
ISBN: 978-620-7-60932-1

PSIQUIATRIA CLÍNICA: TÓPICOS DE PSICOTERAPIA

VOLUME 2

Editado por

THOMAS P. DETRE

SAEED SHAMLOO

HAMIDEH JAHANGIRI

HARATON DAVIDAN

Conteúdo

Contribuintes

Dinesh Bhugra, Professor Sénior de Psiquiatria, Instituto de Psiquiatria, De Crespigny Park, Londres SE5 8AF

Max Birchwood, Diretor de Serviço e Psicólogo Clínico Consultor, Serviço de Intervenção Precoce, Northern Birmingham Mental Health Trust, 97 Church Lane, Aston, Birmingham B6 5UG

Tom Bums, Professor de Psiquiatria Comunitária, St George's Hospital Medical School, Jenner Wing, Cranmer Terrace, Tooting, London SW17 ORE

Jose Catalan, Leitor em Psiquiatria, Chelsea and Westminster Hospital, 369 Fulham Road, London SW10

Christopher Cordess, Professor de Psiquiatria Forense, Universidade de Sheffield, Regent Court, 30 Regent Street, Sheffield SI 4DA

Haraton Davidian, Professor de Psiquiatria, Universidade de Ciências Médicas de Teerão, Irão

Thomas P. Detre, Professor de Psiquiatria, Faculdade de Medicina da Universidade de Pittsburgh, Pittsburgh

Rick Driscoll, Psiquiatra Geral Consultor para Adultos, Severn NHS Trust, Park House Community Mental Health Resource Centre, Park Road, Stroud, Gloucestershire GL5 2JG

Paul Garfield, Conservador Sénior, Brookside Family Consultation Clinic, Douglas House, 18d Trumpington Road, Cambridge CB2 2AH

Dennis Gath, Universidade de Oxford, Departamento de Psiquiatria, Warneford Hospital, Oxford 0X3 7JX

Elspeth Guthrie, Department of Psychiatry, University of Manchester e Rawnsley Building, Manchester Royal Infirmary, Oxford Road, Manchester M13 9BX

Keith Hawton, Professor, University Department of Psychiatry, Warneford Hospital, Oxford 0X3 7JX

M. R. Hilton, Consultant Clinical Psychologist, Henderson Outreach Team, Henderson Hospital, 2 Homeland Drive, Sutton, Surrey SM2 5LT

Sheila Hollins, Professora de Psiquiatria da Deficiência, St George's Hospital Medical School, Cranmer Terrace, London SW17 ORE

Chris Jackson, Psicólogo Clínico e Investigador Honorário da Universidade de Birmingham, Serviço de Intervenção Precoce, Northern Birmingham Mental Health Trust, 97 Church Lane, Aston, Birmingham B6 5UG

Hamideh Jahangiri, professor de Psicologia, Universidade Payame Noor, Irão

Peter Maguire, Cancer Research Campaign Psychological Medicine Group, Stanley House, Christie Hospital, Wilmslow Road, Manchester M20 4BX

G. C. Mezey, Professor Sénior e Psiquiatra Forense Consultor, Secção de Psiquiatria Forense, St George's Hospital Medical School, Londres SW17 ORE

Rory Nicol, Children and Adolescents' Department, Maudsley Hospital, Denmark Hill, London SE5 8AZ

Anthony Ryle, Investigador Principal e Psicoterapeuta Consultor Honorário, UMDS Guy's and St Thomas's, Londres

Jan Scott, Professor, University Department of Psychiatry, Royal Victoria Infirmary, Newcastle upon Tyne NE1 4LP

Saeed Shamloo, Professor de Psiquiatria, Universidade de Ciências Médicas Shahid Beheshti, Irão

Valerie Sinason, Psicoterapeuta de Investigação, St George's Hospital Medical School, Cranmer Terrace, London SW17 ORE

Digby Tantam, Professor Clínico de Psicoterapia, Centro de Estudos Psicoterapêuticos, Universidade de Sheffield, 16 Claremont Crescent, Sheffield S10 2TA

Janet Treasure, Co-Directora, Eating Disorders Unit, Bethlem and Maudsley Trust, Denmark Hill, London SE5 8AF

Stuart Turner, Traumatic Stress Clinic, Camden & Islington Community Trust, 73 Charlotte Street, London W1P 1LB e Vice-Dean, University College London Medical School

Prefácio

O objetivo da psicoterapia é aliviar o paciente de sintomas neuróticos angustiantes ou de características de personalidade discordantes que interferem com a sua adaptação satisfatória a um mundo de pessoas e acontecimentos.

Por muito abrangente que pareça, este objetivo é na verdade limitado, como o psicoterapeuta praticante bem reconhece. A psicoterapia - incluindo a sua forma mais extensa, a psicanálise - é um trabalho de reparação. Este ponto de vista não pode ser demasiado enfatizado. Um psicoterapeuta não deve esperar grandes transformações equivalentes a um renascimento psicológico ou a uma reorganização completa da personalidade do paciente.

Os resultados que podem ser alcançados neste trabalho de reparação são limitados pelo calibre do material original (constituição mais ego jovem), pelo grau de dano (traumas infantis e frustrações adultas) e pelo que resta a ser trabalhado (ego adulto mais a situação da realidade).

Nas pessoas, tal como nas roupas, alguns materiais são mais finos à partida e um artigo reparado nunca é tão bom como um novo. Uma vez que a psicoterapia se limita a um trabalho de reparação, este objetivo limitado pode entrar em conflito com as ambições do terapeuta principiante, bem como com as esperanças do paciente.

O objetivo é ainda mais circunscrito pelo objetivo da terapia de lidar apenas com as áreas da personalidade que produzem perturbações importantes. Os aspectos do carácter do paciente que são sintónicos para o seu ego e que ele quer manter são melhor deixados em paz, a menos que estejam inextricavelmente ligados aos seus sintomas neuróticos. Por exemplo, um homem abertamente homossexual que desenvolve uma fobia e que deseja manter a sua orientação sexual pode ser tratado para a fobia sem procurar o objetivo de mudar a sua estrutura de carácter homossexual para uma heterossexual. Do mesmo modo, um paciente profundamente religioso que deseje o alívio de uma neurose de ansiedade sem perder as suas crenças religiosas tem direito a uma psicoterapia sem o objetivo de alterar essas convicções.

Por vezes, durante a terapia, os doentes mudam de opinião sobre os aspectos da sua personalidade que desejam conservar, nomeadamente quando isso parece necessário para se livrarem de sintomas desagradáveis. No entanto, essas mudanças são resultados secundários e não o objetivo inicialmente pretendido.

Quando se fala do objetivo da psicoterapia, o termo "cura" surge frequentemente. É necessário defini-lo. Se por "cura" queremos dizer alívio das dificuldades neuróticas actuais do paciente, então esse é certamente o nosso objetivo. Se por "cura" queremos dizer uma libertação para toda a vida de conflitos emocionais e problemas psicológicos, então esse não pode ser o nosso objetivo. Tal como uma pessoa pode sofrer de pneumonia, fratura e diabetes durante a sua vida e necessitar de uma minimização particular e de um tratamento separado para cada condição, também outra pessoa pode sofrer, em alturas diferentes, de depressão, impotência e fobia, cada uma delas exigindo psicoterapia à medida que a condição surge.

O nosso objetivo é tratar os problemas apresentados, esperando que o trabalho fortaleça o paciente contra novas dificuldades neuróticas, mas sabendo que a terapia não pode garantir uma profilaxia psicológica.

Finalmente, o objetivo da psicoterapia não é produzir uma

Pessoa ideal ou modelo. Todos na vida têm de aprender a suportar uma certa dose de tensão emocional.

A ilusão de que o paciente submetido a psicoterapia é uma pessoa plácida, sem emoções, amável, de boa índole e sem culpa, independentemente do que lhe aconteça, é uma ilusão em que nem o paciente nem o terapeuta devem investir, por muito que a nossa cultura insista em venerar esse santo psicológico. Tudo isto, sem dúvida, é o conceito de objetivo do terapeuta, e pode diferir muito do que alguns pacientes têm em mente quando vêm para serem ajudados. Uma vez que, no nosso tempo e cultura, o psicoterapeuta passou a representar uma amálgama de oráculo, sábio e curandeiro, aqueles que são dominados por ansiedades, que noutros tempos poderiam ter confiado noutros

A psicoterapia é um meio de obter recursos, que por vezes recorrem a ele para obter "felicidade" ou um código espiritual para viver. Há muito sofrimento e infelicidade no mundo sobre os quais a psicoterapia nada pode fazer. E estabelecer regras de conduta não é da nossa competência. Assim, os pacientes que procuram a felicidade em termos de fórmulas ou de preceitos de certo-errado ficarão certamente desiludidos com uma psicoterapia que tem como único objetivo aliviar a angústia neurótica ou psicótica.

Teoria básica

Assumimos que, antes de um terapeuta tentar qualquer psicoterapia, ele terá adquirido uma familiaridade com os principais factos clínicos sobre o comportamento neurótico e psicótico e com conceitos de trabalho convenientes de natureza dinâmica, genética, estrutural e económica para usar na compreensão deste comportamento. Estes dados estão admiravelmente, se bem que tortuosamente, reunidos na Teoria Psicanalítica da Neurose de Otto Fenichel, um livro que deve ser lido muito lentamente, em pequenas

doses, de forma paciente e repetida. No entanto, alguns aspectos da teoria podem ser revistos com proveito neste ponto. Todas as recomendações psicoterapêuticas a serem feitas estão bem fundamentadas neste sistema teórico logicamente uniforme, bem como na experiência prática.

A nossa teoria começa com o conceito de Freud da mente como um aparelho que tenta lidar com a entrada de volumes de excitação de forma a preservar o equilíbrio de um estado de repouso. O termo "repouso" não deve ser tomado num sentido absoluto ou estático, mas como implicando um fluxo de mudanças de energia dentro de um intervalo limitado.

À medida que os estímulos perturbam o estado de repouso, aumentando a tensão, a mente procura descarregar ou ligar essa tensão. Os estímulos mentais podem ser externos ou internos. Os estímulos externos são as características do ambiente circundante percepcionadas pelo organismo. Os estímulos internos são os impulsos (desejos sexuais e agressivos) desencadeados por alterações bioquímicas de energia.

A mente jovem e em crescimento aprende, ao integrar as suas necessidades internas com o seu ambiente, através de milhares de experiências de recompensa e castigo, a refrear, moderar, canalizar, deslocar e adiar os seus desejos.

Mais especificamente, um desejo (estímulo interno produtor de tensão) pode ser totalmente satisfeito (tensão descarregada), totalmente negado (tensão ligada), ou tanto gratificado como negado (parcialmente descarregado, parcialmente ligado). O processo de ligação é pensado em termos de defesas. Em termos topográficos, os impulsos de desejo do id são regulados pelas defesas do ego e do superego.

No estado normal, existe uma relação harmoniosa entre os desejos e as defesas, de modo que as tensões são geridas com sucesso, com uma preservação satisfatória de um estado de repouso relativo. Uma neurose, pelo contrário, é caracterizada (mas não definida) por um conflito neurótico. Ou seja, o compromisso alcançado por um desejo e uma defesa conflituosa não conseguiu descarregar ou limitar a tensão.

Vários sintomas clínicos resultam deste tipo de conflito. Falamos de um conflito neurótico, mas geralmente há mais do que um numa dada neurose. Uma vez que os tratamos um de cada vez, torna-se uma questão de conveniência falar de "conflito" no singular.

Na maior parte das vezes, o paciente não tem consciência da natureza, extensão ou significado dos seus conflitos. Sendo inconscientes e, portanto, inacessíveis, os conflitos neuróticos exercem uma influência ainda maior na sua vida mental.

Em teoria, o objetivo da psicoterapia é produzir uma mudança favorável no equilíbrio perturbado de um sistema conflituoso de desejo-defesa, permitindo assim uma gratificação mais completa do desejo ou, pelo menos, um compromisso mais adequado. Uma vez que não podemos, em grande medida, influenciar por meios psicológicos a origem dos processos biológicos em si (impulsos de desejo), na terapia gerimos um conflito desejo-defesa modificando a componente de defesa ou do ego.

Idealmente, gostaríamos apenas de atenuar ou erradicar uma defesa patogénica, mas na prática real, provavelmente anulamos algumas defesas enquanto reforçamos outras, estas últimas ajudando as funções de ligação em vez de as descarregar. Com o retorno de um relativo equilíbrio num conflito desejo-defesa, a tensão diminui e os sintomas diminuem ou desaparecem.

A seguir, vamos considerar a teoria das manobras através das quais este objetivo é alcançado. Enquanto o paciente fala, o terapeuta escuta e tenta, na sua própria mente, separar, a partir da massa de pensamentos, memórias e sentimentos que o paciente apresenta, um conflito neurótico importante ou um grupo de conflitos. Ou seja, o terapeuta tenta ver claramente o sistema de defesa de desejos envolvido num conflito que produz sintomas. Através de várias tácticas (ver abaixo), ele chama a atenção do paciente para esta área, na qual, até então, os ingredientes do conflito estavam inconscientes. À medida que a defesa do conflito é trazida à consciência do paciente através da verbalização, a motivação para a defesa (afectos de ansiedade, culpa, vergonha, repugnância em relação ao desejo) recebe

O paciente deve prestar atenção em termos da sua experiência de vida presente e passada. Deste modo, é dada ao "ego adulto razoável" do paciente a liberdade de julgar e abandonar esta defesa anacrónica particular, uma vez que a sua motivação é vista como sendo de origem infantil.

Essa é a estratégia. As tácticas através das quais o terapeuta influencia um paciente desta forma merecem agora ser comentadas.

As declarações do terapeuta, ou seja, as interposições e interpretações, são as principais ferramentas usadas para mudar a defesa ou o componente do ego de um conflito neurótico.

Estas afirmações são feitas em referência às comunicações do paciente em duas áreas principais, as transferências e as resistências, que representam as defesas neuróticas em ação na situação de terapia. Por transferência entendemos a tentativa repetitiva, feita inconscientemente pelo paciente, de perceber e tratar o terapeuta como uma figura importante da sua infância. *As resistências* são as defesas que actuam no e contra o processo terapêutico para impedir a revelação e a dissolução do conflito neurótico.

Assim, em teoria, uma transferência é uma forma de resistência. A esta altura, certamente surgiu uma questão importante. Não será tudo isto psicanálise? Freud disse que qualquer terapia que lide com a transferência e a resistência é psicanálise. De facto, tal como foi apresentada, a nossa teoria da neurose e o nosso conceito da dinâmica da cura são psicanalíticos.

Mas, embora a teoria seja a mesma, a prática efectiva é um pouco diferente. Estas diferenças entre a psicoterapia e a psicanálise são determinadas por vários factores, dos quais os mais importantes são mencionados a seguir.

A questão do tempo é um fator determinante para distinguir a psicoterapia da psicanálise clássica. Uma vez que na psicoterapia tanto o terapeuta como o paciente dispõem de menos tempo do que na psicanálise, a frequência das entrevistas e a duração total da terapia são menores. A pressão do tempo leva o terapeuta a ser mais ativo no questionamento e na focalização da atenção do paciente num conflito significativo.

Isto, por sua vez, significa que as comunicações do paciente têm menos o carácter de uma associação livre prolongada do que uma combinação de conversas e associações. Em psicoterapia, a primeira infância é menos explorada e os sonhos não são interpretados de forma exaustiva. Os casos seleccionados para psicoterapia diferem em alguns aspectos dos casos analíticos, tal como o grau em que

é possível atingir um objetivo terapêutico. Em psicoterapia, provavelmente, são reforçadas mais defesas patogénicas, através de apoio, orientação e tranquilização, do que em psicanálise, que tenta principalmente erradicar as defesas.

Finalmente, se a neurose de transferência total, na qual a maioria ou todos os conflitos do paciente se centram no terapeuta, teoricamente pode ou deve ser evitada em psicoterapia é uma questão muito discutida. Na prática, embora a neurose de transferência possa não se desenvolver no grau observado na psicanálise, há sempre um aspeto de transferência e, em alguns casos, pode florescer com toda a intensidade. Assim, a psicoterapia e a psicanálise têm uma teoria semelhante da neurose e do tratamento, mas diferem quantitativamente e, em certa medida, qualitativamente na sua teoria e, consequentemente, na prática da técnica. Com este esboço do objetivo psicoterapêutico e da sua teoria em mente, passemos agora ao sujeito e ao objeto destes conceitos - o paciente.

Há vários anos, pensei que seria uma boa ideia a revista publicar uma série de artigos sobre psicoterapia que fossem clinicamente relevantes mas também

baseados em provas. Estes artigos são agora publicados em conjunto neste volume, complementados por artigos adicionais sobre temas que, de outra forma, não teriam sido abrangidos.

O livro está em gestação há muito tempo, e a perceção da importância de basear a prática clínica em evidências aumentou muito durante esse tempo. Tanto assim é que, de momento, os possíveis inconvenientes da abordagem baseada em evidências, tal como se aplica à psicoterapia, são discutidos pelos psicoterapeutas entre si, mas ainda há uma reticência em partilhar estas dúvidas com outros profissionais. Com antepassados que vendiam óleo de cobra no Oeste americano, hipnotizavam as senhoras parisienses e orquestravam rituais de cura coloridos e dramáticos em quase todas as partes do mundo, os psicoterapeutas estão demasiado conscientes do opróbrio que pode rodear o seu trabalho. É tentador escrever que todas as famílias têm um ou dois membros excêntricos, e recordar aos psiquiatras a terapia de insulina-coma ou aos psicólogos os tempos áureos dos testes de Rorschach como acontecimentos da sua história familiar sobre os quais talvez não queiram debruçar-se. No entanto, todas estas intervenções responderam a uma exigência prática e tiveram consequências práticas que foram procuradas.

O facto é que não fazer nada se não tiver eficácia comprovada não é uma opção na prática. Quando uma pessoa se dirige a um profissional de saúde mental, normalmente é necessário fazer alguma coisa.

Foi pedido aos autores dos capítulos seguintes que fossem tão práticos quanto possível e que antecipassem situações clínicas reais antes de considerarem a aplicabilidade da evidência da investigação. O livro pode ser considerado simplesmente como um guia para a prática baseada em evidências para as condições clínicas mais comuns ou mais difíceis nas quais a psicoterapia está claramente indicada.

Se fosse apenas isso que este livro contivesse, pouco acrescentaria à revisão da literatura recentemente encomendada pelo Ministério da Saúde. O que os autores deste livro fazem, e que os editores desse livro foram proibidos de fazer, é comportar-se como as pessoas fazem na prática, ou seja, considerar o que constitui a evidência e como a evidência pode ser trazida para o caso individual, bem como considerar o que é a evidência. Consideremos dois exemplos de casos: Natalie sofria de síndroma de Asperger, um tipo de autismo associado a uma acentuada incapacidade social.

Ao longo de vários anos, após o nascimento de um filho, tornou-se cada vez mais retraída socialmente e negligente em relação ao filho, que teve de ser acolhido. Foi internada no hospital, referiu ouvir vozes e foi-lhe diagnosticada esquizofrenia. Começou a tomar neurolépticos de depósito, mas o seu retraimento social, falta de iniciativa e inexpressividade persistiram e foram atribuídos à esquizofrenia. A literatura demonstra que: ouvir vozes não é caraterístico da esquizofrenia (Ellason & Ross, 1995), o retraimento social é caraterístico da depressão, a esquizofrenia não é comum na síndrome de Asperger, mas a depressão sim, os neurolépticos agravam a incapacidade social da síndrome de Asperger, mas os antidepressivos não são suficientes para a sua resolução.

os depressores são eficazes na depressão associada à síndrome de Asperger. Perante estes resultados, não foi difícil pensar noutros indícios que pudessem ser procurados, como a presença de uma síndrome depressiva, ou decidir qual o tratamento a administrar, uma vez que os inibidores selectivos da recaptação da serotonina (ISRS) demonstraram ser particularmente eficazes nas perturbações autistas.

Uma tarde, Fred ouviu bater à porta. Atendeu e encontrou uma vizinha perturbada que não falava, apenas acenava. Seguiu o vizinho até ao outro lado da rua e entrou em casa, onde se deparou com uma cena de horror: o marido da vizinha deitado no chão, numa poça de sangue crescente.

Fred fez o que pôde, mas não foi suficiente, e o homem morreu sob as suas mãos. Fred ficou incessantemente ansioso. A segurança da sua casa tinha desaparecido e esperava ser atacado a qualquer momento. Não conseguia trabalhar devido às imagens intrusivas do homem morto e porque discutia constantemente consigo próprio se poderia ter salvo a vida do homem se tivesse feito mais. Mais tarde, veio a saber-se que também não conseguia afastar a preocupação de poder ter contraído a infeção pelo VIH. O seu médico de clínica geral deu-lhe benzodiazepinas, o que lhe permitiu melhorar o sono, mas Fred receava que os comprimidos lhe pudessem estar a fazer mal.

Fred e Natalie tinham ambos uma perturbação que podia ser encontrada na CID-10, ambos estavam em estados cerebrais alterados e ambos obtinham alívio sintomático com a medicação. Saber isto foi suficiente para ajudar a Natalie, mas não o suficiente para ajudar o Fred. A experiência de Fred foi insuportável por ser tão pessoal. A sua segurança pessoal foi posta em causa e, com ela, os pressupostos sobre si próprio e sobre a sua segurança. Os estudos que forneceram as provas para ajudar a Natalie foram concebidos para minimizar o efeito da variação individual em favor dos efeitos principais.

Para Fred, o estudo relevante faria exatamente o contrário: seria concebido para colocar em segundo plano a forma como a maioria das pessoas se comporta nesta situação e para considerar como Fred é único e de que forma única a sua segurança foi ameaçada.

Penso que é consensual que a reprodutibilidade é um critério fundamental para o primeiro tipo de estudo, o tipo que conduziria a provas para ajudar a Natalie. Mas poderá haver menos consenso quanto ao facto de este tipo de provas não ajudar o Fred. Os possíveis argumentos a favor de limitar as provas às obtidas através de estudos reprodutíveis são que "pelo menos são objectivas"; que o pessoal é apenas um caso especial do geral; e que as únicas provas fiáveis são as que são reprodutíveis.

A abordagem "pelo menos é objetiva" é frequentemente descrita como pragmática, fazendo referência a uma escola de filosofia cujo princípio central é que o significado de algo se expressa nas suas consequências práticas[1]. A sua justificação moral baseia-se nas consequências da ação ("consequencialismo") e não na compatibilidade das acções com os direitos dos indivíduos afectados (Nagel, 1979).

Uma abordagem pragmática do Fred poderia ter incluído os seguintes elementos: pedir-lhe para voltar daqui a duas semanas (ou marcar-lhe uma consulta com o conselheiro para daqui a duas semanas), sabendo que muitas crises pessoais se resolvem nesse período; iniciar um SSRI, partindo do princípio de que pode fazer algum bem e não causaria qualquer dano; e se o Fred não reagisse ao fim de três semanas, mudá-lo para outro, partindo do princípio de que, embora o modo de ação seja o mesmo, nunca se sabe, algumas pessoas reagem apenas à cor dos comprimidos.

Cada uma destas intervenções tem consequências práticas que podem ser bem sucedidas - as pessoas respondem efetivamente a placebos ou a mudanças de medicação que dão esperança - mas à custa de induzir os doentes em erro sobre o que é eficaz no seu tratamento. Se acredito que respondi a um antidepressivo porque me deu esperança, a minha estratégia futura para combater a depressão será tentar maximizar a esperança na minha vida.

Se eu acreditar que reagi a ela porque tenho uma doença para a qual ela foi um tratamento específico, é provável que tenha uma visão muito diferente de mim próprio e do meu futuro.

A abordagem "pelo menos é objetiva" não consegue facilmente dar conta destas respostas subjectivas, mesmo que tenham consequências práticas. Seguir esta abordagem com o Fred não só teria reduzido a sua autonomia, o que pode ser uma objeção suficiente para muitos especialistas em ética médica (Gillon, 1994), como também teria sido, a longo prazo, maléfico, o que os consequencialistas também teriam contestado.

Outro contra-argumento pode ser que o pessoal é meramente um caso especial do geral, que Fred não é típico das pessoas que encontram vítimas de homicídio, ou das pessoas que tentam salvar a vida de outra pessoa, ou dos vizinhos de uma pessoa que foi assassinada, mas que os resultados dos estudos de cada um destes grupos podem ser reunidos para formar um composto que pode ser utilizado para o tipificar. No entanto, este argumento falha se houver algo na atitude pessoal que nunca poderá ser captado na atitude objetiva. A Natalie não reflectiu sobre si própria e sobre a sua condição. Ela não se considerava o agente responsável pela sua situação. Para ela, não havia qualquer atitude pessoal, pelo que a atitude objetiva não era inadequada. O Fred preocupava-se com o que fazia e se era suficientemente bom.

Nagel (1979, p. 199), num ensaio sobre o subjetivo e o objetivo, escreve: "Mesmo que uma ação seja descrita em termos de motivos, razões, capacidades, ausência de impedimentos ou coerção, isso não capta as ideias que o agente tem de si próprio como sua fonte. As suas acções parecem-lhe diferentes de outras coisas que acontecem no mundo ... Elas parecem, de uma forma indescritível, não acontecer de todo... embora as coisas aconteçam quando ele as faz.

E se ele vir os outros como agentes também, as suas acções parecerão ter a mesma qualidade". Nagel indica que os agentes estão preocupados com o facto de as suas acções estarem certas ou erradas, e não com o que as causou. A angústia de Fred era sobre ele próprio enquanto agente. Apontava para a preocupação central que ele tinha - será que agi corretamente? Tratar a sua angústia de forma impessoal, considerando a cadeia de acontecimentos que levaram da excitação excessiva à hipervigilância, à privação de sono e a um estado de ansiedade, teria sido tornar impossível chegar à sua preocupação.

O facto de considerar a sua experiência pessoal - a natureza súbita da chamada, o horror de uma ferida aparentemente não perfurável, a sensação de que por detrás de cada porta se pode esconder o potencial para uma violência súbita - revelou estas preocupações.

A medicina e a psicoterapia têm sido perseguidas pelo charlatanismo e pelo preconceito. A tradição do estudo que conduz a uma descoberta reproduzível tem sido um corretivo eficaz contra estes dois males mas, tal como acontece com outros correctivos, o tratamento pode suprimir outros protectores inatos.

Sem chamar a atenção para o facto, os colaboradores deste livro fazem regularmente referência a conhecimentos que não se baseiam em inquéritos epidemiologicamente sólidos ou em ensaios em dupla ocultação. No entanto, estou convencido - e espero que o leitor também - de que esse conhecimento não se baseia em artifícios ou preconceitos. Existem outros critérios para separar o conhecimento verdadeiro da crença falsa. Estes critérios de evidência incluem critérios lógicos, como a consistência interna e a consistência com outras coisas que sei sobre o mundo (validade), mas também incluem juízos pessoais. Tenho preconceitos em relação a relatos que parecem encaixar na necessidade emocional de uma pessoa de construir o mundo de uma forma ou de outra - quer seja uma visão paranoica ou euhemerista do mundo. Tenho preconceitos contra o bombástico e o que considero ser ignorância.

Para fazer estes juízos, utilizo o mesmo tipo de provas que utilizaria para avaliar um novo conhecido. Nenhum destes juízos é, em si mesmo, irrefutável, e posso ter de os defender perante os outros, mas não o meu direito de os fazer.

Se tiver cuidado, não aceito o julgamento de outra pessoa sobre um novo conhecido sem lhe perguntar as provas em que se baseia o seu julgamento e sem acrescentar algumas das minhas próprias.

É um lugar-comum que estas provas possam vir a revelar-se enganadoras, pelo que o meu julgamento deve estar aberto a revisão. No entanto, ao rejeitarmos este tipo de provas como não fiáveis, cometemos dois erros. O primeiro é assumirmos que podemos passar sem elas e o segundo é perdermos a possibilidade de melhorar a nossa utilização das mesmas. Noutras ocasiões, defendi que as provas podem ser suficientemente fiáveis para que delas resulte um tipo particular de conhecimento, a que chamei conhecimento prático. Um exemplo que dei do conhecimento prático do psicoterapeuta é que o passado pode ser mudado mais facilmente do que o futuro.

A experiência de Fred ilustra bem este facto: ele acabou por ver que, longe de desiludir o seu vizinho, tinha feito muito mais do que a maioria das outras pessoas teria sido capaz de fazer. Teve também a oportunidade de falar com o patologista que examinou o corpo e descobriu que as feridas que tinha tentado estancar não eram letais: tinha havido uma perfuração da aorta que tinha sangrado, invisivelmente, para o peito.

Creio que a força deste livro reside menos nas referências constantes dos seus colaboradores à investigação avaliativa do que no outro corretivo contra o erro, negligenciado, que é o seu conhecimento prático. Estou-lhes muito grato pelas suas excelentes contribuições e pela sua paciência durante os muitos atrasos na realização do livro. Estou igualmente grato a Reza Zamani pelos seus comentários e encorajamento.

Thomas P. Detre

CAPÍTULO 11
PSICOTERAPIA DE VÍTIMAS E AUTORES DE ABUSO SEXUAL DE CRIANÇAS

M. R. HILTON e G. C. MEZEY

Vítimas de abuso sexual Prevalência

A falta de uniformidade entre os investigadores na definição de abuso sexual levou a grandes discrepâncias na prevalência declarada. Baker & Duncan (1985), entrevistando uma amostra de mais de 2000 homens e mulheres, concluíram que 12% das mulheres e 8% dos homens referiram ter sido vítimas de abuso sexual antes dos 16 anos de idade, na sua maioria por um membro da família. Russell (1984), entrevistando uma amostra comunitária de mais de 900 mulheres, verificou que 28% tinham sido vítimas de abuso sexual antes dos 13 anos e 38% antes dos 17 anos; apenas 2% dos casos de incesto e 6% dos casos de abuso extra-familiar foram denunciados. A forma mais comum de abuso sexual é o incesto entre pai e filha, embora se reconheça cada vez mais o abuso de rapazes e o abuso sexual de mulheres.

Identificação

Dada a elevada taxa de abuso sexual na infância registada em populações clínicas, os clínicos devem estar atentos a sintomas e comportamentos que possam indiciar abuso sexual (Briere, 1988), tais como uma mudança súbita no funcionamento social e/ou académico ou o aparecimento de absentismo, delinquência e outras perturbações de conduta. A presença de brincadeiras sexuais repetitivas e de precocidade sexual, incluindo o abuso sexual de outras crianças, é um indicador mais direto, mas tais indícios podem nem sempre estar presentes. Uma parte importante da intervenção qualificada é, portanto, ser sensível aos sinais de abuso sexual infantil e criar um ambiente terapêutico suficientemente seguro para que as memórias sejam reveladas, evitando a criação de falsas memórias (British Psychological Society, 1995).

Os efeitos do abuso sexual

A experiência de abuso sexual durante a infância está associada a problemas subsequentes perturbadores na vida de algumas vítimas. No entanto, é de notar que, de um modo geral, cerca de um terço dos sobreviventes não refere quaisquer efeitos negativos a longo prazo (Kendall-Tackett *et al*, 1993). Certas características parecem predizer um resultado mais grave: abuso por um pai ou padrasto, em oposição a um estranho ou irmão (Finkelhor, 1979); o uso de violência durante o abuso (Russell, 1986); actos sexuais com penetração (Bagley & Ramsay, 1986); e abuso bizarro usando rituais pseudo-religiosos ou actos particularmente repugnantes (Briere, 1988). As circunstâncias da revelação, as reacções a esta por parte de outras pessoas significativas e a quantidade de apoio disponível para a criança, bem como o seu estilo de atribuição e temperamento, são factores adicionais que afectam a probabilidade de desenvolvimento de patologia a longo prazo (Carson *et al*, 1989; Wolfe *et al*, 1989).

Um vasto leque de sintomas tem sido relatado por adultos sobreviventes de abuso sexual, que apresentam taxas mais elevadas de depressão, culpa, sentimentos de inferioridade, sentimentos de inter-relação e autoestima mais baixa do que a população em geral (Briere, 1989; Mullen *et al*, 1993). Manifestam frequentemente ansiedade e tensão crónica, problemas sexuais e uma tendência para a revitimização (Runtz & Briere, 1986; Briere, 1989; Finkelhor *et al*, 1989).

Também foram encontradas elevadas taxas de prevalência de abuso sexual em populações "desordenadas" ou clínicas que apresentam alcoolismo, disfunção sexual, anorexia, auto-corte e tentativas de suicídio (Briere, 1984; Oppenheimer *et al*, 1985; Bryer *et al*, 1987; Palmer *et al*, 1993). O abuso sexual pode dar origem a perturbações de stress pós-traumático (Lindberg & Distad, 1985) e a estados dissociativos, incluindo perturbações de personalidade múltipla (Jehu, 1988; Wolfe *et al*, 1989).

Os homens sobreviventes de maus tratos descrevem problemas a longo prazo após o abuso semelhantes aos das mulheres sobreviventes. Existem algumas provas de que os sobreviventes do sexo masculino são mais propensos a reagir projectando a sua raiva para o exterior, enquanto as mulheres são mais propensas a interiorizar sentimentos de raiva e a expressá-los através de comportamentos autodestrutivos, ódio a si próprias, baixa autoestima e pensamentos ou tentativas suicidas (Carmen *et al*, 1984).

Os problemas específicos dos sobreviventes do sexo masculino incluem confusão e ansiedade relativamente à identidade sexual, tentativas inadequadas de afirmação da masculinidade e repetição da experiência de vitimação, quer como vítimas, quer como agressores (Watkins & Bentovim, 1992). Embora haja uma consciencialização crescente do problema, as vítimas do sexo masculino continuam a estar em desvantagem em termos da falta de recursos disponíveis para as ajudar (Mezey & King, 1992).

Intervenção em casos de abuso sexual de crianças

A medida em que a criança ou o adulto são ainda mais prejudicados pela revelação será afetada pelo facto de se acreditar neles e pelo apoio que lhes é prestado. Vários inquéritos sublinharam a necessidade de criar uma rede de apoio de agências que trabalhem em conjunto e criticaram as intervenções demasiado zelosas que conduzem a uma maior traumatização (Butler-Sloss, 1988). As crianças sentem frequentemente que foram elas que causaram o problema e desejam nunca ter falado. A polícia, os serviços sociais e os serviços de saúde infantil têm sido encorajados a elaborar planos e procedimentos conjuntos, de modo a que cada organismo conheça claramente as suas funções e responsabilidades.

Ajudar a criança vítima

A investigação das alegações deve ser efectuada com o mínimo de perturbação possível para a criança. No entanto, nos casos em que o agressor e o seu parceiro não estão dispostos a separar-se, a criança pode ter de ser retirada de casa para garantir a sua segurança. A revelação de uma situação de abuso pode ser extremamente assustadora para a vítima. O receio de não ser acreditada, de ser acusada de ter sido sexualmente provocadora ou de ter encorajado o abuso, é um fator dissuasor da revelação. A necessidade de obter provas fiáveis para levar o agressor a tribunal constitui uma situação que, se não for tratada com sensibilidade, pode traumatizar ainda mais a vítima. Existe frequentemente uma pressão considerável para que a revelação seja efectuada no mais curto espaço de tempo possível, sobretudo se as sessões forem gravadas em vídeo e contarem com a presença da polícia e do assistente social. No entanto, estas considerações nunca devem ter precedência sobre a necessidade de dar à vítima tempo para se sentir confortável e desenvolver confiança nas pessoas que a estão a avaliar. Certas técnicas têm sido objeto de objecções por parte dos tribunais, que receiam que o depoimento das crianças possa ser facilmente distorcido e invalidado. Em resposta a estas preocupações, é proposta uma série de técnicas de entrevista com crianças vítimas de abuso (Vizard *et al*, 1987).

Nos últimos anos, uma maior sensibilização para o impacto dos processos judiciais na criança levou a alterações no processo judicial, permitindo que as crianças testemunhem em tribunal através de uma ligação vídeo, embora, na prática, isto raramente seja utilizado.

Terapia com crianças

A terapia com crianças vítimas de abuso deve ser adaptada ao seu nível de desenvolvimento. Os materiais lúdicos são úteis com crianças com menos de 10 anos de idade ou com crianças mais velhas menos articuladas. Outros métodos incluem fazê-las representar, escrever cartas, falar para um gravador de cassetes, inventar histórias ou discutir as histórias de outras pessoas. Com os adolescentes, o psicodrama de grupo pode ser extremamente útil para lhes permitir explorar diferentes identidades e representar diferentes aspectos das suas histórias e da sua vida familiar. As competências de assertividade e de comunicação também podem ser úteis. Os objectivos do tratamento são permitir à criança lidar emocionalmente com a experiência e as repercussões dos maus tratos e identificar e corrigir distorções cognitivas prejudiciais e autopunitivas.

Terapia familiar

Os teóricos dos sistemas familiares têm frequentemente notado o esbatimento das fronteiras e a inversão de papéis que ocorrem nas famílias agressoras, o papel de conivência do parceiro não agressor e o ganho secundário para a família através do bode expiatório da vítima identificada. Isto significa que uma abordagem de tratamento deve geralmente envolver os membros da família (Giaretto, 1981).

Os factores de bom prognóstico no trabalho familiar são o apoio materno à criança, a ausência de bode expiatório, a vontade de cooperar, a disponibilidade de recursos de tratamento adequados e a possibilidade de colaboração entre várias entidades. É pouco provável que a terapia familiar seja bem sucedida se as tendências pedófilas do agressor estiverem muito enraizadas, se houver uma clara rejeição da criança e se os membros da família não colaborarem e prejudicarem o tratamento. O Projeto de Tratamento de Great Ormond Street definiu aproximadamente 25% das suas 120 famílias abusivas como pertencendo a este último grupo, indicando um prognóstico "sem esperança" (Bentovim, 1991).

Terapia de grupo e individual com adolescentes e adultos

Existem vários textos que oferecem sugestões úteis para uma avaliação e tratamento eficazes de sobreviventes de abuso sexual de crianças e que discutem uma vasta gama de questões, incluindo o sexo do terapeuta e considerações legais (Hall & Lloyd, 1989; Sanderson, 1990).

Os grupos terapêuticos têm sido utilizados com sobreviventes de todas as idades, mas podem ser particularmente úteis com adolescentes e adultos, como forma de reduzir o seu sentimento de isolamento e de serem diferentes e inaceitáveis para os outros. O facto de saberem que outros sofreram experiências semelhantes pode facilitar o sentimento de confiança e a construção da autoestima. Isto pode ser muito mais difícil de conseguir se os clientes percepcionarem o terapeuta como alguém suscetível de os denegrir e humilhar, ou de negar a sua realidade e cujas experiências são totalmente diferentes das suas. Para muitos sobreviventes, o tratamento em grupo pode ser demasiado ameaçador no início e a dimensão das suas próprias necessidades pode excluir a possibilidade de empatia ou de lidar com o facto de ouvir as experiências dos outros.

Muitas vezes, é necessário ajudar os doentes a reformularem os seus sentimentos e comportamentos durante o abuso, de modo a compreenderem que as estratégias que utilizaram lhes permitiram sobreviver e lidar com o que estava a acontecer. A educação, recorrendo a livros e vídeos, pode facilitar um maior conhecimento do abuso sexual de crianças e dos seus efeitos, reduzindo o sentimento de isolamento, criando confiança e capacitando o indivíduo para conseguir um maior controlo sobre a sua vida. Foram sugeridos vários métodos para facilitar a revelação e a recordação e para ajudar no processamento emocional do abuso. Pode também ser necessário um treino de competências específicas, por exemplo, treino de assertividade ou de gestão da raiva, bem como tratamento para a depressão, perturbações alimentares, funcionamento sexual e comportamento auto-destrutivo.

Questões éticas no trabalho com sobreviventes de abuso sexual

Os terapeutas que trabalham com sobreviventes de abusos sexuais, em particular crianças, são frequentemente confrontados com decisões éticas complexas: se devem encorajar a revelação se a vítima não estiver recetiva e se devem recomendar um processo judicial, muitas vezes muitos anos após a alegada ocorrência do abuso. Uma vez feita a revelação por uma criança, as sanções legais são automaticamente iniciadas, muitas vezes sob a forma de processos de guarda de crianças, que podem ser considerados abusivos pela criança. A legislação recente colocou os interesses e os desejos da criança na ordem do dia, mas não pode proteger totalmente a criança vítima de abuso que se vê envolvida num processo judicial. A ética atual defende que o autor de abuso sexual de crianças deve ser sujeito a restrições legais, se não mesmo a um processo judicial, mesmo que isso vá contra os desejos expressos da vítima.

Muitos clínicos sentem uma tensão entre o seu papel de clínico e o de coletor de provas. Nos casos em que foi revelada uma situação de abuso, pode argumentar-se que o terapeuta tem o dever de transmitir essa informação, independentemente da vontade do cliente, quando não o fizer pode estar a colocar outra criança em risco. Os terapeutas podem recear que tal ação represente uma quebra de confidencialidade, em possível detrimento do processo terapêutico, e pode ser entendida como mais um abuso de confiança. Em vez de receber ajuda, a vítima pode, involuntariamente, iniciar uma cadeia de acontecimentos que resultará no ostracismo da sua família e amigos. É fundamental que todos os prestadores de cuidados abordem esta questão de forma realista, conscientes das necessidades do sobrevivente e das crianças consideradas em risco, para que se possa chegar a um acordo sobre uma resposta ética.

Perpetradores de abuso sexual

Características do infrator

Os abusadores sexuais de crianças são geralmente homens. Embora geralmente não sejam doentes mentais, muitos têm uma perturbação da personalidade, que pode interferir com a sua capacidade de estabelecer relações íntimas com parceiros da idade apropriada. São frequentemente considerados inadequados, passivos e dependentes; o seu contacto com crianças representa uma tentativa de se assegurarem de uma potência, poder e controlo que não conseguem alcançar em qualquer outra esfera das suas vidas.

Cada vez mais se reconhece que os autores de crimes de incesto podem abusar de crianças tanto fora como dentro de casa. Numa amostra comunitária de mais de 500 agressores sexuais masculinos auto-admitidos, Abel e colegas descobriram que 23,3% dos homens tinham cometido crimes contra membros da família e não familiares; 12% tinham cometido crimes exclusivamente contra membros da família. A maioria dos agressores visava vítimas do sexo masculino ou feminino e mantinha uma preferência sexual bastante fixa; 20% eram bissexuais, o que sugere um maior grau de patologia sexual.

O abuso sexual de crianças é multifatorial. Finkelhor (1984) propôs quatro condições prévias para que o abuso sexual ocorra: congruência emocional, excitação sexual e a remoção ou enfraquecimento da resistência tanto do agressor como da vítima. A maioria dos abusadores sente gratificação sexual e emocional, libertação de tensão e uma sensação de excitação associada ao ato.

O contacto sexual com crianças pode tornar-se uma atividade compulsiva; o agressor organiza a sua vida em torno das crianças e cria oportunidades para abusar delas.

A simpatia e o desejo de conforto físico das crianças, juntamente com a sua curiosidade natural, podem ser mal interpretados como um desejo de contacto sexual. Uma razão para este mal-entendido pode estar relacionada com a socialização do papel sexual masculino, que leva a que os homens da nossa cultura sejam socializados na adolescência para responder a relações emocionalmente íntimas como potencialmente sexuais (Finkelhor, 1986).

As estratégias utilizadas pelos abusadores para terem acesso às crianças incluem o 'targeting' (procura e seleção de crianças vulneráveis, que não têm adultos protectores a seu cargo) e o 'grooming' (aumento gradual da intimidade com as crianças seleccionadas para ganhar a sua confiança através de suborno, persuasão e encorajamento, reduzindo assim a sua resistência a contactos sexuais subsequentes). Tipicamente, assiste-se a uma escalada de comportamentos, ou "tentativas", ao longo de um período de tempo, em que cada contacto subsequente envolve um maior grau de intimidade, até ocorrer o crime sexual. O segredo da criança é assegurado através do apelo ao seu sentido de lealdade (se o agressor for um cuidador ou um membro da família), através de intimidação por ameaças, violência física real e/ou manipulação emocional, por exemplo, "se me mandarem para a prisão, provavelmente mato-me" ou "se contares à tua mãe, ela vai ficar muito chateada". A atividade sexual, muitas vezes referida como um jogo ou um divertimento inofensivo, torna-se conhecida como o "segredo" da criança.

Ciclo vítima-vitimizador

Um número significativo de abusadores sexuais de crianças relata um historial de vitimização sexual. As histórias de abuso são particularmente comuns em pedófilos cujos alvos preferenciais são rapazes (Knopp, 1984). Existem alguns indícios de que quanto mais "desviante" é a população, mais elevadas são as taxas de vitimação relatada no passado. As histórias de vitimização passada também parecem ser mais elevadas entre os perpetradores adolescentes (Davis & Leitenberg, 1987; Johnstone, 1988). A escolha da vítima e as suas características físicas, incluindo a idade da vítima escolhida, reproduzem frequentemente a experiência de abuso do próprio agressor.

A associação entre o abuso precoce e o comportamento delinquente posterior é complexa e inclui a identificação com o agressor, um condicionamento da reatividade sexual ao sexo forçado ou coercivo e uma defesa contra sentimentos de vulnerabilidade gerados pela experiência de vitimização (Mezey *et al*, 1991). As experiências sexuais traumáticas precoces podem facilitar a congruência emocional em relação às crianças, uma das quatro condições prévias necessárias para a ocorrência de abuso sexual (Finkelhor, 1984). As histórias de abuso físico ou sexual precoce são particularmente comuns em adultos com um diagnóstico de perturbação da personalidade borderline, o que pode representar uma via final comum para futuros comportamentos impulsivos e agressivos (Ogata *et al*, 1990; Shearer *et al*, 1990). A compulsão para repetir o trauma inicial pode ser uma manifestação dos fenómenos de re-experimentação da perturbação de stress pós-traumático (Deblinger *et al*, 1989).

O ciclo vítima-vitimizador não tem em conta os factores de proteção que inibem o desenvolvimento ou a expressão de comportamentos abusivos subsequentes, nem explica por que razão a maioria dos abusadores sexuais são homens e a maioria das vítimas são mulheres.

Avaliação

Os depoimentos das vítimas, os relatórios policiais, as informações sobre condenações anteriores e os relatórios de outras entidades, como os serviços sociais e o serviço de reinserção social, são fontes de informação importantes. Os depoimentos das vítimas são particularmente importantes, pois permitem confrontar o agressor com as discrepâncias entre a sua versão e a da vítima, de modo a explorar as percepções e reacções da criança e a encorajar uma maior abertura. Antes de entrevistar o agressor, deve ser discutida a questão da confidencialidade e as circunstâncias em que a informação será partilhada com outras pessoas, bem como as razões para a realização da avaliação, quem encomendou o relatório e a quem este será disponibilizado.

A tendência dos agressores sexuais para negarem vários aspectos do seu comportamento, quer por vergonha ou culpa, quer na esperança de manipularem o terapeuta, pode tornar a avaliação e o tratamento extremamente difíceis. Os clínicos experientes podem formular perguntas de forma a encorajar a revelação e a quebrar a negação. No caso de abusadores de crianças sem incesto, por exemplo, pode dizer-se "com base na investigação e na minha própria experiência, sei que quando alguém é preso por abusar de crianças, normalmente já abusou de um grande número de crianças diferentes. Fale-me de outras crianças que tenha tocado sexualmente". As perguntas que exploram e desafiam os sistemas de crenças do agressor podem ser úteis, por exemplo: "Diz que sabia que o que estava a fazer era errado; então, como é que se deu permissão para continuar?" Podem ser apresentadas situações hipotéticas para encorajar a abertura, por exemplo, "Será que, quando ela pediu para se sentar ao seu colo, sentiu que ela queria que lhe fizesse cócegas e fosse tocada por si?" Pode ser útil referir informações das declarações das vítimas para explorar cognições erróneas. Por exemplo, "disse que acreditava que ela estava a gostar do abuso, mas no seu depoimento ela disse que estava muito quieta porque estava aterrorizada. Porque é que acha que ela disse isso?" Este tipo de interrogatório tem de ser sensível ao risco de induzir em erro relatos falsos ou enganadores de indivíduos vulneráveis ou sugestionáveis.

Perkins (1991) salienta a importância de ser persuasivo em vez de intimidatório, de estabelecer objectivos comuns, de utilizar questionamentos abertos, fechados e avaliativos e de evitar desafios demasiado cedo no contacto terapêutico.

Quando se recorre à confrontação, é importante tentar transmitir que o seu objetivo é permitir que os indivíduos adquiram uma maior consciência e discernimento, em vez de os humilhar e apanhar.

A falta de comunicação com outras entidades e de partilha de informação é frequentemente justificada com base na confidencialidade da relação médico-doente. Os abusadores sexuais de crianças são hábeis a explorar esta situação, e os terapeutas podem facilmente ser arrastados para uma relação de conluio e conspiração com o abusador. Os mecanismos para contrariar esta tendência incluem o trabalho em pares com abusadores individuais, de preferência com um terapeuta do sexo masculino e outro do sexo feminino, ou trabalho de grupo, em que se espera que os colegas abusadores desafiem os enganos, racionalizações e negações uns dos outros. A partilha de informação sobre a avaliação de risco com colegas, com outras agências e com profissionais que têm interesse em assegurar a proteção das crianças é uma componente crucial do tratamento de agressores sexuais.

A avaliação deve incluir uma investigação detalhada e exaustiva do padrão de comportamento delinquente do indivíduo, bem como das origens do crime, tanto históricas como actuais. É importante identificar as atitudes e crenças em relação ao crime e aos seus efeitos sobre a vítima, bem como os factores desencadeantes da situação e os factores desinibidores, como o abuso de substâncias. Além disso, é importante identificar os factores susceptíveis de impedir ou incentivar a mudança, incluindo a motivação da pessoa.

As entrevistas podem ser complementadas de forma útil por uma avaliação psicométrica, incluindo testes de atitudes, humor e personalidade feitos com lápis e papel. Além disso, a pletismografia peniana, que mede a excitação a vários estímulos através do exame das alterações na tumescência peniana, tem-se revelado útil para obter revelações, bem como para monitorizar o sucesso do tratamento e apontar potenciais factores de risco (Launay, 1994).

Abordagens de tratamento

Uma avaliação completa e abrangente deve permitir identificar os objectivos do tratamento para o cliente individual. Um pré-requisito é que a pessoa reconheça que existe um problema e tenha alguma motivação para o explorar.

Quando aplicável, pode ser útil encorajar os clientes a relatarem as suas próprias experiências de abuso para começar a desafiar cognições distorcidas e inúteis sobre a criança gostar, precisar ou iniciar atividade sexual e sobre a natureza benigna desse contacto. Em alguns clientes, quando existe uma libido anormalmente elevada ou uma compulsão para ofender, pode ser útil considerar a utilização de medicação anti-libidinal para proporcionar alguma medida de controlo (Bradford, 1990). Se essa medicação for contra-indicada ou não for aceitável para o cliente, deve ser considerado um procedimento comportamental aversivo, como a saciação masturbatória (Marshall, 1979) ou a sensibilização encoberta (Cautela, 1967). Do mesmo modo, quando a motivação é boa e se acredita que a fantasia masturbatória é um fator importante no crime, pode ser implementado o recondicionamento orgásmico (Marquis, 1970).

Uma vez promovida e reforçada a motivação e o autocontrolo adequados, há uma série de técnicas que podem ser utilizadas para aumentar a autoconsciência, reduzir a negação, desafiar as distorções cognitivas e aumentar a empatia pelas vítimas.

Podem ser encontrados bons exemplos em Salter (1988) e Marshall & Barbaree (1990). As técnicas de prevenção de recaídas também parecem ser eficazes no trabalho com agressores sexuais (Laws, 1989; Pithers, 1990).

Embora alguns aspectos do tratamento, como o recondicionamento orgásmico, sejam mais bem executados individualmente, o tratamento em grupo de agressores sexuais tem muitas vantagens. Em particular, o trabalho de grupo permite que os indivíduos sejam desafiados pelos seus pares sobre os seus pontos de vista e atitudes relacionados com os crimes sexuais contra crianças e as suas origens. A negação, as cognições distorcidas e as atitudes dos agressores podem muitas vezes ser confrontadas mais eficazmente pelos pares do que pelos profissionais. Os grupos podem também promover o apoio dos pares e reduzir o isolamento e o medo de rejeição do infrator. A maior parte dos tratamentos de grupo oferecem uma abordagem cognitivo-comportamental, mas são fundamentalmente eclécticos e flexíveis, recorrendo frequentemente a um conhecimento da dinâmica de grupo para compreender e conter as relações em evolução entre os participantes e os terapeutas.

Avaliação do tratamento

Existem claramente muitos problemas na avaliação do tratamento, incluindo diferenças nas medidas de resultados utilizadas, duração do acompanhamento, presença de um grupo de controlo e características do delinquente. Apesar destas dificuldades, há alguns estudos recentes que fornecem algumas provas de que o tratamento pode produzir mudanças. Pithers (1990) relatou um acompanhamento de 5 anos de 160 agressores sexuais, 147 dos quais eram molestadores de crianças. Foi encontrada uma taxa de reincidência de apenas 4% após um tratamento de prevenção de recaídas que incluía um controlo externo por terceiros. Um relatório recente, encomendado pelo Ministério do Interior, examinou a eficácia dos programas de tratamento em grupo para delinquentes sexuais, com base em sete programas distintos geridos principalmente pelos serviços de liberdade condicional (Beckett *et al*, 1994). Os bons resultados foram associados a níveis elevados de coesão do grupo, a níveis elevados de orientação para a tarefa, a uma estrutura clara do grupo, a papéis explícitos para os homens e à oferta de respeito e encorajamento aos homens enquanto indivíduos. Os investigadores concluíram que, no caso dos delinquentes mais graves e desviantes, o tratamento deve ser de longo prazo. Um programa residencial com uma média de 462 horas de terapia foi particularmente bem sucedido.

Abel e colegas (1988) propuseram cinco factores que predizem o insucesso do tratamento dos abusadores sexuais de crianças: molestação de raparigas e rapazes; não aceitação de uma maior comunicação com adultos como objetivo do tratamento; crimes com e sem contacto; estado de divorciado; e envolvimento de vítimas familiares e não familiares.

São necessários mais estudos de avaliação do tratamento, em especial para determinar em que medida o tratamento afecta as taxas de reincidência, que outros indicadores podem ser utilizados como prova da eficácia do tratamento, que modelo de tratamento funciona melhor, que factores predizem a resposta ao tratamento e se os benefícios aparentes a curto prazo se mantêm a longo prazo.

Qualificações do terapeuta

Trabalhar com abusadores sexuais é suscetível de evocar emoções fortes que podem incluir medo, receio ou repugnância. Pode ser difícil manter uma posição de neutralidade terapêutica, para não falar de empatia e respeito, o que pode resultar numa abordagem punitiva, em vez de terapêutica.

Os terapeutas podem distanciar-se emocional e intelectualmente do seu trabalho, evitar refletir sobre o material apresentado durante as sessões, ser coniventes com a negação, culpar a vítima ou tornar-se excessivamente punitivos nas sessões, talvez motivados pelo desejo de fazer com que o agressor experimente o que as vítimas possam ter sentido. Muitos terapeutas sentem-se desqualificados, sobrecarregados pelo material que são forçados a ouvir. Podem sentir-se impotentes, como se o doente estivesse a controlar, uma dinâmica que reproduz o abuso original. Os terapeutas precisam de estar conscientes destes factores e do potencial para o terapeuta "atuar", através do processo de formação e supervisão (Roundy & Horton, 1990).

Os terapeutas devem ser capazes de examinar criticamente as suas próprias crenças e atitudes neste domínio. Uma postura de neutralidade terapêutica não é apropriada se os clientes estiverem a negar ou a minimizar o seu comportamento e os seus efeitos, mas equilibrar o confronto com o apoio é uma tarefa hábil. Os terapeutas devem ser seguros da sua própria sexualidade e sentir-se à vontade para falar abertamente sobre todos os aspectos da sexualidade, e devem ser competentes numa série de técnicas de intervenção.

REFERÊNCIAS

Abel, G. G., Becker, J. V., Mittleman, M. S., *et al* (1987) Self-reported sex crimes of nonincarcerated paraphiliacs. *Journal of Interpersonal Violence, 2,* 3-25.

______, Mittleman, M. S. & Becker, J. V. (1988) Predicting child molesters' response to treatment. *Annals of the New York Academy of Science, 528,* 223-234.

Bagley, C. & Ramsay, R. (1986) Sexual abuse in childhood: psychological outcomes and implications for social worker practices. *Journal of Social Work and Human Sexuality, 4,* 33-47.

Baker, A. W. & Duncan, S. P. (1985) Child sexual abuse: a study of prevalence in Great Britain. *Child Abuse and Neglect, 9,* 457-467.

Beckett, R., Beech, A., Fisher, D., *et al* (1994) *Community-Based Treatment for Sex Offenders: An Evaluation of Seven Treatment Programmes.* Londres: HMSO.

Bentovim, A. (1991) Clinical work with families in which sexual abuse occurred. Em *Clinical Approaches to Sex Offenders and their Victims* (eds C. R. Hollin & K. Howells), pp. 179-208. Chichester: Wiley.

Bradford, J. M. W. (1990) The anti-androgen and hormonal treatment of sex offenders. Em *Handbook of Sexual Assault. Theories and Treatment of the Offender* (eds W. L. Marshall, D. R. Laws & H. E. Barbaree), pp. 297-310. Nova Iorque: Plenum Press.

Briere, J. (1988) The long-term clinical correlates of childhood sexual victimisation. Em *Human Sexual Aggression: Current Perspectives* (ed. R. Prentky), pp. 327-334. Nova Iorque: Annals of the New York Academy of Sciences.

_____ (1989) *Therapy for Adults Molested as Children: Beyond Survival.* Nova Iorque: Springer.

British Psychological Society (1995) *Recovered Memories.* Leicester: British Psychological Society.

Bryer, J. B., Nelson, B. A., Miller, J. B., *et al* (1987) Childhood sexual and physical abuse as factors in adult psychiatric illness. *American Journal of Psychiatry,* 144, 1426-1430.

Butler-Sloss, E. (1988) *Report of the Enquiry into Child Abuse in Cleveland (1987).* Londres: HMSO.

Carmen, E. H., Rieker, P. P. & Mills, T (1984) Victims of violence and psychiatric illness. *American Journal of Psychiatry,* 141, 378-383.

Carson, D. K., Council, J. R. & Volt, M. A. (1989) Temperament as a predictor of psychological adjustment in female adult incest victims. *Journal of Clinical Psychology,* 45, 330-335.

Cautela, J. (1967) Covert sensitization. *Psychological Reports,* 20, 459-468.

Davis, G. E. & Leitenberg, H. (1987) Adolescent sex offenders. *Psychological Bulletin,* 101, 417-427.

Deblinger, E, McLeen, S. V., Atkins, M. S., *et al* (1989) Post-traumatic stress in sexually abused, physically abused and non-abused children. *Child Abuse and Neglect,* 13, 403-408.

Finkelhor, D. (1979) *Sexually Victimised Children.* New York: Free Press.

_____ (ed.) (1984) *Child Sexual Abuse: New Theory and Research.* New York: Free Press.

_____ (1986) *A Source Book on Child Sexual Abuse.* Pp. 129. Londres: Sage.

_____, Hotaling, G. T., Lewis, I. A., *et al* (1989) Sexual abuse and its relationship to later sexual satisfaction, marital status, religion and attitudes. *Journal of Interpersonal Violence, 4,* 379-399.

Giaretto, H. (1981) A comprehensive child sexual abuse treatment programme. Em *Sexually Abused Children and their Families* (eds P. B. Mrazek & C. H. Kemp), pp. 179-198. Oxford: Pergamon Press.

Hall, L. & Lloyd, F. (1989) *Surviving Child Sexual Abuse.* London: Falmer Press.

Jehu D. (1988) *Beyond Sexual Abuse: Therapy with Women who were Childhood Victims.* Chichester: Wiley.

Johnstone, T. C. (1988) Child perpetrators: children who molest other children: preliminary findings. *Child Abuse and Neglect,* 12, 219-229.

Kendall-Tackett, K. A., Meyer-Williams, L. & Finkelhor, D. (1993) Impact of sexual abuse of children: a review and synthesis of recent empirical findings. *Psychological Bulletin,* 113, 164-180.

Knopp, S. H. (1984) *Retreinamento de agressores sexuais adultos: Methods and Muddles.* Syracuse, Nova Iorque: Safer Society Press.

Launay, G. (1994) The phallometric assessment of sex offenders: some professional and research issues. *Criminal Behaviour and Mental Health,* 4, 48-70.

Laws, D. M. (1989) *Relapse Prevention with Sex Offenders.* London: Guilford Press.

Lindberg, F. H. & Distad, L. J. (1985) Post-traumatic stress disorders in women who have experienced childhood incest. *Child Abuse and Neglect,* 9, 329-334.

Marquis, J. N. (1970) Orgasmic reconditioning: changing sexual object choice, through controlling masturbation fantasies. *Journal of Behaviour Therapy and Experimental Psychiatry,* 1, 263-271.

Marshall, W. L. (1979) Satiation therapy: a procedure for reducing deviant sexual arousal (Terapia de saciedade: um procedimento para reduzir a excitação sexual desviante). *Journal of Applied Behaviour Analysis,* 12, 10-22.

_____ & Barbaree, H. E. (1990) Outcome of comprehensive cognitive-behavioural treatment programs. Em *Handbook of Sexual Assault. Issues, Theories and Treatment of the Offender* (eds W. L. Marshall, D. R. Laws & H. E. Barbaree), pp. 363-385. Nova Iorque: Plenum Press.

Mezey, G. C., Vizard, E., Hawkes, C., *el al* (1991) A community treatment programme for convicted child sex offenders: a preliminary report. *Journal of Forensic Psychiatry,* 2, 12-25.

_____ & King, M. B. (1992) *Male Victims of Assault.* Oxford: Oxford University Press.

Mullen, P. E., Martin, J. C., Anderson, S. E., *et al* (1993) Childhood sexual abuse and mental health in adult life. *British Journal of Psychiatry,* 163, 721-732.

Ogata, S. N., Silk, K R., Goodrich, S., *et al* (1990) Childhood sexual and physical abuse in adult patients with borderline personality disorder. *American Journal of Psychiatry,* 147, 1008-1013.

Oppenheimer, R., Howells, K. J., Palmer, R. L., *et al* (1985) Adverse sexual experiences in childhood and clinical eating disorder: a preliminary description. *Journal of Psychiatric Research,* 19, 357-361.

Palmer, R. L., Coleman, L., Chaloner, D., *et al* (1993) Childhood sexual experiences with adults. A comparison of reports by women psychiatric patients and general practice attenders. *British Journal of Psychiatry,* 163, 499-504.

Perkins, D. (1991) Clinical work with sex offenders in secure settings. Em *Clinical Approaches to Sex Offenders and their Victims* (eds C. R. Hollin & K J. Howells), pp. 151-178. Chichester: Wiley.

Pithers, W. D. (1990) Prevenção de recaídas com agressores sexuais: um método para manter o ganho terapêutico e melhorar a supervisão externa. Em *Handbook of Sexual Assault. Issues, Theories and Treatment of the Offender* (eds W. L. Marshall, D. R. Laws & H. E. Barbaree). New York: Plenum Press.

Roundy, L. M. & Horton, A. L. (1990) Questões profissionais e de tratamento para clínicos que intervêm com perpetradores de incesto. Em *The Incest Perpetrators: A Family Member No One Wants to Treat* (eds A. L. Horton, B. L. Johnson, L. M. Roundy, *et at),* pp. 164-189. Londres: Sage.

Runtz, M. & Briere, J. (1986) Adolescent 'acting out' and childhood history of sexual abuse. *Journal of Interpersonal Violence,* 1, 326-334.

Russell, D. E. H. (1984) *Sexual Exploitation.* Beverly Hills, Califórnia: Sage.

_____ (1986) *The Secret Trauma: Incest in the Lives of Girls and Women.* New York: Basic Books.

Salter, A. C. (1988) *Treating Child Sex Offenders and Victims.* Londres: Sage.

Sanderson, C. (1990) *Counselling Adult Survivors of Child Sexual Abuse.* Londres: Jessica Kingsley.

Shearer, S. L., Peters, C. P., Quaytman, M. S., *et al* (1990) Frequency and correlates of childhood sexual and physical abuse histories in adult female borderline inpatients. *American Journal of Psychiatry,* 147, 214-216.

Vizard, E., Bentovim, A. & Tranter, M. (1987) Interviewing sexually abused children. *Adoção e Fomento,* 11, 21-25.

Watkins, B. & Bentovim, A. (1992) Male children and adolescents as victims: a review of current knowledge. Em *Male Victims of Sexual Assault* (eds G. C. Mezey & M. D. King), pp. 27-66. Oxford: Oxford University Press.

Wolfe, V. V., Gentile, C. & Wolfe, D. A. (1989) The impact of sexual abuse on children: a P.T.S.D. formulation. *Behaviour Therapy,* 20, 215-228.

Notas

4 Este artigo foi publicado pela primeira vez no *British Journal of Psychiatry* (1996), 169,408-415.

CAPÍTULO 12
PSICOTERAPIA DO DELINQUENTE

CHRISTOPHER CORDESS

Para ser reconhecido como infração à lei, é necessário que o comportamento ilegal seja levado ao conhecimento do sistema de justiça penal: isto pode acontecer por confissão ou como resultado de uma deteção. A questão pode ficar por aí e, por exemplo, pode ser dada uma advertência ou, se as provas forem fortes e a infração grave, pode ser apresentada uma acusação. A ação penal pode resultar em condenação ou em absolvição. Existe uma grande taxa de desgaste ao longo deste percurso e apenas uma minoria das actividades potencialmente criminosas termina numa condenação. Os estudos de auto-relato, especialmente entre os agressores sexuais, por exemplo, tornam este facto muito claro (Abel *et al*, 1987).

O "icebergue da criminalidade" é, de facto, muito maior do que a sua parte visível. Além disso, a criminalidade varia consoante as jurisdições e com o tempo, uma vez que alguns comportamentos são descriminalizados e outros criminalizados.

Por exemplo, os actos homossexuais em privado entre homens de qualquer idade que consentissem eram uma infração no Reino Unido até à sua descriminalização para maiores de 21 anos na Lei das Ofensas Sexuais (1967); esta foi reduzida para 18 anos na Lei da Justiça Criminal e da Ordem Pública (1994).

Neste capítulo, abordo os aspectos clínicos e psicoterapêuticos do delinquente e do comportamento delinquente, bem como a questão da seleção para a gama de tratamentos psicoterapêuticos. No entanto, deve ser sublinhado que a psicoterapia do delinquente é apenas uma parte de uma série de outras medidas necessárias que podem incluir educação geral (frequentemente ao nível das competências básicas de leitura, escrita e cálculo), educação especializada (por exemplo, informação sexual) e socioterapia, incluindo competências sociais e formação profissional. Nos relativamente poucos casos de delinquentes que sofrem de doenças mentais e de psicoses (por oposição às perturbações da personalidade), o tratamento psiquiátrico será indicado em conjunto com as psicoterapias.

A prática da psicoterapia psiquiátrica e forense tem-se concentrado nos agressores violentos e sexuais, em parte porque as perturbações psicológicas e psiquiátricas são mais prevalecentes neste subgrupo; além disso, os crimes contra a pessoa deixam uma marca de vitimização e são mais chocantes do que os "crimes contra a propriedade", pelo que as explicações psicológicas para eles são mais frequentemente procuradas. Este capítulo tomará a violência como paradigma: o crime sexual é abordado no capítulo 11, e só será referido aqui no que diz respeito às suas componentes agressivas e frequentemente violentas.

A política contemporânea de condenação baseia-se nas filosofias conflituosas da punição, retribuição e dissuasão utilitária, misturadas em proporções variáveis, com considerações de reabilitação e - nalguns casos - gestão e tratamento clínicos. A psicoterapia é apenas uma parte do "ideal de reabilitação", que tem sido muito atacado nas últimas décadas. Por conseguinte, não é surpreendente que, quando a psicoterapia é oferecida no âmbito do sistema de justiça penal, seja invariavelmente complicada por exigências contraditórias do delinquente, bem como, frequentemente, pela sua própria ambivalência ou fraca motivação. Por exemplo, para muitos delinquentes - e muito particularmente para os adolescentes - é muito importante agarrar-se defensivamente a uma imagem de "macho" ou de "mau", em vez de ter um comportamento ofensivo e antissocial reinterpretado como sintomático - e um sinal de fracasso social e vulnerabilidade psicológica, com a consequente necessidade de ajuda. Apenas uma minoria de delinquentes - pelo menos, inicialmente - pede ajuda social, psicológica e emocional. No entanto, na prática, a motivação de um indivíduo muda frequentemente e aqueles que foram enfaticamente resistentes podem mais tarde vir a acolher as ofertas de ajuda psicoterapêutica.

O timing das intervenções destinadas a envolver um delinquente individual em qualquer forma de aliança terapêutica pode ser crucial, tal como o é, de diferentes formas, nas psicoterapias de pacientes não delinquentes. As pessoas tendem a pedir ajuda quando reconhecem que estão em apuros e os delinquentes podem passar por crises, ou o sistema de justiça criminal pode precipitá-las, em muitos pontos ao longo do seu percurso. O contexto e o ambiente devem ser cuidadosamente considerados, por exemplo, se o indivíduo está na prisão ou na comunidade, ou se um determinado tratamento é melhor oferecido em regime de internamento ou de ambulatório.

As competências dos terapeutas, o seu nível de formação e o nível de supervisão e apoio são especialmente importantes no caso de um delinquente, que pode criar ansiedade e ser extremamente perturbador mesmo para o terapeuta mais experiente. O trabalho de equipa é essencial, e nenhum terapeuta deve tentar "fazer tudo sozinho". Pedder (1993) defende o reconhecimento de diferentes níveis de formação e competência em psicoterapia. As qualidades que contribuem para a excelência na supervisão de psicoterapia foram pesquisadas empiricamente por Shanfield *et al* (1993).

Em muitos casos, o delinquente sofrerá níveis significativos de sintomatologia e de angústia. Noutros casos, a angústia pode estar ausente ou ser minimizada pelo delinquente, e a difícil tarefa terapêutica consiste em tentar ultrapassar a auto-idealização e a falta de preocupação com os outros que sanciona o comportamento antissocial frequentemente repetido. A psicoterapia dinâmica moderna tenta levar o infrator a aceitar a responsabilidade e a atingir um estado de preocupação com as suas vítimas e consigo próprio. Para isso, é necessário que o delinquente abandone o sentimento de superioridade e de triunfo que o seu comportamento delinquente tem frequentemente por objetivo, ainda que brevemente, conceder-lhe. Para dar um exemplo simples, o exibicionista sexual sente-se extremamente poderoso no momento do seu ato de "exposição". Caracteristicamente, no entanto, ele sente uma autoestima muito baixa noutras alturas e, em particular, diretamente após um episódio de exposição, quando a vergonha - e por vezes a culpa - toma conta dele.

A sua vítima sentir-se-á frequentemente humilhada e atacada. A psicoterapia terá como objetivo dar ao homem um maior sentido do seu próprio valor e uma compreensão afectiva e cognitiva da forma como ele é vivido pela sua vítima: mostrar-lhe-á também como ele mina o seu próprio sentido de estima e tentará quebrar o ciclo de necessidade de reincidir.

As considerações éticas são fundamentais. Embora qualquer tratamento do infrator deva dar primazia aos seus interesses, os interesses das potenciais vítimas futuras devem ser plenamente considerados.

Muitos delinquentes são vítimas do seu próprio comportamento antissocial, bem como frequentemente vítimas da exploração anterior de outros. A sobreposição, portanto, do comportamento delinquente e da vitimização é grande, e a psicoterapia forense procura abordar ambos. Como Gunn & Taylor (1993) observam, 'A maioria dos pacientes que vêm aos psiquiatras forenses são vítimas de um tipo ou de outro ... (eles) muitas vezes sofreram múltiplas vítimas. (eles) sofreram frequentemente vitimização múltipla, no sentido em que sofreram traumas psicológicos anteriores, normalmente na infância. (As suas experiências deletérias incluem pobreza, privação social, disciplina inconsistente, violência ou abuso sexual, ou, enquanto adolescentes ou adultos, tratamento inadequado ou severo para problemas primários (como esquizofrenia e distúrbios de comportamento)".

Huesmann *et al* (1984) descobriram que a agressão se perpetuava nas famílias ao longo de três gerações, e Mullen (1990), Mullen *et al* (1993) e Herman *et al* (1989), entre muitos outros, forneceram recentemente provas empíricas de algumas das sequelas a longo prazo dos maus-tratos na infância. Estas sequelas incluem perturbações da personalidade, ansiedade, depressão e perturbações alimentares, bem como padrões de comportamento abusivo contra outros. Shetzky (1990) fez uma análise exaustiva dos efeitos a longo prazo do abuso sexual de crianças.

É de salientar que o facto de os agressores violentos e sexuais terem sido frequentemente vítimas de comportamentos semelhantes não reduz a sua responsabilidade pelos seus actos (Cordess, 1993). Clinicamente, no entanto, é claramente de grande importância no caso individual.

Existe uma dissonância concetual e, frequentemente, muitas dificuldades práticas, quando o direito e as formas psicológicas de pensar se encontram. Por fortes razões pragmáticas, o modelo psicológico mais utilizado nos tribunais britânicos tem sido o psiquiátrico-fenomenológico, baseando-se em dicotomias como "doença mental - perturbação da personalidade", "doença psicótica - neurótica" e "etiologia endógena - etiologia exógena". Há um certo valor psico-jurídico em tais dicotomias, uma vez que os tribunais e a Lei de Saúde Mental necessariamente as exigem, mas forçar tais distinções categóricas torna-se clinicamente artificial. Um modelo alternativo - o dimensional - evita "forçar a realidade dimensional numa ficção categorial" (Eastman, 1992). A abordagem dimensional é muito mais apelativa para a maioria dos clínicos e psicoterapeutas que estão envolvidos no trabalho com o delinquente, que, tal como os serviços psiquiátricos em geral, 'vêem sobretudo pacientes cujas insatisfações, angústia e censura social resultam de um mau comportamento recorrente ou de relações falhadas, e não de uma doença reconhecível' (Tantam, 1988).

A definição

Os dilemas éticos e morais do tratamento de delinquentes dificilmente surgem quando o tratamento é voluntário e o indivíduo está bem motivado. Nestas condições, estão reunidas as condições prévias habituais para a psicoterapia ou, de facto, para qualquer tratamento terapêutico ou médico, nomeadamente que a pessoa sofra e procure ajuda. Este tratamento voluntário pode ser efectuado em regime de ambulatório ou em regime de residência, como numa comunidade terapêutica, por exemplo, o Hospital Henderson em Londres.

Mais frequentemente, na prática, os delinquentes estão sujeitos a um certo grau de expetativa externa, a pressões variáveis e, por vezes, a uma franca coação para iniciarem e continuarem o seu tratamento. Este tratamento pode ser efectuado em regime de ambulatório, por exemplo, com base numa ordem de liberdade condicional com uma condição de tratamento; ou pode ser efectuado numa instituição, por exemplo, numa unidade regional de segurança, num hospital especial de segurança máxima ou numa prisão. O mais preocupante, na Grã-Bretanha moderna, é o facto de poder ser conduzido em organizações privadas com fins lucrativos. No caso dos adolescentes, a colocação em instituições de acolhimento, em centros de tratamento de jovens ou em instituições para jovens delinquentes constitui uma sanção cada vez mais severa, com elementos de coação ou tratamento obrigatório. Em comparação com, por exemplo, a psicoterapia contratada voluntariamente, em que o grau máximo de liberdade pessoal e de privacidade é considerado essencial e é fundamentalmente preservado, há uma série de complicações inevitáveis. Estas podem ser resumidas da seguinte forma:

1.   coação

2.   perda de total confidencialidade no sistema alargado

3.   conflitos de lealdade

4.   os perigos de uma "pseudo-mudança", por exemplo, o mero cumprimento

5.   os efeitos que se produzem na relação de transferência e contratransferência, ou seja, nas interacções terapeuta-cliente.

Por estas razões, é essencial clarificar um ponto de vista ético como primeira etapa na prestação de psicoterapia para delinquentes. Harding (comunicação pessoal) salienta que deve ser explicitado um sistema de valores claramente conceptualizado para todo o tratamento, investigação ou avaliação dos delinquentes. Ele adverte contra regimes terapêuticos que (a) envolvem 'recompensas' e 'castigos' sobrepostos a um sistema (como uma prisão) que se baseia de qualquer forma em princípios de retribuição e 'justas sobremesas', ou (b) envolvem o desenvolvimento de modelos de tratamento específicos para instituições fechadas. Por exemplo, têm-se registado casos preocupantes de más práticas em lares para adolescentes delinquentes na Grã-Bretanha, onde não se aplicam normas de supervisão e formação minimamente reconhecidas.

A psicoterapia para o delinquente deve ser considerada no contexto geral dos cuidados de saúde para as pessoas envolvidas no processo de justiça penal. O Relatório do Ministério da Saúde e do Ministério do Interior (1992), o *Relatório Reed*, afirma que o padrão de cuidados para o delinquente deve ser semelhante ao de qualquer outra pessoa. Os terapeutas devem, por conseguinte, manter a sua independência, de acordo com critérios que correspondam a valores baseados na saúde. A dificuldade em manter esta tarefa e, ao mesmo tempo, conseguir algum impacto, por exemplo, dentro de uma prisão, é dada por Hinshelwood (1993) especificamente a partir de uma perspetiva psicodinâmica.

Nunca é demais sublinhar a importância da abordagem multidisciplinar e de equipa no trabalho clínico e psicoterapêutico com delinquentes. Glover (1960), por exemplo, falou dos benefícios da 'transferência distribuída', ao trabalhar com pessoas frequentemente difíceis, exigentes e por vezes muito provocadoras. Por outro lado, este tipo de trabalho em equipa oferece amplas oportunidades para a "cisão" do pessoal - particularmente, mas não exclusivamente, em contextos residenciais - como a atuação de relações de "objeto parcial" (Gabbard, 1989). Na pior das hipóteses, isto pode resultar em confusão, desmoralização e consequente retirada do pessoal que trabalha nestas instituições - em suma, "burn-out": por esta razão, entre outras, os nossos hospitais de segurança máxima tinham ganho, até às verdadeiras mudanças dos últimos anos, uma reputação de falência terapêutica. Uma autoridade escreveu, embora em relação ao sistema americano, que "as instituições quase-criminais (isto é, as que se destinam a pacientes delinquentes) têm sido um terrível fracasso: não só no sentido em que muitas vezes não oferecem um tratamento significativo, mas também porque tipicamente criam um ambiente pior do que as prisões ou as instituições mentais" (Stone, 1975). É nossa tarefa estarmos plenamente conscientes destes perigos e combatê-los e superá-los. É por esta razão que as experiências partilhadas "institucionais", por exemplo, a terapia comunitária terapêutica e, na sua forma diluída, a terapia "milieu", e as abordagens de terapia de grupo têm um papel especialmente importante a desempenhar.

Cox (1983) defende a presença do psicoterapeuta como um membro constituinte da equipa eclética e multidisciplinar, baseando o seu modelo no trabalho num hospital especial, ao qual, no entanto, não está confinado. Ele descreve as contribuições mútuas que o psiquiatra forense e o psicoterapeuta dinâmico podem oferecer um ao outro.

Objectivos

Para Gunn & Taylor (1993), uma das principais tarefas do psiquiatra e do psicólogo é compreender os diferentes tipos de crime, a fim de ajudar nas políticas direccionadas para a redução das condições para o mesmo, bem como conceber estratégias terapêuticas para delinquentes individuais. Grande parte do trabalho psicoterapêutico com delinquentes envolve a prestação de "apoio" psicológico, embora a forma como isso é feito seja fonte de muito debate: a avaliação deste apoio é ainda mais difícil do que a avaliação da "mudança". Psicodinamicamente, o trabalho de Winnicott (1965) e o ambiente de 'holding', e Bion (1984) e o 'contentor e contido', são conceitos centrais.

Os conceitos de "identificação projectiva", bem descritos de forma desmistificada por Jureidini (1990), e de cisão são também cruciais. Etchegoyen (1992) observa que o apoio (psicológico) "é o instrumento mais comum da psicoterapia, o mais disponível para o clínico geral (ou simplesmente para qualquer pessoa que tenha a ver com relações interpessoais)".

Para o psicoterapeuta psicanalítico, o objetivo (enganadoramente simples) de cada momento de cada sessão é colocar os clientes em contacto com o máximo de sentimentos verdadeiros que conseguirem suportar: por outras palavras, o objetivo da terapia psicodinâmica é conseguir o reconhecimento afetivo (e, consequentemente, cognitivo) dos "factos". No entanto, embora a teoria psicanalítica, com o seu conceito de "acting out", possa explicar como a fantasia (inconsciente) e a fantasia (consciente) passam do impulso à ação, muitas vezes não tem uma explicação adequada ou pragmaticamente útil do motivo pelo qual um determinado comportamento é por vezes adotado - e porque é que por vezes não o é - num determinado caso. Nas populações de delinquentes, em que são comuns as personalidades narcisistas, esquizóides, limítrofes e anti-sociais graves, a obtenção de um insight pode ser apenas parcial e, por isso, o esforço para atingir este objetivo pode ser menos importante do que a prestação de apoio emocional e psicológico. Se lhe for proporcionada uma relação terapêutica segura, compreensiva e acolhedora, sem ser de forma alguma conivente, o delinquente individual pode sentir menos necessidade de "atuar" os seus impulsos anti-sociais e pode conseguir alguma adaptação ao seu ambiente e regulação do seu comportamento. Embora os psicoterapeutas psicanalíticos se concentrem principalmente na vida afectiva e emocional do paciente, através da utilização e interpretação das interacções de transferência e contratransferência, também têm necessariamente como objetivo mudar as cognições.

Na sua teoria do pensamento, os terapeutas cognitivos dão ênfase a aspectos como a perceção, a avaliação, a suposição e a atribuição. Estes diferentes eventos cognitivos são os blocos mentais que constroem os nossos diferentes comportamentos, e a "reestruturação cognitiva" pode alterar o comportamento antissocial. Enquanto a ansiedade e a depressão têm sido os afectos predominantemente abordados na psiquiatria e na psicologia tradicionais, as emoções negativas têm sido relativamente negligenciadas, exceto pelos psicoterapeutas psicodinâmicos. Os terapeutas cognitivos começaram mais recentemente a centrar-se na raiva e na sua gestão, com os delinquentes, de uma forma produtiva (ver abaixo). Pfafflin (1992), um psicoterapeuta forense experiente, expressou a opinião provocadora de que com alguns delinquentes (não) "importa muito se se trabalha segundo linhas comportamentais ou psicanalíticas ou uma combinação de ambas ... desde que se aceite que (alguns comportamentos delinquentes) são um mecanismo de sobrevivência que outrora serviu um propósito vital e que desde então se desenvolveu numa forma não específica de reagir ao stress. . . '. Ele sublinha a necessidade de escutar a situação e a história dos pacientes em toda a sua complexidade, a fim de compreender e avaliar a privação e os traumas que sofreram no início das suas vidas.

Temos de ser claros quanto aos objectivos primários e secundários da psicoterapia: num determinado caso, trata-se da remoção do sintoma (o comportamento ofensivo), ou do alívio de uma condição subjacente (por exemplo, depressão), ou trata-se de um objetivo mais holístico e existencial - responder à experiência do sujeito de modo a melhorar o sentimento geral de bem-estar do indivíduo e, por conseguinte, a sua adaptação ao ambiente (ou seja, as suas relações sociais e funcionamento social)?

Os objectivos são múltiplos e variam de acordo com as circunstâncias, mas não podemos nem devemos ter como objetivo apenas reduzir a taxa ou a gravidade da reincidência, mesmo que essa seja uma consequência esperada. Robertson (1989), por exemplo, argumenta especificamente contra a utilização de taxas de reincidência na avaliação de qualquer tratamento do delinquente, e afirma que os critérios utilizados para julgar a eficácia terapêutica dos delinquentes não devem diferir dos utilizados em todas as outras formas de cuidados.

Holmes (1992) cita Parsons (1951), no sentido de que o papel da psicoterapia geral na sociedade é "ajudar aqueles cuja socialização correu mal: o problema central parece ser o da pertença e a questão chave não é tanto "quem sou eu?" mas "onde é que eu me encaixo?"". De facto, a psicoterapia forense pode ser descrita como estando principalmente envolvida nas vicissitudes da ligação interpessoal falhada. Estas incluem: falta de confiança e medo de (mais) traumatização, medo de dependência, medo excessivo de (mais) perda e separação; as patologias do amor (por exemplo, ciúme mórbido); e as muitas e variadas manobras defensivas contra a experiência de (mais) vergonha, humilhação e culpa - tanto conscientes como inconscientes.

A psicoterapia forense pode então ser vista como funcionando num dos extremos do espetro "daqueles cuja socialização correu mal", e especificamente com aqueles cujo fracasso foi agir sobre e contra a sociedade e ter causado ofensas graves. A violência como manifestação de experiências de vinculação precoce e posterior traumatizantes, distorcidas ou falhadas - como "vinculação que correu mal" - e como defesa contra a vulnerabilidade, dor psíquica e traumatização adicionais, foi bem descrita por de Zulueta (1993).

Um aspeto preocupante é que, pelo próprio ato de ofender, se ganha atenção onde anteriormente o ambiente, por exemplo, a família e, mais tarde, os sistemas de saúde e de assistência social, tinham sido vividos como desdenhosos. Não é raro que os doentes digam que tiveram de ofender para serem notados e levados a sério: para um número maior de doentes, este motivo é menos conhecido conscientemente. Winnicott (1965) observou que "a maneira mais fácil de obter ajuda é de forma provocadora e através da violência". Existe, portanto, um forte argumento para a prestação de melhores serviços terapêuticos gerais e preventivos.

A idade de pico dos delinquentes situa-se a meio da adolescência e é nesta altura que se devem concentrar os esforços de prevenção. Na realidade, os serviços psiquiátricos para crianças e adolescentes na Grã-Bretanha estão a ser reduzidos e os delinquentes não são bem tratados do ponto de vista terapêutico. Globalmente, cerca de 5% do orçamento da saúde mental a nível nacional (na Grã-Bretanha) é gasto na saúde mental infantil, embora as crianças com menos de 16 anos constituam aproximadamente 20% da população. Atualmente, estão a ser introduzidas políticas mais punitivas. Rose (1993) escreve: "Até agora, os esforços de controlo têm-se concentrado quase exclusivamente nas minorias desviantes (. . . . os que sofrem de perturbações comportamentais, os criminalmente agressivos, etc.). Esta alienação dos extremistas é atractiva para o público e para os políticos, uma vez que afirma a normalidade e a inocência da maioria; mas, como base de prevenção, tem sido um fracasso". As estimativas de alguma forma de reincidência dos jovens após a sua libertação das instituições para jovens delinquentes são da ordem dos 80% em todos os casos.

Avaliação

Nem a gravidade da infração, nem a gravidade de algumas formas de doença psiquiátrica, por exemplo, psicoses crónicas ou depressão, nem mesmo a evidência de baixo desempenho intelectual (Sinason, 1992), devem impedir a avaliação e a consideração de alguma forma de ajuda psicoterapêutica, juntamente com o envolvimento de outros profissionais que fornecem uma gama de tratamentos diferentes. A questão é: que tipo de psicoterapia e quando? Cox & Theilgaard (1987) escreveram sobre a importância da atenção e da empatia precisa do terapeuta, para estar presente nos momentos em que um paciente delinquente pode estar recetivo a ofertas de terapia e apoio "falado", ou à perspetiva de mudança que os tratamentos psicológicos podem oferecer: momentos como estes podem ser provocados, por exemplo, por sentimentos agudos de depressão, de vergonha apropriada ou de culpa. Esta atenção deve ser o objetivo de todo o pessoal que está em contacto com os pacientes delinquentes. Numa unidade de segurança de psiquiatria forense do Serviço Nacional de Saúde (NHS), onde os pacientes são tipicamente psicóticos e têm comportamentos violentos, incluindo frequentemente o homicídio, são os enfermeiros e os terapeutas ocupacionais que asseguram o contacto contínuo com os pacientes durante o dia e a noite - as chamadas "outras 23 horas" (Stanton & Schwarz, 1954).

São eles que constituem a primeira linha terapêutica e são provavelmente os primeiros destinatários dos sentimentos íntimos do paciente. Exigem a supervisão do psicoterapeuta, bem como o apoio de todo o pessoal: uma boa relação de trabalho entre os membros do pessoal nestes contextos é a base sobre a qual assenta qualquer psicoterapia familiar, de grupo ou individual mais especializada. As intervenções podem então incluir tratamentos dinâmicos, cognitivos ou comportamentais. Mais tarde, após a alta para uma vida autónoma, é provável que sejam necessárias várias destas intervenções psicoterapêuticas em diferentes momentos.

A relação entre o comportamento delinquente e o estado psicológico é invariavelmente complexa. Parte da tarefa psicoterapêutica especificamente forense consiste na elucidação desta relação através da compreensão do indivíduo e do contexto em que ocorre a infração. Comum à maioria das análises clínicas do comportamento delinquente é uma análise de:

1. o próprio delinquente - o seu comportamento, as suas cognições e a sua psicodinâmica pessoal, bem como a sua relação com a história pessoal e familiar e com as circunstâncias actuais

2. o ato criminoso

3. a situação e as condições ambientais em que ocorre.

Por exemplo, num determinado ato de violência, o avaliador quererá saber por que motivo o agressor sente que o fez: foi para se proteger (reativo) ou para obter gratificação (isto é, sádico)? Ele vai querer saber os detalhes minuciosos dos antecedentes do ato, o ato em si e o que aconteceu depois; também, se este é um comportamento recorrente e se existem características específicas e repetidas, por exemplo, do tipo de vítima(s) ou das circunstâncias. De acordo com Walker (1991), o delinquente deve considerar se é apenas "condicionalmente perigoso" (ou seja, se se encontra numa determinada relação ou conjunto de circunstâncias), ou se procura oportunidades para cometer crimes ou, pior ainda, se procura criar oportunidades. Uma regra geral de categorização pode ser a seguinte

1.   Perturbações do humor ou da ansiedade, por exemplo, uma doença depressiva, com consequente "comportamento".

2.   Stress social e psicológico que leva a uma ansiedade insuportável e a uma "atuação", como em (1) acima: frequentemente, o crime será parcialmente compreensível como uma expressão desta ansiedade intrapsíquica (Tuovinen, 1973), embora sejam necessários outros factores e variáveis para uma explicação completa da razão pela qual o crime foi realmente cometido em vez de ser apenas pensado.

3.   Perturbações do humor ou da ansiedade, por exemplo, uma doença depressiva, com consequente "comportamento".

4.   Stress social e psicológico que leva a uma ansiedade insuportável e a uma "atuação", como em (1) acima: frequentemente, o crime será parcialmente compreensível como uma expressão desta ansiedade intrapsíquica (Tuovinen, 1973), embora sejam necessários outros factores e variáveis para uma explicação completa da razão pela qual o crime foi realmente cometido em vez de ser apenas pensado.

5.   Doença psicótica, incluindo estados psicóticos episódicos e reactivos no contexto de uma perturbação grave da personalidade.

6.   Perturbação da personalidade de tipo narcisista, borderline ou antissocial, ou patologia de carácter com, por exemplo, desvios de comportamento sexual.

7.   A criminalidade de "carreira", ou seja, a criminalidade "ego-sintónica", que, na sua forma estabelecida, seria normalmente considerada inadequada para tentativas de intervenção psicoterapêutica.

O psicoterapeuta tem um papel a desempenhar na avaliação e no tratamento de todos estes grupos, com exceção do último, em vários papéis diferentes.

Um fator que complica a avaliação das pessoas que cometem violência é a amnésia parcial ou total do ato e dos acontecimentos que o rodeiam. Nos casos de homicídio, isto pode ocorrer em mais de metade dos casos: o fenómeno é bastante distinto da mentira pura e simples. Taylor & Kopelman (1984) invocam "uma variedade de mecanismos para explicar (esta) amnésia, incluindo repressão, dissociação e desmaios alcoólicos". O avaliador e o terapeuta terão de respeitar a necessidade psicológica de a pessoa não ser capaz de recordar certos acontecimentos horríveis (por exemplo, o assassínio de um cônjuge ou de um filho), oferecendo-lhe ao mesmo tempo a oportunidade de preencher ou reconstruir os acontecimentos. A literatura sobre o assunto é revista numa perspetiva de investigação por Schacter (1986).

Gestão e tratamento

O primeiro passo é necessariamente de gestão e de contenção no ambiente menos restritivo que proporcione segurança ao doente e à sociedade: isto pode ser conseguido emocionalmente no âmbito de uma relação de "holding" ou pode exigir contenção física, por exemplo, internamento numa enfermaria fechada.

Embora o objetivo seja o tratamento comunitário e ambulatório ("ambulante") do delinquente - sempre que possível - é frequente que o tratamento comece com um doente internado ou em regime de internamento, como parte de um plano de trabalho que visa a posterior prestação de cuidados ao indivíduo em causa na comunidade. Na expressão de Winnicott, "primeiro há necessidade de cuidados ambientais e depois de psicoterapia" (Winnicott, 1956). Só quando estas condições prévias estão satisfeitas é que se pode iniciar a avaliação e o trabalho terapêutico. Winnicott acrescenta que os terapeutas precisam de ser realistas quanto ao que pode ser alcançado devido à quantidade de ganhos "secundários" que resultam do comportamento delinquente.

O facto de muitos delinquentes estarem contidos durante longos períodos de tempo em ambientes com pessoal intensivo proporciona, pelo menos, as condições externas para o seu envolvimento numa aliança de tratamento prolongada. Em contraste, alguns dos delinquentes aparentemente mais motivados que se apresentam em ambientes ambulatórios, muitas vezes interrompem o tratamento perentoriamente, por razões que julgam ser convincentes. Embora, raramente, isto possa ser uma reação razoável a exigências externas, a sabotagem de ofertas de ajuda através do abandono da terapia é um perigo comum no tratamento psicoterapêutico do delinquente, uma vez que ele ou ela lida frequentemente com emoções e stress psicológico através de acções e não de palavras.

As pessoas com psicoses que estão a ser tratadas com medicamentos apresentam desafios diferentes dos da pessoa borderline e antissocial, com perturbações da personalidade. Nestes casos, a psicoterapia será apenas um entre vários ingredientes terapêuticos, incluindo a utilização de tratamentos físicos. Com demasiada frequência, a utilização de medicamentos tem sido vista como oposta à psicoterapia psicodinâmica e não como complementar: em populações gravemente doentes, é necessário estudar os benefícios dos efeitos combinados da farmacoterapia e da psicoterapia (Karasu, 1982).

Kraemer (1988), escrevendo sobre a impossibilidade, na sua opinião, de combinar a responsabilidade estatutária com a potência e eficácia psicoterapêutica (especificamente, neste caso, quando se trabalha com famílias abusivas), apresenta um argumento geral poderoso para uma divisão de trabalho - entre funções administrativas e psicoterapêuticas - quando se trabalha com qualquer infrator. O psicoterapeuta, diz ele, precisa de se sentir livre para "dar saltos no escuro se quiser fazer verdadeiras descobertas". Além disso, "os terapeutas têm o privilégio da inatividade quando têm dúvidas, mas a ação é exatamente o que é necessário quando uma criança está em perigo".

As questões de gestão afectam necessariamente a psicoterapia forense, uma vez que são centrais para o tema do infrator. Um exemplo extremo, mas instrutivo, de como a "gestão" correu "mal" é o caso de Tarasoff (Stone, 1984; Menninger, 1990), em que um terapeuta na Califórnia foi considerado legalmente negligente por não ter avisado um terceiro de que estava em potencial perigo por parte do paciente; seguiu-se um homicídio. O caso foi levado a vários tribunais de recurso: a decisão final foi que os terapeutas têm o dever de proteger as potenciais vítimas. Embora a Grã-Bretanha não tenha adotado esta lei (mas pelo menos oito estados dos EUA adoptaram-na), podemos estar a caminhar para esta prática, quer esteja legislada ou não. Appelbaum *et al* (1989) fornecem uma discussão estimulante das implicações de tais decisões legais e das diferentes abordagens nos EUA à limitação da responsabilidade dos terapeutas pelos actos violentos dos seus clientes.

A violência e a personalidade antissocial

Um desafio central para o clínico que trabalha com o delinquente é lidar com as pessoas rotuladas como "Perturbação da Personalidade". Frequentemente, estas pessoas sofrem também de sintomas neuróticos e, por vezes, de episódios psicóticos; não são raros os problemas de dependência, os conflitos de identidade e de identidade de género. O paciente com perturbações graves da personalidade exige muito do treino e das competências do clínico e pode expô-lo, particularmente no atual clima político britânico, a uma censura irrazoável ou mal informada se houver reincidência (Coid & Cordess, 1992).

Rutter (1987) propôs o abandono das categorizações definidas por traços e sugere, em vez disso, a agregação das perturbações da personalidade como sendo definidas principalmente por uma dificuldade generalizada em estabelecer e manter relações sociais adequadas e gratificantes. Este ponto de vista foi apoiado, do ponto de vista psicoterapêutico, por Higgitt & Fonagy (1992). De um ponto de vista especificamente forense, Blackburn (1989) afirma que "as perturbações da personalidade não são doenças e o seu tratamento é mais análogo à educação correctiva do que ao tratamento médico". A mudança pessoal e não a "cura" é, portanto, o objetivo adequado.

Dolan & Coid (1993) analisaram exaustivamente as questões relacionadas com o tratamento e a investigação das perturbações psicopáticas e anti-sociais da personalidade. As suas conclusões são cautelosamente optimistas. Contrariam o estado de espírito bastante niilista das últimas duas décadas, segundo o qual "nada funciona" com os delinquentes com perturbações psicopáticas e anti-sociais da personalidade, que se baseava em provas insuficientes de estudos criminológicos de programas de tratamento em instituições correccionais americanas. Defendem, em particular, avaliações normalizadas, que integrem os três elementos sobrepostos da perturbação da personalidade, das síndromes clínicas e do comportamento, como base para a avaliação das diferentes intervenções de tratamento.

Segue-se um breve resumo das diferentes descrições tipológicas e métodos de tratamento, mas que devem ser considerados provisórios e são necessariamente parciais.

Psicodinâmica

Yarvis (1972) distinguiu entre três "constelações psicológicas distintamente diferentes de um grupo de delinquentes com perturbações de carácter":

O Grupo I, o grupo de carácter neurótico, caracterizava-se por uma relativa estabilidade interpessoal e laboral, mas com "impulsos (que estavam) anteriormente sob controlo que explodiam numa explosão criminosa isolada". Todos eles conseguiam distinguir entre realidade e fantasia e em nenhum havia evidência de "funcionamento psicótico do ego", embora sofressem uma série de sintomatologia neurótica; o Grupo II, o grupo de carácter narcísico, para o qual a conduta antissocial era "ego-sintónica", em contraste com os do Grupo I, "não tinha evidência de dor psíquica ou de sintomatologia psiquiátrica atual".

Por outras palavras, mostravam pouco ou nenhum conflito interiorizado, mas exprimiam os seus conflitos exclusivamente em "interacções combativas com o seu ambiente". O "tratamento" entre estes doentes era valorizado apenas pelos seus "potenciais heurísticos - (por exemplo) privilégios especiais durante o encarceramento, uma oportunidade de impressionar a comissão de liberdade condicional para obter a libertação antecipada, e coisas do género, (e) a verdadeira motivação para o tratamento era rara"; os doentes do Grupo III, o Grupo de Perturbação do Ego, apresentavam uma mistura de sofrimento psiquiátrico incapacitante e de perturbação social, com sintomas psíquicos consideráveis e evidências grosseiras de desvio social de tipo violento e sexual.

A sua psicopatologia era visível desde tenra idade e metade tinha tido algum contacto com serviços psiquiátricos na infância. Yarvis comenta que "se o Grupo I representa os feridos ambulantes da penologia, os pacientes do Grupo III representam as suas maiores baixas... são os seus reincidentes perenes... (que) constituem a pior dor de cabeça do sistema de justiça criminal".

Gallwey descreveu uma categorização alargada da psicopatologia da "personalidade borderline" (um rótulo cada vez mais amplo, descrito por ele como "atípico tal e tal") de um ponto de vista psicoterapêutico prático (Gallwey, 1985). Gallwey descreve dois tipos principais cujo denominador comum é o facto de apresentarem "personalidades duplas em que um 'falso self ou ego pseudo-normal está em equilíbrio dinâmico com uma área mais patologicamente desordenada do self'. O tipo A é constituído por indivíduos com um falso self deficiente em termos de ego, com relações sociais e de trabalho empobrecidas e cuja conduta antissocial pode ser consequência do seu núcleo traumático e privado ou da organização defensiva, frequentemente frágil, do falso self.

O tipo B, pelo contrário, apresenta-se como aparentemente mais saudável, com uma estrutura de ego mais forte, resultando frequentemente num relativo sucesso mundano, mas que separou um encapsulamento de funcionamento psicótico e perturbado. Tipicamente, estes são os casos que, de repente, cometem crimes graves, bizarros e violentos, por vezes quase sexuais, para surpresa dos outros e deles próprios. Após o acontecimento, eles e aqueles que os conhecem usam tipicamente frases como "Eu estava fora de mim", "Não era o homem que eu conheço", "Ele não estava em si, numa tentativa de explicar o aparentemente inexplicável". Gallwey (1992) também apresentou uma panorâmica descritiva dos agressores "psicopatas" e algumas das implicações para o seu tratamento psicodinâmico.

Kernberg (1992) descreve a gama de intensidade da contratransferência do terapeuta de acordo com a 'regressão' (ou, alternativamente, estado psicologicamente primitivo) da pessoa com perturbação grave da personalidade. Symington (1980), na mesma linha, descreveu a contratransferência evocada por uma pessoa com uma perturbação psicopática (personalidade antissocial) como fases de 'conluio' inicial, mais tarde 'descrença (no ataque ao terapeuta) e finalmente 'condenação' com a consequente

perigo de rejeição. O terapeuta tem de estar plenamente consciente de que as relações de transferência de objeto da personalidade psicótica (borderline) são frequentemente precipitadas, lábeis, mas frequentemente tenazes e que essas pessoas podem tornar-se intensamente dependentes. A transferência psicótica e erótica deve ser abordada precoce e claramente, reconhecendo a fantasia da pessoa mas sublinhando a realidade da relação profissional.

Cognitivo-comportamental

Nos delinquentes em que o comportamento violento e antissocial é menos generalizado e em que as áreas problemáticas e os sintomas podem ser bem definidos - e nos quais existem pontos fortes da personalidade, bem como pontos fracos globais - as abordagens cognitivo-comportamentais tornaram-se populares. O modelo cognitivo e as suas estratégias terapêuticas adoptam uma abordagem orientada para o problema, centrada nas emoções, nas cognições e no comportamento do indivíduo. Foram aplicados com sucesso no tratamento da depressão (Beck *et al*, 1985) e da ansiedade (Chambless & Gillis, 1993), e muitos clínicos tentaram empregar estes conceitos no tratamento de delinquentes. O mais abrangente é o modelo de agressão de Novaco (Novaco, 1975, 1977) baseado no 'treino de inoculação de stress' de Meichenbaum (Meichenbaum, 1986). Num artigo de revisão, Novaco & Welsh (1989), utilizando uma abordagem de processamento de informação, postulam que a raiva e a agressão podem ser vistas em termos de cinco preconceitos de processamento de informação:

1. a atenção pode ser direccionada para sinais de agressão quando a raiva é despertada.

2) A correspondência perceptiva descreve uma prontidão para percecionar sinais de agressividade após exposição prévia a estímulos agressivos. A correspondência percetual descreve a prontidão para perceber sinais de agressividade após exposição prévia a estímulos agressivos. Collins & Bailey (1990), por exemplo, descobriram que, quando se controlavam os factores demográficos e outros factores, como o consumo problemático de álcool, havia uma relação entre a PTSD e os seus sintomas e a violência expressiva grave. Além disso, Burton *et al* (1994) encontraram uma relação significativa entre a exposição à violência e os sintomas de stress pós-traumático (incluindo hipervigilância) em delinquentes juvenis do sexo masculino.

3. o erro de atribuição descreve a tendência dos indivíduos agressivos para atribuírem habitualmente o comportamento dos outros a características disposicionais, por oposição a causas situacionais.

4.O falso consenso refere-se a um enviesamento na forma como um indivíduo agressivo pode percecionar os acontecimentos como tendo uma relevância indevida para si próprio (ou seja, deficiências na tomada de perspetiva).

5. os efeitos de ancoragem resultam numa resistência a mudar o juízo inicial, mesmo quando a informação subsequente dita essa revisão.

Defendem que estes processos foram largamente ignorados em trabalhos anteriores, mas que são altamente relevantes para a avaliação e tratamento da raiva. No que diz respeito à avaliação, a abordagem do processamento da informação põe em causa a confiança nos pensamentos conscientemente acessíveis (e, por conseguinte, a utilização de inventários de auto-relato) e exige que sejam considerados outros métodos, como a representação de papéis e a reconstrução de cassetes de vídeo, para facilitar a avaliação dos determinantes cognitivos da raiva. A identificação de determinados enviesamentos cognitivos determinaria então quais as intervenções a aplicar e pode incluir reforço contingente, programação de actividades, relaxamento, modelação, resolução de problemas, treino auto-instrucional, monitorização de pensamentos, contestação de pensamentos negativos, teste da realidade e reatribuição de crenças (Mark *et al*, 1989).

De um ponto de vista prático de avaliação e tratamento, a abordagem cognitivo-comportamental pode ser descrita em três fases:

1.Preparação cognitiva. Aqui, a tónica é sobretudo educativa: os diários são utilizados para identificar os antecedentes da raiva e a sua interação com o comportamento é explorada.

2. Aquisição de competências. Nesta fase, as avaliações de raiva são desafiadas e modificadas; são encorajadas as "auto-afirmações" calmantes. Para além disso, são ensinadas várias estratégias comportamentais.

3. Aplicação. Aqui, é identificada uma hierarquia de situações de raiva da vida real progressivamente complexas e as competências são praticadas utilizando métodos imaginários e de representação de papéis.

Novaco (1976), num estudo sobre a raiva, comparou o efeito do tratamento cognitivo, de relaxamento e combinado, com um grupo de controlo sem tratamento. Os resultados sugerem que a terapia cognitiva produziu maiores mudanças do que o método de relaxamento, e uma série de outros estudos de resultados indicaram uma redução da raiva após a utilização de tais métodos cognitivos (Schlicter & Horan, 1981; Nomellini & Katz, 1983; Hazaleus & Deffenbacher, 1986). Linehan (1993) utilizou uma abordagem semelhante no seu tratamento de pacientes com perturbação da personalidade borderline.

Outras abordagens

Ryle (1991) tenta uma síntese destes diferentes modos, combinando uma variedade de fontes teóricas no que ele chama de terapia cognitivo-analítica. Até à data, esta não foi utilizada especificamente com pacientes delinquentes. Em resumo, as diferentes funções das psicoterapias em relação ao paciente delinquente incluem:

1. A disponibilização de um ambiente de "holding", quer inclua ou não uma colocação residencial, que seja fiável, regular e não moralista, onde se possa desenvolver uma relação de confiança e onde o doente delinquente sinta que é escutado e levado a sério, e onde os fenómenos psicóticos e/ou bizarros possam ser tornados significativos tanto para o doente como para o pessoal.

2.   Contribuir para a equipa multidisciplinar, fornecendo conhecimentos psicodinâmicos e outros conhecimentos psicológicos para ajudar na organização do plano de tratamento.

3.   Oferecer aos pacientes seleccionados uma psicoterapia de grupo, familiar ou individual ou uma das terapias artísticas. Esta pode ser de tipo psicodinâmico ou, se for considerado mais adequado, de tipo cognitivo-comportamental. Só raramente, com delinquentes seleccionados, num contexto adequado (em que os riscos de comportamento podem ser minimizados), os princípios psicanalíticos clássicos podem ser seguidos sem adaptação. Este facto foi reconhecido desde cedo por pioneiros como Edward Glover, um dos fundadores da Clínica Portman. A terapia familiar numa unidade regional de segurança, que era efetivamente o tratamento de delinquentes e das suas vítimas familiares, foi descrita por Cordess (1992). Bentovim (1992) descreve a sua vasta experiência ambulatória com famílias traumatizadas pelo comportamento delinquente. A terapia de grupo com delinquentes é descrita por vários autores, incluindo Welldon (1994).

4.Finalmente, independentemente do contacto direto com o paciente, o psicoterapeuta pode funcionar como consultor de unidades de internamento, apoiando e desenvolvendo o trabalho do pessoal e a cultura da enfermaria; isto pode ou não incluir o papel mais delineado de supervisor de diferentes tipos de psicoterapia (Cox, 1983).

Investigação e auditoria

Maxwell (1984) enumerou uma série de critérios pelos quais um serviço de psicoterapia pode ser avaliado. Estes são:

1.   pertinência ou adequação

2.   equidade (por exemplo, a relativa falta de prestação de serviços de psicoterapia a membros de minorias étnicas)

3.   acessibilidade

4.   aceitabilidade

5.   eficácia

6.   eficiência.

As questões colocadas aos serviços de psicoterapia são muitas vezes confusas ou demasiado simplificadas, mas baseiam-se cada vez mais em questões de custo-eficácia. Parry (1992) sublinhou a necessidade de distinguir entre "avaliação de serviços, investigação operacional, auditoria profissional, auditoria de serviços, garantia de qualidade e gestão da qualidade total".

A avaliação das intervenções psicoterapêuticas com pacientes delinquentes apresenta dificuldades metodológicas e práticas ainda maiores do que os desafios da investigação em psicoterapia em geral. Um dos problemas é a inadequação das medidas de resultados atualmente utilizadas: existe, como já foi referido, um consenso geral de que as taxas de reincidência carecem de validade, bem como de adequação clínica. Foi bem dito que ninguém pensaria em avaliar a eficácia da medicação neuroléptica em delinquentes apenas pelas taxas de reincidência em vez do estado clínico e mental geral, e o mesmo se aplica às intervenções psicoterapêuticas.

Outra dificuldade é a duração do acompanhamento:

a reincidência aumenta em praticamente todos os estudos que utilizam o acompanhamento a longo prazo. O enorme número de variáveis que entram em jogo ao longo do tempo, tanto pessoais como situacionais, na vida de um delinquente, torna absurda a concentração numa única variável - a intervenção psicoterapêutica. O acompanhamento a longo prazo e uma série de intervenções sociais e outras são o ideal, e podem ser prosseguidas, por exemplo, nos casos em que existe uma ordem de restrição a longo prazo (Secção 41) da Lei de Saúde Mental de 1983. As taxas de abandono dos pacientes voluntários para acompanhamento são elevadas.

Em terceiro lugar, existe a dificuldade de instituir análises com uma boa relação custo-eficácia. Esta é uma área importante a realçar na investigação forense futura, uma vez que, por exemplo, os serviços forenses em regime de internamento são extremamente dispendiosos - quer se trate apenas de custódia ou de tentativa de tratamento. Nos casos em que tais estudos foram tentados (Menzies *et al*, 1993; no seu caso, investigando uma comunidade terapêutica (o Hospital Henderson)), a eficácia clínica e económica foi bem demonstrada. Coloca-se uma questão central: que intervenção psicoterapêutica a longo prazo, se for eficaz, poderá custar tanto em termos económicos, para não falar em termos humanos, como os anos frequentemente falhados de colocações a curto prazo, por exemplo, em instituições, famílias de acolhimento, centros residenciais, centros de avaliação e depois detenção penal, do delinquente reincidente?

Por último, existem os problemas metodológicos relacionados com a distinção entre significado estatístico e clínico. Vários autores consideram que o ensaio controlado não é uma metodologia adequada para a investigação de psicoterapia psicodinâmica de médio ou longo prazo baseada no NHS em geral (Higgitt & Fonagy, 1992). O mesmo se aplica, talvez ainda mais, às pessoas que são delinquentes. Estes autores preferem estudos de grande escala, baseados em serviços, observacionais ou individualizados e naturalistas, como no trabalho com delinquentes de Dolan *et al* (1992). Estes estudos reconhecem suficientemente o carácter multidimensional, profundo e duradouro da mudança visada pela psicoterapia e pela socioterapia.

Peay & Shapland (1992) afirmam que "as lições históricas em criminologia clínica das tentativas de avaliar o tratamento mostraram que uma terapia individual adequada é eticamente quase sempre impossível de combinar com uma avaliação rigorosa em que tudo é mantido constante exceto o tratamento".

No entanto, foram efectuadas algumas avaliações dos resultados de grupos de delinquentes tratados em diferentes tipos de comunidades terapêuticas.

Por exemplo, McCord (1983) relatou uma redução significativa da reincidência entre jovens delinquentes tratados numa comunidade terapêutica, e Copas & Whiteley (1976), num estudo de acompanhamento de 194 homens e mulheres internados no Hospital Henderson, mostraram que 41% não tinham sido nem condenados nem internados ao fim de três anos. Esta taxa de "sucesso" aumentou para 71% para os que permaneceram mais de nove meses: não houve grupo de controlo, mas as taxas de reincidência comparam-se favoravelmente com as taxas gerais. Uma explicação, comum a outros estudos, é que os que permaneceram no curso estavam mais motivados e que os mais motivados se saem melhor em qualquer tratamento psicológico. Copas *et al* (1984) concluem que há provas de sucesso desta forma de tratamento comunitário terapêutico para as pessoas que sofrem de perturbações da personalidade e, em particular, para o subgrupo de indivíduos mais motivados e emocionalmente expressivos. Sublinham a sua relação custo/eficácia para este grupo de pessoas afectadas, perturbadas e prejudiciais.

Robertson & Gunn (1987), no seu estudo sobre Grendon Underwood, uma prisão terapêutica no âmbito do sistema prisional britânico, não encontraram qualquer efeito quantitativo absoluto na reincidência, mas uma melhoria no estado mental e na atitude enquanto os delinquentes estavam detidos: após a libertação, verificou-se que a gravidade da reincidência foi reduzida num seguimento de 10 anos. Além disso, Cullen (1992) produziu dados preliminares de Grendon Underwood para mostrar tanto a melhoria clínica como a redução da reincidência em prisioneiros que permaneceram em terapia por 18 meses ou mais, em comparação com outros grupos. Genders & Player (1993), no seu estudo sobre Grendon, concluem que "Grendon pode ser substancialmente benéfico para alguns reclusos individuais".

Os Países Baixos fornecem os melhores exemplos de uma série de instituições socioterapêuticas e psicoterapêuticas para pacientes delinquentes, embora os sistemas de acompanhamento e apoio contínuos se tenham revelado problemáticos. Na Mesdagklinik, uma clínica para delinquentes gravemente violentos, um programa eclético oferece uma gama de terapias sociais, educativas e ocupacionais, bem como psicoterapia dinâmica intensiva durante três ou mais sessões por semana para mais de metade dos detidos. A taxa de reincidência é melhor do que a registada em prisões normais para delinquentes não equiparados mas semelhantes, mas é provavelmente mais elevada do que seria considerado aceitável no sistema britânico, que detém muito mais pessoas por períodos mais longos.

Em geral, há um conjunto de provas, algumas empíricas, outras anedóticas, de que os delinquentes que se envolvem em tratamentos de qualquer tipo tendem a reincidir menos enquanto o tratamento continua; a reincidência pode ocorrer quando o tratamento é interrompido, quando o pessoal muda de residência, ou durante interrupções temporárias no tratamento, como nas necessárias pausas de férias da psicoterapia psicanalítica ou de outras formas de psicoterapia.

A prestação de terapia de apoio a longo prazo tenta dar resposta a estas conclusões, tal como o modelo cognitivo-comportamental de "prevenção de recaídas", que visa aumentar o autocontrolo através do reforço do autoconhecimento das situações de risco e do desenvolvimento de estratégias correspondentes para evitar ou lidar com essas situações (Pithers, 1990).

Strupp (1986) salienta que, quando a investigação é efectuada no contexto clínico, combate as práticas dogmáticas e autoritárias e encoraja uma atitude de tentativa e respeito pelas provas.

Por último, há dois pontos que devem ser sublinhados. Em primeiro lugar, a necessidade de uma formação adequada dos não especialistas no tratamento das pessoas que são delinquentes. Os serviços gerais são frequentemente, afinal, o primeiro ponto de contacto. Em segundo lugar, a necessidade de afetar recursos profissionais e financeiros à prevenção e a cuidados comunitários abrangentes, incluindo psicoterapias, para acompanhamento e apoio a médio e longo prazo. É aqui que, finalmente, se insere o tratamento do delinquente.

REFERÊNCIAS

Abel, G., Becker, J., Mittleman, M., *et al* (1987) Self-reported sex crimes of non-incarcerated paraphiliacs. *Journal of Interpersonal Violence,* 2, 3-25.

Appelbaum, P., Zonana, H., Bonnie, R., *et al* (1989) Statutory approaches to limiting psychiatrists liability for their patients' violent acts. *American Journal of Psychiatry,* 146, 821-828.

Beck, A., Hollon, S., Young, J., *et al* (1985) Treatment of depression with cognitive therapy and amitriptyline. *Archives of General Psychiatry,* 42, 143-148.

Bentovim, A. (1992) *Trauma Organised Systems: Physical and Sexual Abuse in Families (Abuso Físico e Sexual nas Famílias).* Londres: Karnac Books.

Bion, W. (1984) Container and contained. Em *Attention and Interpretation,* pp. 72-82. Londres: Maresfield Reprints.

Blackburn, R. (1989) Psychopathy and personality disorder in relation to violence. Em *Clinical Approaches to Violence* (eds K. Howells & C. Hollin), pp. 61-87. Chichester: Wiley.

Burton, D., Foy, D., Bwanausic, C., *et al* (1994) The relationship between traumatic exposure, family dysfunction, and post-traumatic stress symptoms in male juvenile offenders. *Journal of Traumatic Stress,* 7, 83-93.

Caplan, H. (1984) Annals of Law. The Insanity Defense. *The New Yorker.* 2 de julho, pp. 46-78.

Chambless, D. L. & Gillis, M. M. (1993) Cognitive therapy of anxiety disorders. *Journal of Consulting and Clinical Psychology,* 62, 248-260.

Coid, J. & Cordess, C. (1992) Compulsory admission of dangerous psychopaths. Os psiquiatras estão condenados se o fizerem e condenados se não o fizerem. Editorial. *British Medical Journal,* 304, 1581-1582.

Collins, J. J. & Bailey, S. L. (1990) Traumatic stress disorder and violent behaviour. *Journal of Traumatic Stress,* 3, 203-220.

Copas, J. B. & Whiteley, J. S. (1976) Predicting success in the treatment of psychopaths. *British Journal of Psychiatry,* 129, 388-392.

_____, O'Brien, M., Roberts, J., *et al* (1984) Treatment outcome in personality disorder. The effects of social, psychological and behavioural measures. *Personality and Individual Differences,* 5, 565-573.

Cordess, C. (1992) Family therapy with psychotic offenders and family victims in a forensic psychiatry secure unit. *Actas do 17º Congresso Internacional da Academia Internacional de Direito e Saúde Mental,* pp. 366-380. Leuven, Bélgica.

_____ (1992) Pioneiros da psiquiatria forense. Edward Glover (1888-1972): psicanálise e crime

-um legado frágil. *Journal of Forensic Psychiatry,* 3, 509-530.

_____ (1993) Understanding: exoneration and condemnation (Compreensão: exoneração e condenação). *Journal of Forensic Psychiatry,* 4, 423-426.

Cox, M. (1983) The contribution of dynamic psychotherapy to forensic psychiatry and vice versa. *International Journal of Law and Psychiatry,* 6, 89-99.

_____ & Theilgaard, A. (1987) *Mutative Metaphors in Psychotherapy. The Aeolian Mode.* Londres: Tavistock.

Cullen, E. (1992) The Grendon Reconviction Study, Part I. *Prison Service Journal,* 90, 35-37.

Department of Health (1989) Medical Audit. Documento de Trabalho 6 de *Working for Patients.* Londres: HMSO.

Department of Health, Home Office (1992) *Review of Health and Social Services for Mentally Disordered Offenders and Others Requiring Similar Services.* (Relatório Reed.) Cmnd 2088. Londres: HMSO.

De Zulueta, F. (1993) *The Traumatic Roots of Destructiveness. Da dor à violência.* Londres: Whurr Publishers.

Dolan, B., Evans, C. & Wilson, J. (1992) Therapeutic community treatment for personality disordered adults: changes in neurotic symptomatology on follow-up. *International Journal of Social Psychiatry,* 38, 243-250.

_____ & Coid, J. (1993) *Psychopathic and Antisocial Personality Disorders: Treatment and Research Issues.* Londres: Gaskell.

Eastman, N. (1992) Psychiatric, psychological and legal models of man. *Revista Internacional de Direito e Psiquiatria,* 15, 157-169.

Etchegoyen, R. H. (1992) *The Fundamentals of Psychoanalytic Technique.* Londres: Karnac Books.

Foucault, M. (1975) *Disciplinar e punir. The Birth of the Prison.* Peregrine, Penguin Books.

Freud, S. (1914) *Remembering, Repeating and Working-Through*. Vol. 12. *The Standard Edition*. Londres: The Hogarth Press and the Institute of Psychoanalysis.

Gabbard, G. O. (1989) Splitting in hospital treatment. *American Journal of Psychiatry*, 146, 444-451.

Gallwey, P. (1985) The psychodynamics of borderline personality. Em *Aggression and Dangerousness* (eds D. P. Farrington &J. Gunn), pp. 127-152. Londres: Wiley.

______ (1992) The psychotherapy of psychopathic disorder. *Comportamento Criminal e Saúde Mental*, 2, 159-168.

Genders, E. & Player, E. (1993) Rehabilitation in prisons: a study of Grendon Underwood. Em *Current Legal Problems*. Vol. 46 (eds M. Freeman, B. Hepple & R. Halson). Oxford: Oxford University Press.

Glover, E. (1960) *The Roots of Crime. Trabalhos seleccionados sobre psicanálise. Volume II*. New York: International Universities Press.

Gunn, J. & Taylor, P. (1993) *Forensic Psychiatry. Clinical, Legal and Ethical Issues*. Londres: Butterworth Heinemann.

Hazaleus, S. L. & Deffenbacher, J. L. (1986) Relaxation and cognitive treatments of anger. *Journal of Consulting and Clinical Psychology*, 54, 222-226.

Herman, J., Perry, J. & Van der Kolk, B. (1989) Childhood trauma in borderline personality disorder. *American Journal of Psychiatry*, 146, 490-495.

Higgitt, A. & Fonagy, P. (1992) Psychotherapy in borderline and narcissistic personality disorder. *British Journal of Psychiatry*, 161, 23-43.

Hinshelwood, R. (1993) Locked in role: a psychotherapist within the social defence system of a prison. *Journal of Forensic Psychiatry*, 4, 427-440.

Holmes, J. (1992) *Textbook of Psychotherapy in Psychiatric Practice*. London: Routledge.

______ (1993) Teoria da vinculação: Uma base biológica para a psicoterapia? *British Journal of Psychiatry*, 163, 430-438.

Home Office (1993) *Criminal Statistics. England and Wales 1991*. Londres: HMSO.

Huesmann, L., Eron, L., Lekkowitz, M., *et al* (1984) Stability of aggression over time and generations. *Developmental Psychology*, 20, 1120-1134.

Jureidini, J. (1990) Projective identification in general psychiatry (Identificação projectiva em psiquiatria geral). *British Journal of Psychiatry*, 157, 656-660.

Karasu, T. B. (1982) Psychotherapy and pharmacotherapy: Toward an integrative model. *American Journal of Psychiatry*, 139, 1102-1111.

Kernberg, O. (1992) *Aggression in Personality Disorders and Perversions*. New Haven: Yale University Press.

Kraemer, S. (1988) Splitting and stupidity in child sex abuse. *Psychoanalytic Psychotherapy*, 3, 247-257.

Linehan, M. M. (1993) *Cognitive-Behavioural Treatment of Borderline Personality Disorder.* New York: Guilford Press.

Mark, J., Williams, G. & Moorey, S. (1989) The wider application of cognitive therapy: the end of the beginning. Em *Cognitive Therapy in Clinical Practice* (eds J. Scott, J. M. G. Williams & A. T. Beck), pp. 227-250. London: Routledge.

McCord, W. M. (1983) *The Psychopath and Milieu Therapy.* New York: Academic Press.

Maxwell, R. J. (1984) Quality assessment in health. *British Medical Journal,* 288, 1470-1472.

Meichenbaum, D. (1986) Self-instructional methods (Métodos auto-instrucionais). Em *Helping People Change: A Textbook of Methods* (eds F. Kanfer & A. Goldstein), pp. 357-392. Nova Iorque: Pergamon Press.

Menninger, K (1990) Direito. *Current Opinion in Psychiatry,* 3, 762-765.

Menzies, D., Dolan, B. & Norton, K. (1993) Are short term savings worth long term costs? Funding treatment for personality disorders. *Psychiatric Bulletin,* 17, 517-519.

Mullen, P. E. (1990) The long term influence of sex assault on the mental health of victims. *Journal of Forensic Psychiatry,* 1, 13-34.

______, Martin, J., Anderson, J., *et al* (1993) Childhood sexual abuse and mental health in adult life. *British Journal of Psychiatry,* 163, 721-732.

Nomellini, S. & Katz, R. C. (1983) Effects of anger control training on abusive patients. *Cognitive Research and Therapy,* 7, 57.

Novaco, R. W. (1975) *Anger Control.* Lexington, MA: D. C. Heath.

______ (1976) Treatment of chronic anger through cognitive and relaxation controls (Tratamento da raiva crónica através de controlos cognitivos e de relaxamento). *Journal of Consulting and Clinical Psychology,* 44, 681.

______ (1977) A stress innoculation approach to anger management in the training of law enforcement officers .*Journal of Community Psychology,* 5, 327-346.

______ & Welsh, W. N. (1989) Anger disturbances: Cognitive mediation and clinical prescriptions. Em *Clinical Approaches to Violence* (eds K Howells & C. R. Hollin), pp. 39-60. Chichester: Wiley.

Parry, G. (1992) Improving psychotherapy services: Applications of research, audit and evaluation. *British Journal of Clinical Psychotherapy,* 31, 3-19.

Parsons, T. (1951) *The Social System.* Nova Iorque: Free Press.

Peay, J. & Shapland, J. (1992) Introdução: Special Issue: Criminologia Clínica. *International Journal of Law and Psychiatry,* 15, 125-128.

Pedder, J. (1993) Requisitos de acesso à formação em psicoterapia: Racionalidade e objectivos. *British Journal of Psychotherapy,* 9, 310-316.

Pfafflin, F. (1992) O que é um sintoma? Uma abordagem conservadora na terapia de agressores sexuais. *Journal of Offender Rehabilitation,* 18, 5-17.

Pithers, W. D. (1990) Relapse prevention with sexual aggressors. Em *Handbook of Sexual Assault. Illness, Theories and Treatment of the Offender* (eds W. C. Marshall, D. R. Laws & H. E. Barakee), pp. 343-361. New York: Plenum Press.

Power, M. & Brewin, C. (1991) From Freud to cognitive science: A contemporary account of the unconscious. *British Journal of Clinical Psychology, 30*, 289-310.

Robertson, G. (1989) Treatment for offender patients: how should success be measured? *Medicine, Science and the Law, 29*, 303-307.

_____ & Gunn, J. (1987) A ten-year follow-up of men discharged from Grendon Prison. *British Journal of Psychiatry, 151*, 674-678.

Rose, G. (1993) Mental disorder and the strategies of prevention. *Psychological Medicine, 23*, 553-555.

Rutter, M. (1987) Temperament, personality and personality disorder. *British Journal of Psychiatry, 150*, 443-458.

Ryle, A. (1991) *Cognitive-Analytic Therapy: Participação ativa na mudança. Uma nova integração em psicoterapia breve.* Chichester: Wiley.

Schacter, D. (1986) Amnesia and crime. *American Psychologist, 3*, 286-295.

Schetsky, D. H. (1990) A review of the literature on the long term effects of childhood sexual abuse. In *Incest Related Syndromes of Adult Psychopathology* (ed. R. P. Khift), pp. 35-54. Washington, *DC*: American Psychiatric Press.

Schlicter, K. J. & Horan, J. J. (1981) Effects of stress innoculation on the anger and aggression management skills of institutionalised juvenile delinquents. *Cognitive Therapy and Research, 5*, 359-365.

Shanfield, S., Matthews, K. & Hetherly, V. (1993) What do excellent psychotherapy supervisors do? *American Journal of Psychiatry, 150*, 1081-1084.

Sinason, V. (1992) *Mental Handicap and the Human Condition. New Approaches from the Tavistock.* Londres: Free Association Books.

Stanton, A. & Schwarz, M. S. (1954) *The Mental Hospital.* London: Tavistock.

Stone, A. (1975) *Mental Health and Law: A System in Transition.* Washington, DC: NIMH.

______ (1984) *Law, Psychiatry and Morality.* Washington, DC: American Psychiatric Press.

Strupp, H. H. (1986) Psychotherapy. Research, practice and public policy (how to avoid dead ends). *American Psychologist, 41*, 120-130.

Symington, N. (1980) The response desperted by the psychopath. *International Review of Psychoanalysis, 7*, 291-298.

Tantam, D. (1988) Personality Disorders (Perturbações da Personalidade). Em *Recent Advances in Clinical Psychiatry* No. 6 (ed. K. Granville-Grossman), pp. 111-133. Edinburgh: Churchill Livingstone.

Taylor, P. & Kopelman, M. (1984) Amnesia for criminal offences. *Psychological Medicine, 14*, 581-588.

Tuovinen, M. (1973) O crime como tentativa de adaptação intrapsíquica. Oulu, Finlândia: Universidade de Oulu.

Walker, N. (1991) Dangerous mistakes. *British Journal of Psychiatry,* 158, 752-757.

Welldon, E. V. (1994) Forensic psychotherapy. Em *The Handbook of Psychotherapy* (eds P. Clarkson & M. Pokorny). London: Routledge.

Winnicott, D. (1956) The antisocial tendency. Em *Deprivation and Delinquency* (1984) (eds C. Winnicott, R. Shepherd & M. Davis), pp. 120-135. London: Tavistock.

_____ (1965) The theory of the parent-infant relationship. Em *The Maturational Process and the Facilitating Environment,* pp. 37-55. Londres: The Hogarth Press.

_____ (1970) Residential care as therapy. Em *Deprivation and Delinquency* (1984) (eds C. Winnicott, R. Shepherd & M. Davis), pp. 220-228. Londres: Tavistock.

Yarvis, R. (1972) A classification of criminal offenders through use of current psychoanalytic concepts. *Psychoanalytic Review,* 59, 549-563.

CAPÍTULO 13
PSICOTERAPIA DAS DIFICULDADES DE APRENDIZAGEM E DAS PERTURBAÇÕES DO DESENVOLVIMENTO

SHEILA HOLLINS e VALERIE SINASON

Neste capítulo exploramos a relevância de determinadas condições incapacitantes na apresentação e tratamento de perturbações psiquiátricas e emocionais. Tentamos iluminar alguns dos desafios de diagnóstico e avaliação que o psicoterapeuta pode enfrentar e que surgem devido à coexistência de uma condição causadora de dificuldades de aprendizagem no desenvolvimento (anteriormente designada por deficiência mental) com uma perturbação psiquiátrica. Apresentamos uma série de estudos de caso, cada um seguido de uma discussão sobre o diagnóstico e o tratamento adequado. A investigação e a experiência clínica com a terapia individual, de grupo, de casal e familiar (Symington, 1981; Szymanski & Kiernan, 1983; Sinason, 1986, 1992; Thomson, 1986; Hollins & Evered, 1990) revelam que este grupo de clientes pode fazer uso de uma gama de tratamentos semelhante à de outros grupos. A psicoterapia psicanalítica requer uma capacidade emocional e um desejo de dar sentido às experiências (Sinason, 1992), mais do que inteligência cognitiva. Consequentemente, o nível de deficiência cognitiva não exclui a psicoterapia psicanalítica.

As terapias criativas, incluindo a musicoterapia (Heal, 1989; Eisler, 1990) e a terapia artística (Buckley, 1989), podem ser excelentes formas de envolver emocionalmente as pessoas com dificuldades de aprendizagem. A utilização da terapia de ambiente ou da tecnologia, como um sintetizador de voz, pode criar grandes transformações.

As abordagens comportamentais e cognitivas são utilizadas com sucesso no controlo da raiva (Bates, 1992), no tratamento de fobias ou de crimes sexuais (Murphy & Clare, 1991).

Avaliação

Consideramos que a avaliação do terapeuta sobre a sua própria capacidade de tolerar o paciente é o aspeto mais crucial da avaliação.

As pessoas com perturbações emocionais combinadas com dificuldades de aprendizagem graves ou profundas comunicam frequentemente os seus sentimentos e pensamentos de formas físicas concretas. Cuspir, babar, borrar, morder, bater com a cabeça, balançar, vomitar e molhar são modos de comunicação infantis primitivos perturbados. Provocam reacções poderosas e as pessoas variam nas suas capacidades para lidar com estas questões. Um terapeuta pode lidar bem com a auto-mutilação, mas achará impossível lidar com o ato de urinar ou vice-versa.

Ao avaliar esses clientes, as restrições de personalidade do terapeuta podem ser mais relevantes do que as do cliente. Quando o terapeuta é o principal recurso, ele precisa de avaliar honestamente a sua própria tolerância ao comportamento do paciente. A avaliação também precisa de tentar diferenciar entre a deficiência orgânica e a deficiência secundária (Sinason, 1992). Por vezes, a realidade do défice orgânico é ignorada e espera-se que o cliente consiga gerir o que é mentalmente impossível. Noutras ocasiões, tudo é atribuído ao problema orgânico e a possibilidade de melhoria emocional é ignorada.

História do caso 1

Paul Adams, de 32 anos, tem paralisia cerebral e uma ligeira dificuldade de aprendizagem desde o nascimento. Com apoio, vive com sucesso num lar comunitário. Durante as últimas férias, abriu a porta quando estava sozinho em casa. Reconheceu o homem que estava à porta, embora não soubesse o seu nome, e deixou-o entrar. O homem abusou dele de forma sádica e deixou-o ferido durante algumas horas até que outras pessoas regressassem a casa. Nessa mesma semana, a sua epilepsia, que até então estava controlada, deteriorou-se rapidamente e foi internado numa enfermaria de medicina geral para estabilização. A epilepsia não respondia ao tratamento e a equipa médica suspeitou de pseudo-epilepsia. A fala e a linguagem de Paul eram difíceis de compreender, mas ele tinha dito à equipa de enfermagem que continuava a ouvir a voz de um homem. O médico decidiu que ele devia estar a ter alucinações e receitou-lhe medicamentos neurolépticos.

Esta breve vinheta é extremamente familiar e há outros homens como Paul Adams que se apresentam e são tratados de forma semelhante. A sua deficiência de aprendizagem tinha uma base orgânica real - neste caso, paralisia cerebral com epilepsia (como complicação médica adicional mais comum) - e existe uma vulnerabilidade acrescida ao abuso sexual (Brown & Craft, 1989; Brown & Turk, 1992; Sobsey, 1994).

No entanto, profissionalmente, há uma forma mais inquietante de vermos este cenário familiar.

Quando um indivíduo tem uma deficiência de aprendizagem com uma verdadeira base orgânica, existe frequentemente uma grande dificuldade de diagnóstico e uma resistência à compreensão dos aspectos emocionais da experiência do indivíduo.

Diagnóstico: Perturbação de stress pós-traumático (PTSD).

De facto, a voz que Paul Adams estava a ouvir não era alucinatória. Uma exploração terapêutica revelou que a voz na sua cabeça era a voz do seu abusador a tocar repetidamente sem alívio. Estes flashbacks são uma parte intrínseca da PTSD, da qual o abuso sexual é um precipitante demasiado comum em pessoas com deficiências de desenvolvimento/aprendizagem. Estima-se que a PTSD ocorra em 1% da população em geral (Helzer et al, 1987). As estimativas da prevalência em pessoas que sofreram um acontecimento traumático variam entre 3,5% e 23,6%

(Helzer et al, 1987; Breslau et al, 1991). Os critérios de diagnóstico do DSM-III-R incluem a presença de um acontecimento traumático, a re-experienciação persistente do acontecimento, o evitamento persistente de estímulos associados ao acontecimento traumático, sintomas persistentes de hiperexcitação e uma duração de pelo menos um mês. Ryan (1994) verificou que 16,5% de 310 pessoas consecutivas com dificuldades de aprendizagem que tinham sofrido abusos ou traumas significativos preenchiam os critérios do DSM-III-R para PTSD.

Tratamento

Ryan (1994) recomenda um protocolo de tratamento de seis pontos para a PTSD. Este não é aqui descrito na íntegra, mas dois dos pontos serão explorados. Ryan recomenda a psicoterapia breve focal para trabalhar as questões do trauma e do luto e para encontrar formas de se sentir seguro, utilizando o estilo de comunicação com que o paciente se sente mais confortável. Em segundo lugar, recomenda mudanças habilitativas para controlar os estímulos dissociativos. Por vezes, os factores desencadeantes relacionados com períodos prolongados de abuso são um verdadeiro desafio para identificar e quase impossíveis de eliminar. Ryan descreve uma mulher que tinha sido repetidamente escaldada por uma chaleira em criança e que, em adulta, ficava angustiada sempre que ouvia água a correr ou uma chaleira a ferver.

História de caso 2

Pauline Atkins (nome fictício) era cega e tinha graves dificuldades de aprendizagem. Foi encaminhada aos 21 anos pelos seus pais na sequência de um esgotamento psicótico. Ficaram muito preocupados por a encontrarem com várias pedras de peso a menos quando regressaram de uma visita de 3 meses ao estrangeiro para visitar a avó materna doente. Quando a levaram de volta para casa, ela disse que tinha sido abusada sexualmente por um dos trabalhadores. A polícia não estava disposta a tomar medidas devido à sua deficiência, uma experiência comum para pessoas com dificuldades de aprendizagem que são abusadas (Buchanan & Wilkins, 1991), e ela foi encaminhada para terapia.

Diagnóstico diferencial: PTSD, psicose afectiva.

Alguns autores consideram que a psicose afectiva é subdiagnosticada neste grupo de clientes (Sovner & Hurley, 1983; McLaughlin & Bhate, 1987). Fraser & Nolan (1994) descrevem a gama completa de perturbações afectivas em pessoas com dificuldades de aprendizagem, sendo o humor deprimido o mais comum dos sintomas psiquiátricos presentes. Os delírios associados tendem a ser ingénuos na sua forma.

Tratamento

Durante a terapia, tornou-se evidente que o seu episódio psicótico florido ocorreu quando ela tentou contar à sua assistente social sobre o abuso e não acreditaram nela. A nossa experiência (Sinason, 1993) reflecte a de Varley (1984), que descobriu que os doentes com dificuldades de aprendizagem eram mais vulneráveis a um esgotamento psicótico quando o seu caso não era aceite.

Ao fim de um ano de terapia, conseguimos compreender as suas alucinações de uma forma diferente, bem como apreciar as suas alterações. Isto é ilustrado no seguinte extrato de uma sessão de tratamento:

Pauline: Ele está aqui. Na sala.

Terapeuta: Quem é que está aqui?

Paulina: Esse homem. Sr. X (o alegado agressor)

Terapeuta: Então o Sr. X está cá?

Paulina: (rindo) Sim

Terapeuta: Estás contente por ele estar aqui?

Pauline: Sim. Porque agora ele faz-me companhia. Ele costumava magoar-me, mas agora pede desculpa.

Terapeuta: Ele costumava magoar-te, mas agora pede desculpa.

Pauline: Não quero que ele vá porque agora faz-me companhia. Não quero que ele vá para a prisão.

Terapeuta: Teme que, se o Sr. X for para a prisão, o Sr. X da sua cabeça também desapareça?

Pauline: Sim. Gosto da voz dele.

Conseguimos compreender que Pauline tinha transformado uma memória traumática numa memória erotizada que a amorteceu do seu sentimento original de mágoa e traição. Ao desfrutar do Sr. X na sua cabeça, ela estava a mostrar o seu próprio poder. Depois de tudo isto ter sido trabalhado, ele desapareceu lentamente do seu pensamento.

História do caso 3

Um jovem casal na casa dos trinta anos tinha sido apoiado pelos pais nos primeiros anos do seu casamento. O homem tinha problemas psicossexuais e, apesar do aconselhamento especializado e das investigações médicas, o casamento nunca chegou a ser consumado. O homem foi internado várias vezes em psiquiatria para tratamento da depressão e a mulher começou a apreciar estas pausas regulares do comportamento ciumento e por vezes agressivo do marido. Por fim, o casamento desfez-se e o marido regressou a casa para viver com a sua mãe viúva. A mulher teve um episódio prolongado de choro com sentimentos de arrependimento e culpa em relação ao seu casamento e tentou várias vezes persuadir o marido a regressar. Mais tarde, foi colocada num emprego apoiado, onde conheceu um homem casado que fez amizade com ela. Ele começou a visitá-la em casa às 2 ou 3 da manhã para ter relações sexuais com ela, e ela deixava-lhe a porta destrancada de boa vontade. O seu humor era inadequado e ela não via necessidade de usar contraceptivos.

Diagnóstico: perturbação afectiva bipolar.

No Reino Unido, ainda não vimos muitas pessoas com deficiência mental serem condenadas por embriaguez e desordem. Isto deve-se ao facto de as pessoas com deficiência mental não terem tido muito acesso ao álcool. A maior parte das formas como as pessoas "normais" se prejudicam a si próprias, como fumar, beber e ser promíscuo, são tão prejudiciais e auto-abusivas como bater com a cabeça ou morder. No entanto, como uma parte suficiente da população normal comete esses actos, a perturbação é frequentemente minimizada. Como a normalização conduz a "abusos normais", demorou algum tempo até que os profissionais se apercebessem de que a promiscuidade da mulher não era uma questão de libertação saudável. Assim, a normalização pode levar a 'abusos normais' que seriam mais facilmente reconhecidos como perturbação emocional. No entanto, como referem Fraser & Nolan (1994), a alegria contagiante tipicamente associada à mania é menos frequente nas pessoas com deficiência mental.

Tratamento

Em situações semelhantes, em que é necessário um apoio a longo prazo, recomenda-se uma abordagem de aconselhamento individual. Neste caso, também foi proposta à mulher uma terapia de grupo, mas ela não conseguiu comprometer-se a frequentá-la regularmente. A medicação psicotrópica pode ser um complemento útil das abordagens psicoterapêuticas.

Histórico de casos 4

Melanie Curtis foi internada num albergue na sequência da morte da sua mãe. Era uma mulher de meia-idade com graves dificuldades de aprendizagem de etiologia desconhecida. Como muitas pessoas com deficiência, sofreu uma dupla perda: a perda de um dos pais coincidiu com a perda de um lar (Kloeppel & Hollins, 1989; Hollins & Sireling, 1991; Oswin, 1991). O albergue tinha um moral baixo e uma rotação rápida do pessoal semi-formado. Um ano após a morte da sua mãe, foi pedido a um psiquiatra que fizesse uma chamada de emergência num feriado. Melanie não tinha dormido na noite anterior e tinha sido agressiva com um membro do pessoal e tinha destruído objectos no seu quarto. O médico de família tinha sido contactado duas vezes, mas os sedativos receitados não tinham surtido qualquer efeito. De facto, não era adequado dar neurolépticos a uma pessoa simplesmente para a sedar sem ter feito um diagnóstico formal. No entanto, o médico de família não sabia mais o que fazer. Quando a psiquiatra chegou, encontrou Melanie no seu quarto, sentada numa cama cheia de vidros partidos de um quadro.

Diagnóstico: Luto.

Esta identidade é-nos familiar. Perante uma pessoa com deficiência em estado de perturbação, é muito frequente o médico tratar o comportamento ou vê-lo como parte da deficiência, em vez de compreender a mistura subtil do orgânico e do emocional.

Uma exploração terapêutica revelou que o trabalhador-chave de Melanie tinha trabalhado na sua última noite antes de emigrar para o Canadá.

Na noite anterior, enquanto ele estava de serviço, foi-lhe dada uma festa, tendo os residentes sido informados da sua partida iminente no mesmo dia. Era também a data próxima do primeiro aniversário da morte da mãe de Melanie.

Muitas escolas para crianças normais no Reino Unido ainda evitam dizer às turmas que o seu professor vai embora até ao último dia, "para o caso de ficarem perturbadas". No domínio das dificuldades de aprendizagem, é ainda mais difícil encontrar espaço para o conceito de que a separação e a perda precisam de tempo para serem ultrapassadas. Não admira que Melanie estivesse tão enlouquecida de dor depois de um luto tão múltiplo, num contexto de grande insensibilidade.

Tratamento

O aconselhamento em matéria de luto para pessoas com deficiência mental foi iniciado em St George's e está agora mais amplamente disponível. Os conselheiros de luto utilizam com as pessoas com deficiência mental as mesmas competências que utilizam com outras pessoas em luto, mas precisam de compreender as múltiplas perdas com que este grupo de clientes tem de lidar (Sinason, 1986; Hollins & Grimer, 1988), tais como a sua dependência de outros e a perda de controlo sobre as suas vidas futuras, incluindo o local onde vivem. Oswin (1991) descobriu que as pessoas com deficiência mental que perderam o seu último prestador de cuidados sobrevivente podem ser deslocadas cinco ou mais vezes no ano seguinte ao luto. Marris (1993), ao estudar os factores que previam um mau resultado em adultos enlutados da população em geral, descobriu que a falta de controlo sobre a própria vida era um dos cinco factores distintivos.

Histórico de casos 5

Darren James era um jovem de 19 anos, gentil, falador e extrovertido, com síndrome de Down, que se tinha saído bem numa escola especial e que tinha feito progressos particulares nas suas capacidades de vida autónoma. Os seus pais foram encorajados a mandá-lo para um colégio residencial com o objetivo a longo prazo de ele sair de casa. Passados 4 meses, os pais, angustiados, retiraram do colégio o seu filho mudo, com perturbações comportamentais e que não cooperava, acreditando que algo de abusivo tinha acontecido. Os funcionários do colégio não foram capazes de explicar as mudanças no seu comportamento e personalidade. O psiquiatra especializado em dificuldades de aprendizagem começou por lhe receitar um tranquilizante maior, mas ao longo dos dois anos seguintes acrescentou também um antidepressivo tricíclico durante algumas semanas e prestou-lhe cuidados temporários em regime de internamento numa enfermaria fechada. Os seus pais descreveram os danos que ele causou a objectos e mobiliário em casa, a sua contínua relutância em falar, parecendo as palavras proferidas inadequadas, e a sua recusa em frequentar quaisquer actividades educativas ou sociais fora de casa. Não se registou qualquer melhoria no seu estado de saúde.

Diagnóstico: Luto e depressão não reconhecidos.

Uma exploração terapêutica revelou que a sua tia materna tinha morrido 3 semanas depois de ele ter entrado na faculdade - apenas 2 dias antes do seu primeiro fim de semana em casa. O funeral teve lugar dois dias depois do seu regresso à universidade. A sua família referiu que, até esse fim de semana, o contacto telefónico com Darren tinha sido muito satisfatório, tendo Darren partilhado muita informação sobre a sua vida na universidade. Disseram que não tinham permitido que a morte da tia estragasse o fim de semana e que lhe tinham proporcionado um bom momento. Ela tinha sido como uma avó para a família e tinha sido a principal cuidadora de Darren durante o primeiro ano da sua vida, porque a mãe tinha tido uma grave depressão pós-natal, provavelmente relacionada com a sua dificuldade em aceitar uma criança com síndrome de Down. Num estudo em curso realizado por Hollins & Esterhuyzen (1997), 70% dos prestadores de cuidados não reconheceram os sintomas de luto. Os pais de Darren não conseguiram estabelecer a ligação entre a morte da sua tia e a sua raiva e desespero posteriores.

Infelizmente, neste caso, o médico de família, o psiquiatra e o assistente social de Darren também não conseguiram estabelecer a ligação. Na nossa experiência, esta situação é típica do ataque às ligações que devem ser compreendidas pelos profissionais de saúde mental que trabalham com pessoas com dificuldades de aprendizagem.

Tratamento

O aconselhamento individual sobre o luto e a medicação antidepressiva são todos indicados. Uma abordagem ativa de luto guiado para o aconselhamento do luto é provavelmente mais bem sucedida (Sireling *et al*, 1988; Hollins & Sireling, 1994a,*b*, 1991) com o uso de tantas pistas visuais quanto possível para assegurar a compreensão de Darren da finalidade da morte da sua tia. Uma cerimónia fúnebre que envolva Darren e a sua família alargada constituiria uma outra oportunidade para ele partilhar o luto da sua família, e não é inadequada mesmo 2 anos após a morte. Poderão ser necessárias sessões familiares para permitir que a família explore a sua incapacidade de reconhecer a capacidade emocional de Darren e para trabalhar em conjunto no planeamento de uma cerimónia fúnebre (Thomson, 1986). Este tipo de trabalho ajuda as famílias a prepararem-se para perdas significativas posteriores, que são inevitáveis, e por isso tem um elemento preventivo.

Histórico de casos 6

Ellen Logan, de 28 anos, ficou gravemente deprimida na sequência de um incidente violento no seu lar de grupo. Os seus pais tinham uma má relação entre si e com ela, e havia muita violência física contra ela quando ficava com eles aos fins-de-semana. Depois de uma trabalhadora-chave de confiança ter saído para uma licença de maternidade, Ellen tornou-se verbalmente perseverante. Isto manifestava-se na forma como ela repetia as cortesias normais da vida ad infinitum. Eu entrava no meu centro e dizia "Bom dia, Mary Brown" e Mary Brown dizia-me "Bom dia, Ellen Logan. Como está?" E eu respondia: "Estou muito bem, obrigada, Mary Brown, e como está você?" E ela dizia-me, Mary Brown dizia-me: "Obrigada por perguntar, obrigada por perguntar Ellen Logan".

Diagnóstico: Depressão.

A situação prosseguiu de forma anestesiante, de modo que qualquer interesse vivo inicial que alguém sentisse por Ellen desapareceria. No entanto, numa sessão de grupo, Ellen foi capaz de mostrar de onde tinha vindo esse sintoma. Ontem à noite, o meu pai atirou pratos à minha mãe e toda a comida foi parar ao chão. E os pratos partiram-se em pedaços e todos os pedaços de comida foram parar ao tapete. E o meu pai gritou com a minha mãe e eu fui chorar para o meu quarto. E depois voltei e disse: "Por favor, pai, queres uma chávena de chá? e ele respondeu-me: "Bem, obrigado Ellen, quero mesmo uma chávena de chá, por favor, muito obrigado"".

Tratamento

As estratégias de enfrentamento de Ellen eram bastante frágeis e os incidentes que a faziam recordar conflitos anteriores precipitavam frequentemente uma rutura no seu ajustamento emocional. A sintomatologia depressiva pode ser reactiva à medicação antidepressiva, embora possam ocorrer respostas idiossincráticas (Menolascino, 1989; Dosen, 1990). É necessário efetuar um ensaio adequado de mais de um tipo de antidepressivo antes de considerar uma medicação alternativa, e o tratamento eficaz deve ser revisto regularmente. As questões relativas ao consentimento devem ser tidas em conta, nomeadamente no que diz respeito a eventuais efeitos secundários. O tratamento farmacológico da depressão nunca deve ser efectuado de forma isolada. A falta de resposta ao tratamento da depressão major pode dever-se a uma condição médica associada, mas não reconhecida, como o hipotiroidismo (Krah, 1988), pelo que deve ser feita uma avaliação médica completa. Deve ser adoptada uma abordagem de tratamento holística que inclua medidas sociais e ambientais, bem como aconselhamento ou psicoterapia. No caso de Ellen, a terapia de grupo foi eficaz para a ajudar a ultrapassar algumas das angústias e desilusões das suas relações familiares anteriores.

Foi-lhe permitido explorar os seus sentimentos de ser responsável por causar discussões familiares - um sentimento comum para as pessoas com dificuldades de aprendizagem que têm consciência de serem uma desilusão para os seus pais (Vanier, 1984).

Histórico de casos 7

A família de George Daley solicitou uma terapia familiar para os ajudar a desenvolver algumas estratégias parentais consistentes para gerir o seu comportamento difícil. Tinha 13 anos e foi-lhe diagnosticado X frágil. O seu comportamento caracterizava-se por características inquietas, agitadas, impulsivas e hiperactivas. Era agressivo e mal-educado, interrompendo constantemente os pais quando estes falavam entre si ou com a irmã. Quando estava particularmente frustrado ou excitado, mordia a mão. A sua irmã de 8 anos tinha um bom desempenho académico e era um modelo de bom comportamento.

Diagnóstico: X frágil e perturbação pervasiva do desenvolvimento num sistema familiar disfuncional.

Os comportamentos exibidos por George são característicos de crianças com X frágil, particularmente quando o grau de dificuldade de aprendizagem é grave (Einfeld *et al*, 1991). A fraca concentração e as capacidades de atenção tendem a melhorar com a idade (Turk *et al*, 1994). As perturbações do funcionamento social e da comunicação são semelhantes às encontradas no autismo, sendo que uma minoria significativa de indivíduos com X frágil tem também o diagnóstico de autismo (Bregman *et al*, 1988; Reiss & Freund, 1990).

Cohen *et al* (1989) sugerem que a aversão ao contacto visual, geralmente descrita, é uma consequência das dificuldades relacionais acrescidas e da defensividade sensorial geral associada das pessoas com esta condição. Este caso realça a importância de compreender o fenótipo comportamental de uma perturbação específica que causa dificuldades de aprendizagem no desenvolvimento, de que o X frágil é um exemplo. Outros fenótipos comportamentais bem descritos incluem a síndrome de Noonan, a síndrome de Lesch-Nyhan, a esclerose tuberosa e a síndrome de Rett.

Tratamento

As intervenções farmacológicas incluíram a utilização de psicoestimulantes, como o metilfenidato, tendo a investigação demonstrado uma melhoria considerável dos défices de atenção em até dois terços das crianças (Hagerman *et al*, 1988). O ácido fólico também melhora o comportamento perturbado (Turk *et al*, 1994). Neste estudo de caso, a terapia familiar foi um tratamento adicional eficaz que se centrou nos aspectos relacionais de um sistema que se tornou desordenado devido às tensões excepcionais impostas pelo fenótipo comportamental caraterístico do X frágil.

Por exemplo, a mãe de George culpava-se pela sua deficiência porque era portadora da doença. A transmissao genética do X frágil foi explicada à sua irmã quando ela tinha 6 anos, tendo-se verificado que ela não era portadora. Aos 8 anos de idade, ela entendia que não era como a mãe (ou seja, uma portadora não afetada) e que, por isso, devia ser como o irmão, e pensava que se tornaria gradualmente como ele.

Conclusão

As crianças e os adultos com dificuldades de aprendizagem podem recorrer à mesma gama de terapias disponíveis para o resto da população. No entanto, apesar de as terapias criativas, cognitivas e psicodinâmicas se terem revelado eficazes, continua a haver uma escassez desses recursos. Mesmo nas zonas onde existem recursos, as pessoas com dificuldades de aprendizagem continuam, por vezes, a não ser encaminhadas, sob o pretexto errado de que é necessária uma capacidade cognitiva para poderem usufruir desse tratamento.

Em alternativa, a própria deficiência é culpada pelas perturbações emocionais que coexistem no cliente, o que exclui a hipótese de encaminhamento para tratamento psicológico.

Quando alguém precisa de ajuda para lidar com um acontecimento da vida ou uma doença mental, é essencial uma avaliação multidisciplinar. É necessário efetuar um rastreio psiquiátrico para detetar depressão ou outros estados que possam exigir tratamento químico, bem como uma avaliação psicológica. Quando uma doença mental ou uma perturbação grave coexiste com uma deficiência mental, um pacote de tratamento pode incluir uma série de terapias.

Este capítulo abordou algumas das questões a serem enfrentadas no trabalho com pessoas com deficiência mental e suas famílias ou prestadores de cuidados. As necessidades de aconselhamento e psicoterapia das pessoas com deficiência mental são, em muitos aspectos, semelhantes às de outros adultos e, em alguns, diferentes.

As indicações para o aconselhamento dizem geralmente respeito à necessidade de ajuda para se adaptar à mudança ou para aceitar o eu. Para as pessoas com deficiência mental, os quatro "segredos" da deficiência e da dependência, da sexualidade e da mortalidade são os temas mais comuns na psicoterapia. O tratamento pode ser uma psicoterapia breve focal, por exemplo, para ajudar alguém a ultrapassar um luto difícil, uma transição ou um trauma; ou pode ser a longo prazo com uma perspetiva mais desenvolvimentista.

Os prestadores de cuidados podem tentar proteger as pessoas com deficiência mental do conhecimento ou da experiência em qualquer uma destas áreas, embora essas conspirações de silêncio possam agravar os sentimentos de baixa autoestima e de falta de controlo sobre as suas próprias vidas. O aconselhamento pode capacitar as pessoas com deficiência mental. Deve ser dada uma grande ênfase às dificuldades de comunicação frequentemente sentidas no trabalho com este grupo, e devem ser desenvolvidas formas não verbais de comunicar com pessoas para quem a linguagem falada é difícil.

A psicoterapia e o aconselhamento, pela sua natureza, beneficiam muito com a supervisão, mas muitos profissionais que trabalham com pessoas com dificuldades de aprendizagem podem não ter formação nem supervisão adequada. O investimento em formação e supervisão é especialmente aconselhável para este grupo de clientes, cujas necessidades são mais complexas do que menos complexas. As pessoas que fazem parte do círculo mais alargado da pessoa em terapia também precisam de um apoio considerável para evitar que prejudiquem a relação terapêutica.

REFERÊNCIAS

Bates, R. (1992) Psychotherapy with people with learning difficulties (Psicoterapia com pessoas com dificuldades de aprendizagem). Em *Psychotherapy and Mental Handicap* (eds A. Waitman & S. Conboy-Hill). Londres: Sage.

Bregman, J. D., Leckman, J. F. & Ort, S. I. (1988) Fragile X syndrome: genetic predisposition to psychotherapy. *Journal of Autism and Developmental Disorder,* 18, 343-354.

Breslau, N., Davis, G. C., Andreski, P., *et al* (1991) Traumatic events and post-traumatic stress disorder in an urban population of young adults. *Archives of General Psychiatry,* 48, 216-222.

Brown, H. & Craft, A. (1989) *Thinking the Unthinkable: Papers on Sexual abuse and People with Learning Disabilities.* London: FPA Education Unit.

______ & TURK, V. (1992) Defining sexual abuse as it affects adults with learning disability. *Mental Handicap,* 20, 44-55.

Buchanan, A. & Wilkins, R. (1991) Sexual abuse of the mentally handicapped. *Psychiatric Bulletin,* 15, 601-605.

Buckley, A. (1989) In *Unconscious Imagery: Como a Arte Aumenta a Compreensão no Respeito Mútuo* (ed. D.Brandon). Good Impressions Publishing.

Cohen, I. L., Vietze, P. M., Sudhalter, V., *et al* (1989) Parent-child dyadic gaze patterns in Fragile X males and in non-Fragile X males with autistic disorders. *Journal of Child Psychology and Psychiatry,* 30, 845-856.

Crossley, R. (1994) *Facilitated Communication Training.* London: Teachers College Press, Eurospan.

Donnellan, A., Sabin, L. & Majure, L. (1992) Facilitated communication. Para além do dilema para as perguntas. *Tópicos em Distúrbios da Linguagem,* 12, 1.

Dosen, A. (1990) *Treatment of Mental Illness and Behavioural Disorder in the Mentally Retarded* (eds A.

Dosen, A. Van Gennep & G. J. Zwanniken). Leiden: Logon Publications.

Einfeld, S., Hall, W. & Lew, F. (1991) Hyperactivity and the Fragile X syndrome. *Journal of Abnormal Child Psychology,* 19, 253-262.

Eisler, J. (1990) Creative music therapy for the mentally handicapped or emotionally disturbed child (Terapia musical criativa para a criança com deficiência mental ou perturbação emocional). Em *Creative Arts and Mental Disability* (eds S. Stanley & A. B. Segal). Academic Publishers.

Fraser, W. & Nolan, M. (1994) Psychiatric disorder in mental retardation. Em *Mental Health in Mental Retardation* (ed. N. Bouras), pp. 79-92. Cambridge: Cambridge University Press.

Hagerman, R. I., Murphy, M. A. & Wittenberger, M. I). (1988) A controlled trial of stimulant medication in children with the Fragile X syndrome. *American Journal of Medical Genetics,* 30, 377-392.

Heal, M. (1989) In *In Tune with the Mind in Mutual Respect* (ed. D. Brandon). Good Impressions Publishing.

Helzer, J. E., Robins, L. N. & McEvoy, L. (1987) Post-traumatic stress disorder in the general population. *New England Journal of Medicine,* 317, 1630-1634.

Hollins, S. & Evered, C. (1990) Group process and content: O desafio da deficiência mental. *Group Analysis,* 23, 55-67.

_____ & Esterhausen, A. (1997) Bereavement and grief in people with learning disabilities. *British Journal of Psychiatry,* 170, 497-501.

_____ & Grimer, M. (1988) *Going Somewhere: Pastoral Care for People with Learning Disabilities.* Londres: SPCK.

_____ & Sireling, L. (1994a) *When Mum Died.* 2nd edn. *Books Beyond Words.* Londres: Gaskell.

_____ &_____ (1994b) *When Dad Died.* 2ª ed.. *Books Beyond Words.* Londres: Gaskell.

Kloeppel, D. A. & Hollins, S. (1989) Double handicap: Mental retardation and death in the family. *Death Studies,* 13, 31-38.

Krahn, D. D. (1988) Affective disorder associated with subclinical hypothyroidism. *Psychosomatics,* 28, 440-441.

Marris, P. (1993) *Loss and Change.* London: Routledge.

McLaughlin, I. & Bhate, M. S. (1987) A case of affective psychosis following bereavement in a mentally handicapped woman. *British Journal of Psychiatry,* 151, 552-554.

Menolascino, F. J. (1989) Model services for treatment/management of the mentally retarded-mentally ill. *Atualização dos Cuidados Clínicos,* 25, 145-155.

Murphy, G. & Clare, I. (1991) M.I.E.T.S (2) Psychological assessment and treatment, outcome for clients and service effectiveness. *Mental Handicap Research, 4,* 180-206.

Oswin, M. (1991) Am *I Allowed to Cry. A Study of Bereavement Amongst People who have Learning Difficulties (Um estudo sobre o luto entre pessoas com dificuldades de aprendizagem).* Londres: Human Horizons.

Reiss, A. L. & Freund, L. (1990) Fragile X syndrome DSM-III-R and autism. *Journal of the American Academy of Child and Adolescent Psychiatry,* 29, 885-891.

Ryan, R. (1994) Post-traumatic stress disorder in persons with developmental disabilities (Perturbação de stress pós-traumático em pessoas com deficiências de desenvolvimento). *Community Mental Health Journal,* 30, 45-54.

Sinason, V. (1986) Deficiência mental secundária e sua relação com o trauma. *Psicologia psicanalítica,* 2, 131-154.

_____ (1992) *Mental Handicap and the Human Condition: New Approaches from the Tavistock.* Londres: Free Association Books.

_____ (1993) The special vulnerability of the handicapped child and adult: with special reference to mental handicap. Em *Clinical Paediatrics, International Practice and Research, Child Abuse* (eds C. J. Hobbs &J. M. Wynne). Londres: Bailliere Tindall.

Sireling, L., Cohen, D. & Marks, I. (1988) Guided Mourning for Morbid Grief: A controlled replication. *Behaviour Therapy,* 19, 121-132.

Sobsey, D. (1994) *Violence and Abuse in the Lives of People with Disabilities: O Fim da Aceitação Silenciosa!* London: Jessica Kingsley Publications.

Sovner, R. & HURLEY, A. (1983) Do mentally retarded suffer from affective illness? *Archives of General Psychiatry,* 40, 61-67.

Symington, N. (1981) A psicoterapia de um paciente subnormal. *British Journal of Medical Psychology,* 54, 187-199.

Szymanski, L. S. & Kiernan, W. E. (1983) Multiple family group therapy with developmentally disabled adolescents and young adults. *International Journal of Group Psychotherapy,* 33, 521-534.

Thomson, S. (1986) *Families and Mental Handicap.* Londres: Instituto de Terapia Familiar.

Turk, J., Hagerman, R., Barnicoat, A., *et al* (1994) The Fragile X Syndrome. Em *Mental Health in Mental Retardation* (ed. N. Bouras), pp. 135-153. Cambridge: Cambridge University Press.

Vanier, J. (1984) *Man and Woman he Made them.* Londres: Darton, Longman and Todd.

Varley, C. K. (1984) Schizophreniform psychoses in mentally retarded adolescent girls following sexual assault. *American Journal of Psychiatry,* 141, 593-595.

CAPÍTULO 14
PSICOTERAPIA DAS DISFUNÇÕES SEXUAIS

KEITH HAWTON

A concetualização e o tratamento das disfunções sexuais sofreram mudanças notáveis nas últimas quatro décadas. Em tempos, pensava-se que as disfunções sexuais resultavam quase exclusivamente de experiências infantis, especialmente de anomalias no desenvolvimento sexual, muitas vezes devido a relações perturbadas com os pais. A terapia individual de orientação psicanalítica era então considerada como o tratamento de eleição. O seu objetivo era o de proporcionar aos doentes uma visão dos conflitos inconscientes. No final dos anos 50 e início dos anos 60, ocorreu uma grande mudança, em grande parte com o advento da terapia comportamental. A teoria da aprendizagem explicava os problemas sexuais pelo facto de estes poderem ser adquiridos em qualquer fase da vida.

Foram então introduzidos tratamentos que utilizam alguns dos métodos originais da terapia comportamental, como a dessensibilização sistemática.

A situação sofreu uma mudança notável em 1970, quando foi publicado o livro *Human Sexual Inadequacy* de Masters e Johnson. Este livro descrevia uma nova abordagem de tratamento para casais com disfunção sexual, juntamente com dados de resultados muito impressionantes, e anunciava o advento da terapia sexual. Esta abordagem baseia-se na noção de que a disfunção sexual pode ocorrer devido a um vasto leque de factores (por exemplo, educação deficiente sobre a sexualidade, experiências traumáticas precoces, expectativas irrealistas ou preocupações com o desempenho, comunicação deficiente entre os parceiros) e que estes podem ser resolvidos eficazmente com um programa de tratamento que combina educação, trabalhos de casa e aconselhamento. A terapia sexual foi acolhida com grande entusiasmo em ambos os lados do Atlântico.

Tanto a aplicação clínica como as investigações sobre a abordagem proliferaram, embora, em retrospetiva, seja claro que o entusiasmo clínico pela abordagem ultrapassou largamente a investigação.

A procura de ajuda para as disfunções sexuais aumentou rapidamente durante a década de 1970. Provavelmente, isto deveu-se, em parte, à mudança de atitudes em relação à sexualidade e, em parte, à disponibilidade do que parecia ser uma forma de tratamento relativamente eficaz. Neste país, a terapia sexual começou a ser oferecida em departamentos de psiquiatria e psicologia e também em clínicas de planeamento familiar. Posteriormente, a Marriage Guidance (agora Relate) desenvolveu gradualmente um importante programa de formação em terapia sexual e é atualmente, provavelmente, a principal fonte de ajuda para as pessoas com disfunções sexuais, embora os desenvolvimentos nos tratamentos físicos, especialmente para a disfunção erétil, tenham atraído os urologistas para este campo. Atualmente, parece haver um interesse menor pela terapia sexual no âmbito da psiquiatria. Isto pode dever-se, em parte, ao facto de os métodos físicos de tratamento em geral estarem cada vez mais em foco e também ao facto de ser extremamente difícil obter financiamento para a investigação nesta área, embora haja mais desafios do que nunca. Os clínicos comentaram que, ao longo dos anos, têm visto uma proporção crescente de pacientes com problemas complicados para os quais a terapia sexual, por si só, pode ser insuficiente.

Este capítulo inclui uma breve descrição da natureza das disfunções sexuais e da sua avaliação, seguida de uma visão geral da natureza e dos resultados da terapia sexual para casais, incluindo os efeitos da modificação da abordagem original de Masters e Johnson e os factores associados aos resultados. Posteriormente, o tratamento de indivíduos sem parceiros, o tratamento em grupo, os métodos de reforço da terapia sexual, a biblioterapia e as novas aplicações da terapia sexual são analisados, juntamente com um resumo dos resultados da investigação relativos a cada abordagem.

A natureza das disfunções sexuais e as suas avaliações

Uma definição razoável, embora não inteiramente satisfatória, de disfunção sexual é "a perturbação persistente dos padrões normais de interesse ou resposta sexual". As disfunções sexuais distinguem-se das variações sexuais ("desvios"), que são comportamentos sexuais considerados qualitativamente (ou por vezes quantitativamente) anormais e que podem ser prejudiciais para outras pessoas.

Atualmente, é habitual classificar as disfunções sexuais em quatro categorias, de acordo com o aspeto da função sexual que está em causa: perturbações do desejo sexual, da excitação, dificuldades relativas ao orgasmo e outros problemas que não podem ser incluídos nas três primeiras categorias. As perturbações da CID-10 são apresentadas de acordo com estas categorias no quadro 13.1.

Quadro 13.1 Disfunções sexuais de acordo com a CID-10

Aspect of sexuality affected	Males	Females
Sexual desire/interest	Lack or loss of sexual desire	
Sexual arousal	(Failure of genital response)	
	Erectile disorder	Sexual arousal disorder
Orgasm	Premature ejaculation Inhibited orgasm	Orgasmic dysfunction
Other	Sexual aversion and lack of sexual enjoyment	
		Vaginismus Dyspareunia

Modificado da CID-10 (OMS, 1992).

Encaminhamento para clínicas de disfunção sexual

Os problemas de disfunção erétil e de baixo desejo sexual feminino predominam nas consultas de disfunção sexual. Assim, numa série de 200 casais consecutivos referenciados a uma clínica de disfunção sexual em Oxford, dos 95 em que os parceiros masculinos pareciam ter o problema principal, a disfunção erétil foi identificada em 63%, as ejaculações prematuras em 16%, o baixo desejo sexual em 8% e a ejaculação retardada em 6%. Nos 105 casais em que os parceiros femininos pareciam ter o problema principal, 61% tinham baixo desejo sexual, 14% vaginismo, 11% dispareunia e 9% disfunção orgásmica (Catalan *et al,* 1990). Neste estudo, a perturbação da excitação feminina não foi registada como uma entidade separada. Nos últimos anos, muitos clínicos têm relatado um aumento na frequência com que são encaminhados para homens com baixo desejo sexual e uma diminuição acentuada na frequência de apresentação de disfunção orgásmica feminina.

Avaliação dos casais que apresentam disfunções sexuais

Na avaliação de casais com disfunções sexuais, é muito importante dedicar um tempo considerável a entrevistar os parceiros separadamente. Isto permite-lhes ser mais directos, aumentando assim a oportunidade de obter informação relevante, e dá a cada um a mesma oportunidade de expor os seus pontos de vista sobre o problema. A avaliação deve abordar uma série de fatores (ver Hawton (1985) para detalhes), inclusive a natureza e o desenvolvimento do(s) problema(s) sexual(is), mudanças desejadas (i.e. objectivos), antecedentes familiares e primeira infância (incluindo atitudes familiares em relação à sexualidade), desenvolvimento e experiências sexuais (incluindo experiências traumáticas), relações e problemas anteriores, informação sexual, a natureza da relação com o parceiro (tanto geral como sexual), factores psiquiátricos e médicos (incluindo um exame físico e investigações quando indicado), consumo de álcool e drogas, e outros factores quando relevantes (por exemplo, educação, ocupação, interesses, rede social e crenças religiosas).

De modo algum todos os casais (ou indivíduos) com disfunções sexuais necessitam ou são adequados a uma terapia sexual intensiva. Muitas vezes, o que é necessário é um aconselhamento breve. Este inclui educação e aconselhamento, possivelmente combinados com a utilização de material escrito. Os factores relevantes para determinar se a terapia sexual é ou não apropriada estão listados no Quadro 13.2.

Quadro 13.2 Factores relevantes para determinar se a terapia sexual está ou não indicada

---

1. The sexual problem has persisted for at least a few months.

2. The problem is likely to be caused or maintained by psychological factors (even though physical factors may be relevant).

3. The problem is not secondary to general relationship difficulties.

4. The couple's general relationship is reasonably harmonious (sufficient for the couple to have a reasonable chance of working collaboratively on homework assignments and other aspects of treatment).

5. There is no current active major psychiatric disorder, nor serious alcohol or drug abuse.

6. The female partner is not pregnant.

7. The couple show reasonable motivation for treatment.

Terapia sexual

Na terapia sexual "standard" praticada hoje em dia, uma vez que um casal tenha sido avaliado e considerado adequado para esta abordagem, o tratamento inclui geralmente a apresentação de uma formulação de potenciais factores etiológicos e de manutenção, um programa gradual de trabalhos de casa (incluindo exercícios de foco sensorial e outros procedimentos específicos), trabalho terapêutico utilizando estratégias cognitivas e outras, e medidas educativas (leitura recomendada e discussão da anatomia sexual e da resposta sexual).

Trabalhos de casa

Os trabalhos de casa são geralmente baseados no programa original de Masters e Johnson. Assim, incluem: a focalização sensorial não-genital, que tem como principal objetivo ajudar o casal a estabelecer a intimidade física de uma forma confortável e descontraída, e encorajar a comunicação sobre os sentimentos (incluindo as ansiedades) e os desejos; a focalização sensorial genital, que visa facilitar as carícias sexualmente excitantes sem ansiedade excessiva; e a contenção vaginal, que é um estado intermédio antes do início da relação sexual completa.

Para além disso, existem várias outras tarefas comportamentais que podem ser utilizadas em função da natureza específica do problema sexual. Por exemplo, uma mulher com vaginismo é normalmente encorajada a seguir um programa individual de exame dos seus órgãos genitais, tanto externa como internamente, e a praticar exercícios para os músculos do pavimento pélvico. Os casais em que o parceiro masculino tem ejaculação precoce podem aprender as técnicas de aperto ou de paragem de arranque.

Aspectos psicológicos do tratamento

O êxito dos trabalhos de casa requer geralmente uma ajuda psicológica específica, nomeadamente quando o casal ou o indivíduo encontram dificuldades em determinadas fases.

As abordagens cognitivas podem ser utilizadas de forma muito eficaz neste contexto (ver Hawton (1989) e Spence (1991) para mais pormenores). Este é o aspeto do tratamento que requer mais experiência e é muitas vezes crucial para o sucesso.

Aspectos pedagógicos do tratamento

A educação também é frequentemente importante. Muitas dificuldades sexuais são o resultado de falta de informação, desinformação ou expectativas não razoáveis. Embora a educação possa ocorrer ao longo do tratamento, normalmente é especialmente útil dedicar uma parte maior de uma sessão de tratamento à discussão (com material visual) da anatomia e da resposta sexual em ambos os sexos, e de outros aspectos da sexualidade particularmente relevantes para o casal específico (por exemplo, os efeitos do envelhecimento). Também se recomenda aos casais a leitura de um ou mais livros úteis sobre a sexualidade masculina e feminina (Zilbergeld, 1980; Kitzinger, 1985).

Dificuldades gerais de relacionamento

Os problemas gerais da relação precisam muitas vezes de ser abordados no contexto da terapia sexual. Por vezes, durante a terapia com um casal, torna-se óbvio que as dificuldades na sua relação geral são mais importantes do que inicialmente se pensava. Pode então ser necessário interromper a terapia sexual e mudar para uma terapia conjugal geral.

Aspectos práticos do tratamento

O tratamento é geralmente conduzido por um terapeuta (ver abaixo), as sessões de tratamento envolvem ambos os parceiros e ocorrem maioritariamente semanalmente (ver abaixo), pelo menos durante as fases iniciais da terapia. O programa tem uma duração média de 8 a 20 sessões durante um período de 3 a 9 meses. Embora tenham sido introduzidas modificações e desenvolvimentos nesta abordagem, as estratégias de tratamento fundamentais são geralmente mantidas. Estão disponíveis vários relatos práticos pormenorizados da terapia sexual (Hawton, 1985; Gillan, 1987; Bancroft, 1989; Spence, 1991).

Exemplos de casos de utilização da terapia sexual

Um caso de vaginismo

Susan, uma secretária de 23 anos, apresentou-se com o seu marido David, com quem estava casada há três anos. Ela e o marido nunca tinham conseguido ter relações sexuais devido ao seu vaginismo. Apesar deste problema, ambos conseguiam desfrutar dos preliminares. No passado, sempre que tentavam ter relações sexuais, a Susana ficava muito tensa e as tentativas de penetração vaginal eram muito dolorosas. Nos últimos 18 meses, tinham deixado de tentar ter relações sexuais. A relação geral do casal era boa, exceto que Susana temia que David a deixasse por causa do problema sexual.

A Susana vinha de uma família onde nunca se falava de sexo. Aos 12 anos, o seu irmão de 19 anos tinha tentado por duas vezes ter relações sexuais com ela, o que a assustou bastante. Nunca tinha podido usar tampões e um exame vaginal efectuado pelo seu médico de família confirmou o diagnóstico de vaginismo, na medida em que ela ficava muito tensa e tinha espasmos evidentes dos músculos vaginais.

Durante a avaliação, tornou-se claro que tanto a Susana como o David não estavam muito bem informados sobre a sexualidade e que a Susana ignorava particularmente a sua própria anatomia sexual. Por conseguinte, o terapeuta introduziu a componente educativa do tratamento numa fase inicial. Foi acordado que a terapia se centraria inicialmente em ajudar a Susana a sentir-se mais confortável com a sua anatomia sexual, examinando-se a si própria com um espelho e, mais tarde, com os dedos. Foi também ensinada a ganhar mais controlo sobre os seus músculos vaginais, aprendendo a contraí-los e a relaxá-los.

Inicialmente, a Susana tinha grandes dificuldades em examinar-se a si própria. Por isso, os seus pensamentos e receios em relação aos trabalhos de casa foram explorados, fazendo-a imaginar que estava a tentar fazer a tarefa e, em seguida, descobrir cuidadosamente que sentimentos isso evocava e, subsequentemente, que pensamentos causavam os sentimentos negativos. Verificou-se que o principal medo era o de sentir uma dor insuportável. A Susana foi então ajudada a perceber que tinha controlo total sobre a situação e que, caso ocorresse algum desconforto, poderia evitar que se tornasse algo mais do que isso.

Gradualmente, foi capaz de realizar os trabalhos de casa e começou a aceitar que os seus órgãos genitais eram de tamanho normal - antes acreditava que a sua vagina era demasiado pequena para acomodar o pénis do marido.

Os exercícios de focalização sensorial foram introduzidos e ambos os parceiros acharam relativamente fácil, até que começou a focalização sensorial genital. Nesta altura, a Susana voltou a sentir-se apreensiva. A exploração das razões para tal revelou que ela estava preocupada com o facto de David poder não ser capaz de respeitar os limites acordados. As repetidas garantias dele permitiram-lhe relaxar mais.

Posteriormente, o casal foi instruído a tentar a contenção vaginal, utilizando a posição superior feminina. Contudo, a Susana ficou muito angustiada nesta altura e só depois de ter revelado ao marido as tentativas do irmão de ter relações sexuais com ela é que se sentiu capaz de avançar com o programa. Após algumas dificuldades iniciais, o casal conseguiu desfrutar da contenção vaginal e, algumas semanas mais tarde, conseguiu ter relações sexuais completas.

Disfunção erétil

Peter, um comerciante de 43 anos, apresentou-se com a sua mulher, Pamela, devido ao facto de perder repetidamente a ereção imediatamente antes da relação sexual. O problema tinha-se desenvolvido há 18 meses, depois de não ter conseguido obter uma ereção quando tentou ter relações sexuais após uma festa em que tinha bebido bastante. Nunca se sentira muito confiante em relação ao seu desempenho sexual, tendo registado ejaculação precoce em relações anteriores e durante o início da sua relação com Pamela. O episódio de disfunção erétil aguda causou-lhe grande preocupação e os episódios subsequentes de atividade sexual foram acompanhados por uma intensa ansiedade de desempenho. Pedro sentia vergonha do seu problema e tinha dificuldade em falar com Pamela. Ela própria não tinha dificuldades sexuais, mas estava preocupada com o facto de Pedro já não a achar atraente.

O exame físico era normal e não havia factores na história que indicassem uma causa orgânica para o problema. A fase inicial da terapia centrou-se em ajudar Pedro e Pamela a discutirem mais abertamente a sua relação sexual. Pedro ficou muito tranquilo ao descobrir que Pamela não o considerava menos homem por causa do seu problema e que estava interessada em ajudá-lo a ultrapassá-lo. Foi dada a Pedro uma explicação simples sobre a forma como os problemas com o álcool inibem a resposta sexual e como um episódio de fracasso pode criar ainda mais medo de fracassar, particularmente em alguém que não está totalmente confiante na sua sexualidade.

O casal começou a concentrar-se nas sensações, mas Pedro teve muita dificuldade em relaxar e desfrutar das carícias de Pamela. Depois de uma análise mais aprofundada, verificou-se que ele se sentia desligado do que estava a acontecer. Na altura, os seus pensamentos eram sobre se seria ou não capaz de obter e manter uma ereção. Ajudaram-no a concentrar a sua mente nas sensações e a permitir que o seu corpo respondesse, em vez de estar constantemente a avaliar o seu grau de excitação. Quando conseguia obter uma ereção, era encorajado a deixá-la desaparecer de vez em quando, cessando as carícias com Pamela. A continuação das carícias resultava normalmente na recuperação da ereção, o que ajudava a aumentar a sua confiança na sua capacidade erétil.

Como seria de esperar, a contenção vaginal revelou-se uma fase importante do tratamento. Inicialmente, Peter teve alguns episódios de insuficiência erétil, mas Pamela conseguiu estimulá-lo a recuperar a ereção, o que aumentou ainda mais a sua confiança. Por fim, conseguiram estabelecer a sua relação sexual. A terapeuta passou então uma sessão a explorar com eles a forma como iriam lidar com quaisquer outras dificuldades. Concordaram que, caso o problema se repetisse, se certificariam de que discutiriam as dificuldades e, se necessário, retomariam um programa abreviado de terapia sexual.

Resultados a curto prazo da terapia sexual

Dados de resultados clínicos não controlados

O notável entusiasmo inicial pela terapia sexual deveu-se não só à sua novidade, mas também aos excelentes resultados terapêuticos que Masters e Johnson relataram com base no tratamento de uma série de mais de 500 casais e indivíduos sem parceiros. A sua "taxa de insucesso" inicial global foi de 18,9% e, num seguimento de cinco anos de 313 casais (todos "não insucessos" pós-tratamento), identificaram uma taxa de recaída global de 5,1%.

No entanto, as estatísticas de resultados comunicadas subsequentemente a partir da prática clínica de rotina (Duddle, 1975; Bancroft & Coles, 1976; Hawton & Catalan, 1986), que revelaram uma melhoria global em cerca de dois terços dos casos, e a partir de estudos de tratamento controlados (ver revisão de Wright *et al,* 1977) foram mais modestas do que as de Masters e Johnson. Os factores que têm sido propostos para explicar esta discrepância incluem o método duvidoso utilizado por Masters e Johnson para relatar os resultados (isto é, em termos de fracassos e não de sucessos), a natureza incerta dos seus critérios de resultados (Zilbergeld & Evans, 1980), e possíveis enviesamentos na seleção dos doentes.

Existem diferenças acentuadas na resposta das disfunções sexuais individuais à terapia sexual (Bancroft & Coles, 1976; Hawton & Catalan, 1986). Obtém-se uma resposta excelente em quase todos os casos de vaginismo (Hawton & Catalan, 1990) e um bom resultado numa maioria substancial de casos de disfunção erétil de origem psicogénica (Hawton *et al,* 1992). Foram registados resultados iniciais variáveis para a falta de desejo sexual (Schover & LoPiccolo, 1982, em comparação com Hawton & Catalan, 1986; Warner *et al,* 1987). O resultado é muitas vezes mau quando o parceiro masculino tem este problema. Masters e Johnson (1970) afirmam que os resultados do tratamento da ejaculação precoce são excelentes, enquanto que outros trabalhos referem resultados mais modestos (Bancroft & Coles, 1976; Hawton & Catalan, 1986).

Resultados de estudos comparativos e controlados

Uma vez que a maioria, se não todos, os profissionais obtêm resultados mais modestos com a terapia sexual do que os inicialmente relatados por Masters & Johnson (1970), é importante examinar os resultados de estudos de tratamento controlados para determinar a verdadeira eficácia desta abordagem. Surpreendentemente, poucos estudos controlados de resultados da terapia sexual incluíram grupos de controlo com lista de espera ou placebo. No entanto, um estudo em que as mudanças no ajustamento sexual e geral de casais que receberam tratamento para uma variedade de disfunções sexuais foram comparadas com as de casais que foram colocados numa lista de espera de um ou dois meses demonstrou um claro impacto benéfico do tratamento (Heiman & LoPiccolo, 1983).

Infelizmente, a maioria dos estudos comparativos de terapia sexual tem tido sérios inconvenientes (Warner & Bancroft, 1986). Por exemplo, a maior parte dos estudos incluiu casais com diferentes tipos de disfunção sexual, sem que o tipo de disfunção fosse igual para todos os grupos de tratamento, os grupos de tratamento geralmente não foram igualados para outros factores prognósticos importantes, alguns estudos utilizaram critérios de resultados pobres e quase todos carecem de dados de resultados a longo prazo.

Os estudos mais sofisticados foram realizados no Reino Unido por Mathews *et al* (1976) e Dow (1983), ambos comparando a terapia sexual com o tratamento através de instruções de autoajuda e um contacto muito limitado com o terapeuta.

O estudo de Mathews e colegas incluiu também uma terceira condição de tratamento, nomeadamente a dessensibilização sistemática e o aconselhamento. Ambos os estudos estavam sujeitos às falhas de conceção acima referidas. No entanto, os seus resultados indicaram resultados mais favoráveis para os casais que receberam terapia sexual (embora as diferenças nos resultados entre os grupos fossem modestas) e, se alguma coisa, as falhas de conceção teriam resultado numa subestimação das verdadeiras diferenças de tratamento.

Os resultados da modificação da abordagem de tratamento original

Vários estudos avaliaram modificações da abordagem original de Masters e Johnson. Esta incluía sessões diárias de tratamento com ambos os parceiros e tratamento por co-terapeutas (um de cada género).

Frequência das sessões de tratamento

Os resultados de dois estudos comparativos favoreceram um horário menos frequente do que o diário. No primeiro estudo, as sessões de tratamento duas vezes por semana tiveram melhores resultados imediatos do que o tratamento diário (Clement & Schmidt, 1983) e no segundo, as sessões de tratamento semanais foram mais eficazes do que as sessões diárias (Heiman & LoPiccolo, 1983).

No que diz respeito ao tratamento menos intensivo, num estudo foi encontrada pouca diferença no resultado entre sessões de tratamento semanais e mensais para casais em que a mulher tinha "falta de resposta sexual" (Carney *et al,* 1978), enquanto noutro estudo as mulheres com um problema semelhante pareciam beneficiar mais das sessões de tratamento semanais do que mensais (embora os parceiros masculinos neste estudo estivessem mais satisfeitos com as sessões mensais) (Mathews *et al,* 1983). De um modo geral, parece haver provas razoáveis que apoiam o calendário de tratamento semanal atualmente habitual (pelo menos durante as fases iniciais da terapia).

Terapeutas individuais versus co-terapeutas

Num estudo, a terapia sexual pareceu ser ligeiramente (embora não significativamente) mais eficaz quando conduzida por co-terapeutas (Mathews *et al,* 1976). Todas as outras investigações que abordaram esta questão, no entanto, não encontraram qualquer diferença nos resultados entre o tratamento efectuado por co-terapeutas e o efectuado por terapeutas individuais (Crowe *et al,* 1981; Clement & Schmidt, 1983; Mathews *et al,* 1983; LoPiccolo *et al,* 1985).

Embora a inclusão de um número insuficiente de casais em tais investigações possa explicar este resultado, a ausência de diferenças entre os efeitos da co-terapia e da terapia individual em vários estudos aumenta a confiança neste facto. Além disso, num estudo, os homens referiram maior facilidade de "expressão sexual" quando o tratamento era efectuado por apenas um terapeuta (Mathews *et al,* 1983). Assim, tanto em termos de eficácia como de economia de tratamento, parece não haver apoio para a utilização de co-terapeutas (embora dois terapeutas sejam úteis para efeitos de formação).

Género do terapeuta

Uma questão frequentemente colocada é a de saber se existe um efeito interativo, em termos de resultados do tratamento, entre o sexo do terapeuta e o do parceiro que apresenta a situação. Dois estudos que examinaram esta questão não encontraram provas que sugiram que o género do terapeuta faça qualquer diferença no resultado (Crowe *et al,* 1981; LoPiccolo *et al,* 1985). No entanto, a maioria dos clínicos acredita que há excepções em que, devido à natureza do problema sexual, um dos parceiros beneficiaria de ser tratado por um terapeuta do mesmo sexo (Arentewicz & Schmidt, 1983).

Factores associados aos resultados da terapia sexual

Nos últimos anos, tem-se acumulado informação sobre os factores de prognóstico associados aos resultados da terapia sexual para casais. Esta informação é importante não só na seleção de casais para tratamento, mas também na conceção de estudos de tratamento, onde é desejável igualar os grupos de tratamento para variáveis prognósticas importantes (Warner & Bancroft, 1986).

Factores associados à entrada no tratamento

Mesmo depois de uma avaliação cuidadosa, alguns casais a quem é proposto um tratamento não participam no programa de tratamento. De 200 casais consecutivos atendidos numa clínica de disfunção sexual em Oxford, 55% foram considerados aptos e foi-lhes proposta terapia sexual. No entanto, quase 30% destes casais nunca chegaram a iniciar o tratamento e, dos que o fizeram, 46% não o concluíram. A conclusão do tratamento foi associada a classificações iniciais mais elevadas da motivação para o tratamento e da qualidade da relação em geral e a classificações iniciais mais baixas de ansiedade por parte do parceiro (Catalan *et al,* 1990).

Factores gerais de prognóstico na terapia sexual

Os factores associados ao resultado da terapia sexual em séries de casais com uma variedade de disfunções sexuais foram relatados por vários autores (Lansky & Davenport, 1975; Mathews *et al,* 1976; O'Connor, 1976; Whitehead & Matthews, 1977; Hawton & Catalan, 1986). Os factores estão resumidos no Quadro 13.3. Uma conclusão consistente é a importância da qualidade das relações gerais dos casais para o resultado. Numa grande série de casais, Hawton & Catalan (1986) descobriram que eram especificamente as avaliações pré-tratamento das parceiras sobre a relação que estavam significativamente associadas ao resultado. Parece que as parceiras eram mais exactas nas suas avaliações, o que é obviamente relevante para a avaliação dos casais antes da terapia. Uma outra diferença interessante entre os sexos encontrada por estes autores foi o facto de a motivação aparente dos parceiros masculinos para entrar em tratamento estar altamente associada ao resultado, enquanto a das parceiras femininas não estava. Esta descoberta, que também é relevante para a avaliação, pode ser interpretada em termos do modelo de sexualidade incorporado na terapia sexual ou do processo de terapia em si ser mais aceitável para as mulheres do que para os homens, de modo que a motivação do parceiro masculino é um fator determinante para que um casal seja capaz de se envolver e beneficiar do programa de terapia. Nalguns estudos (O'Connor, 1976), mas não em todos (Hawton & Catalan, 1986), as perturbações psiquiátricas de um dos parceiros foram associadas a resultados mais fracos.

Tabela 13.3 Factores de prognóstico na terapia sexual

The quality of the couple's general relationship.
The motivation of the partners (especially of the male partner).
Psychiatric disorder in either partner (some studies).
Physical attraction between the partners.
Early compliance with the treatment programme (homework assignments).

Factores de prognóstico em doenças específicas

É provável que factores específicos sejam relevantes para o resultado do tratamento de disfunções sexuais individuais.

Disfunções femininas

O resultado das perturbações do desejo femininas parece estar associado particularmente a factores relativos à relação geral do casal, à comunicação interpessoal e à atração, à facilidade e confiança sexual e à motivação do parceiro masculino (Whitehead & Mathews, 1986; Hawton *et al,* 1991). Não foram encontrados factores prognósticos específicos num estudo de tratamento de mulheres com vaginismo, provavelmente porque os resultados globais do tratamento foram muito bons (Hawton & Catalan, 1990).

Disfunções masculinas

Tem sido dada menos atenção aos factores associados ao resultado da terapia sexual para casais em que o parceiro masculino tem disfunção sexual. Um estatuto socioeconómico mais baixo está relacionado com a não adesão ao tratamento em casais que recorrem à terapia sexual devido à disfunção erétil do parceiro masculino (Basoglu *et al,* 1986; Hawton *et al,* 1992). Talvez uma abordagem modificada ou alternativas à terapia sexual (por exemplo, tratamentos físicos) devam ser consideradas para alguns casais de estatuto socioeconómico mais baixo. Hawton et *al* (1992) também descobriram que o resultado dos casais tratados para a disfunção erétil estava associado ao interesse e ao prazer sexual das parceiras antes do tratamento. Estes resultados e os dos casais com disfunção sexual feminina sublinham a necessidade de a terapia se centrar no parceiro não disfuncional (ou, pelo menos, não apresentante), bem como no parceiro disfuncional.

Resultados a longo prazo após terapia sexual

Como já foi referido, Masters & Johnson (1970) apresentaram dados de resultados cinco anos após a terapia para os seus casais que tiveram uma boa resposta imediata ao tratamento. É surpreendente que tenham sido efectuados relativamente poucos trabalhos sobre os resultados a longo prazo, embora as dificuldades metodológicas associadas aos estudos de acompanhamento a longo prazo em geral (Hawton, 1993) possam ser uma das razões. Estas incluem baixas taxas de resposta, amostras enviesadas resultantes do facto de os indivíduos com maus resultados serem mais susceptíveis de se recusarem a ser seguidos e, em alguns estudos, a utilização de medidas retrospectivas para avaliar os resultados pós-tratamento e de questionários postais em vez de entrevistas para avaliar os resultados a longo prazo.

No entanto, dois estudos de acompanhamento relativamente completos (embora não controlados), um estudo postal realizado nos Estados Unidos por De Amicis e colegas (1985) três anos após o tratamento e um estudo de entrevista realizado no Reino Unido por Hawton e colegas (1986) com casais de um a seis anos (média de três anos) após o tratamento, revelaram resultados notavelmente consistentes. Estes estudos indicaram que os resultados satisfatórios a curto prazo da terapia sexual para a disfunção erétil eram razoavelmente bem sustentados a longo prazo, ao passo que os resultados para a ejaculação precoce persistiam com menos frequência. Os homens com baixo desejo sexual têm um prognóstico muito mau a longo prazo.

Os resultados a longo prazo do tratamento do baixo desejo sexual feminino foram frequentemente decepcionantes, ao passo que os do vaginismo foram excelentes. O aumento da satisfação com a relação sexual no seguimento foi relatado pelos casais, tanto no estudo americano como no britânico, e no estudo britânico, em particular, havia provas de que a melhoria do ajustamento conjugal associada à terapia sexual inicialmente era largamente mantida no seguimento. Quando ocorreram recaídas neste estudo, os casais referiram que a comunicação entre os parceiros sobre o problema, a prática das técnicas aprendidas durante a terapia sexual e uma atitude de aceitação foram formas úteis de lidar com as dificuldades.

Tratamento de indivíduos sem parceiros

Muitos indivíduos procuram ajuda para a disfunção sexual sem parceiros, quer porque não têm um ou porque o parceiro não deseja participar (Catalan *et al,* 1991). As abordagens de terapia sexual para indivíduos têm sido gradualmente desenvolvidas (ver Hawton, 1985, pp. 216-223 e Cole & Gregoire, 1993) e algumas foram avaliadas. Estas incluem a auto-exploração e o treino da masturbação para mulheres com disfunção orgásmica (LoPiccolo & Lobitz, 1972) e o treino da masturbação, educação e exploração de atitudes para homens com ejaculação retardada ou disfunção erétil (Zilbergeld, 1975; Cole & Gregoire, 1993). O treino da masturbação também pode ser utilizado em homens com ejaculação precoce (Zeiss, 1978) e a auto-exploração e o exame das atitudes em mulheres com vaginismo (Hawton, 1985, pp. 220-221).

É evidente que é difícil avaliar a eficácia destas abordagens porque o seu sucesso deve ser determinado principalmente em termos de comportamento sexual com um parceiro. No entanto, um estudo relevante foi efectuado por Whitehead *et al* (1987) que investigou o tratamento de casais que se apresentavam devido à "falta de prazer sexual ou de resposta da parceira". A metade dos casais foi oferecida terapia sexual conjunta e a outra metade tratamento individual da parceira, que incluía tarefas de auto-exploração e estimulação e encorajava a mulher a partilhar os conhecimentos adquiridos com o parceiro. Registaram-se melhorias consideráveis com ambos os tratamentos e houve pouca diferença entre eles no que diz respeito aos resultados das dificuldades sexuais, embora as melhorias relativas à ansiedade dos parceiros em situações sexuais tenham sido maiores com o tratamento conjunto. A abordagem conjunta parece ser o tratamento de eleição para os casais com este problema, mas o tratamento apenas da parceira pode ser uma alternativa razoável se ambos os parceiros não puderem comparecer. Aguarda-se ainda a avaliação do tratamento individual de outras disfunções sexuais.

Tratamento em grupo

O tratamento em grupo era popular nos anos 70 e no início dos anos 80, mas atualmente é raramente mencionado na literatura.

Mulheres

A utilização inicial de uma abordagem de grupo foi feita com mulheres com disfunção orgásmica ("mulheres pré-orgásmicas"), utilizando o programa de treino de masturbação de LoPiccolo & Lobitz (1972) mais os benefícios da interação e apoio do grupo. Este tratamento parece ter tido resultados muito satisfatórios a curto prazo em termos de experiência orgásmica (Barbach, 1974). Os resultados a longo prazo, em termos de generalização dos ganhos do tratamento para as relações com os parceiros, variaram consoante os estudos (Wallace & Barbach, 1974; Leiblum & Ersner-Hershfield, 1977). Estes grupos parecem ter sido mais bem sucedidos no caso de mulheres com menos de 35 anos (Schneidman & McGuire, 1976). No entanto, como já foi referido, nos últimos anos houve uma redução muito acentuada do número de mulheres que atualmente procuram ajuda devido a disfunções orgásmicas, pelo que atualmente há pouca ou nenhuma necessidade de tais grupos.

Homens

Os tratamentos de grupo para homens com dificuldades de ereção ou de ejaculação também foram desenvolvidos durante os anos 70 (Zilbergeld, 1975) e, num estudo não controlado, Lobitz & Baker (1979) relataram ganhos razoáveis com este tratamento. Num estudo em que o treino de competências sociais e os trabalhos de casa relativos à interação social foram incorporados no tratamento de grupo de homens com disfunção erétil secundária, Reynolds *et al* (1981) verificaram que a função erétil destes homens melhorou mais do que a de homens semelhantes num grupo de controlo em lista de espera. Recentemente, um estudo sobre o tratamento em grupo de homens com uma variedade de disfunções sexuais mostrou que o trabalho terapêutico centrado no funcionamento interpessoal melhora o tratamento dirigido especificamente à disfunção sexual (Stravynski *et al,* 1997).

Casais

No passado, o tratamento em grupo foi muito utilizado para tratar casais que apresentavam a mesma disfunção sexual ou disfunções mistas.

O tratamento em grupo de casais em que ambos os parceiros tinham disfunção sexual foi considerado tão eficaz como o tratamento individual de casais, embora tenha sido sugerido um progresso inicial mais rápido dos casais tratados em grupo (Golden *et al,* 1978). Foram relatados resultados semelhantes para o tratamento em grupo e individual de casais em que as parceiras tinham os principais problemas sexuais (Duddle & Ingram, 1980). Um relatório relativamente recente de um estudo não controlado de tratamento de grupo de casais em que as mulheres tinham disfunção orgásmica secundária sugeriu que os ganhos na frequência orgásmica se mantiveram 2-6 anos após o tratamento, embora as medidas de "harmonia sexual" e frequência coital tivessem regressado a níveis próximos dos de base (Milan *et al,* 1988). Este estudo também salientou a importância das características, sexuais e outras, dos parceiros masculinos para o resultado. Embora todos estes estudos tenham falhas de conceção, pode concluir-se, a título provisório, que o tratamento de casais em grupo pode ser tão eficaz como o tratamento individual de casais. No entanto, não é de surpreender que a aceitabilidade do tratamento de casais em grupo seja muito inferior à do tratamento individual de casais (Duddle & Ingram, 1980).

As questões de confidencialidade, os perigos de atração entre parceiros de casais diferentes e a dificuldade que os terapeutas terão em ter em conta as diferentes taxas de progresso dos casais, devem limitar ainda mais a aplicabilidade do tratamento de casais em grupo. Assim, embora a terapia de grupo para casais com disfunções sexuais possa poupar tempo valioso aos terapeutas (Kaplan *et al,* 1974), e mesmo isso é questionável (Duddle & Ingram, 1980), parece agora ter pouca ou nenhuma utilidade, talvez em parte reflectindo mudanças nas atitudes sexuais contemporâneas.

Biblioterapia

Desde há muito tempo que se tem vindo a verificar até que ponto os casais ou os indivíduos podem ser ajudados através de manuais de instruções (uma abordagem designada por "biblioterapia") ou de outros meios semelhantes (por exemplo, instruções gravadas em vídeo). Se for razoavelmente eficaz, é evidente que esta abordagem pode ter vantagens consideráveis em termos de poupança de tempo para os terapeutas. Foram efectuados vários estudos bem controlados sobre a biblioterapia. A conclusão geral parece ser que pode ser eficaz em alguns casais (Matthews *et al,* 1976), mas provavelmente apenas em casais sem grandes dificuldades gerais de relacionamento (Dow, 1983).

No entanto, o contacto limitado com o terapeuta, quer por telefone quer pessoalmente, parece ser necessário para o sucesso do tratamento individual ou de casal (Lowe & Mikulas, 1975; Zeiss, 1978; Trudel & Proulx, 1987; Trudel & Laurin, 1988). Isto, naturalmente, levanta questões sobre a eficácia dos manuais de autoajuda para problemas sexuais em pessoas que não procuram ajuda profissional e que, portanto, não têm apoio e orientação enquanto seguem um programa. É possível que sejam eficazes para pessoas com dificuldades menores.

Terapia sexual combinada com terapia conjugal

A importância das dificuldades gerais de relacionamento em relação ao resultado da terapia sexual já foi registada. Por conseguinte, uma abordagem de tratamento combinado pode ser mais eficaz do que qualquer uma delas isoladamente. Num estudo de casais com disfunções sexuais mistas que receberam terapia sexual e terapia conjugal separadamente (num formato de grupo) num desenho cruzado, a terapia sexual pareceu ajudar o ajustamento sexual e conjugal, enquanto a terapia conjugal apenas ajudou o ajustamento conjugal (Hartman & Daly, 1983). No entanto, os casais que apresentavam um ajustamento conjugal geral mais fraco no início não mostraram a resposta diferencial ao tratamento a favor da terapia sexual em relação à terapia conjugal.

Posteriormente, Zimmer (1987) estudou o efeito da terapia conjugal antes da terapia sexual em casais gravemente perturbados (dois terços dos quais tinham considerado a separação) em que as mulheres tinham disfunções sexuais secundárias (ou seja, não tinham tido problemas anteriormente). O efeito da terapia conjugal e sexual combinada foi impressionante quando comparado com a terapia sexual precedida de um tratamento placebo. Contrariamente aos resultados de Hartman & Daly (1983), durante o curso da terapia conjugal, foram encontrados benefícios consideráveis no ajustamento sexual dos casais, enquanto a terapia sexual isolada parecia ter menos impacto nas relações gerais. A diferença entre os resultados dos dois estudos explica-se, presumivelmente, pelas diferenças no grau de desarmonia geral das relações entre os casais dos dois estudos, uma vez que Zimmer estudou especificamente casais muito angustiados. Os resultados do segundo estudo apoiam a tendência crescente de oferecer terapia conjugal antes da terapia sexual para os casais que apresentam disfunção sexual mas cujas relações gerais estão perturbadas.

Outras aplicações da terapia sexual e outros tratamentos para a disfunção sexual

Problemas sexuais em vítimas de abuso sexual

As mulheres que sofreram abusos sexuais na infância e mais tarde desenvolvem frequentemente problemas relacionados com o desejo e a excitação sexual e podem ter reacções fóbicas ou aversivas ao comportamento sexual (Jehu, 1989). Normalmente, é necessário um programa de tratamento bastante abrangente para estas mulheres. Jehu (1988) descreveu um desses programas que se baseia em princípios cognitivo-comportamentais e que inclui terapia sexual para as mulheres e os seus parceiros, juntamente com tratamento para problemas de humor e interpessoais. Como seria de esperar, a terapia individual ou de grupo das mulheres sozinhas parece ser frequentemente necessária antes de se poder introduzir a terapia sexual conjunta (Douglas *et al,* 1989).

Perturbações sexuais associadas a doenças físicas

As disfunções sexuais são muito comuns em pessoas com doenças físicas (Schover & Jensen, 1988). Embora a terapia sexual, com o seu enfoque na comunicação e na reconstrução gradual de uma relação sexual, seja uma abordagem atractiva para estes problemas, é surpreendente a pouca atenção que tem sido dada à sua utilização neste contexto. No entanto, a experiência clínica indica que a utilização de tais estratégias terapêuticas pode ser útil para problemas precipitados ou mantidos por doença física (Schover & Jensen, 1988).

Problemas sexuais em pessoas que abusam do álcool

O abuso de álcool causa frequentemente problemas sexuais em ambos os sexos, mas especialmente nos homens, nos quais a disfunção erétil, o baixo desejo sexual e os problemas ejaculatórios são comuns e, como Farhner (1987) descobriu, persistem frequentemente mesmo após um tratamento eficaz para o abuso de álcool. Farhner avaliou o tratamento destes homens em grupos onde recebiam educação, dramatização em relação ao comportamento social e trabalhos de casa, incluindo treino de masturbação. No final do tratamento, os homens mostraram melhorias consideráveis nos conhecimentos e atitudes sexuais, no "comportamento sócio-sexual" auto-relatado e na disfunção sexual, em comparação com um grupo de controlo. Talvez este tipo de tratamento devesse fazer parte integrante do tratamento global do abuso grave de álcool.

Utilização de hormonas

Os tratamentos hormonais dos problemas sexuais têm sido objeto de grande atenção. Embora existam provas convincentes dos benefícios da terapia com testosterona para homens com disfunção erétil devido a hipogonadismo comprovado, esta não parece ser útil em homens com problemas erécteis psicogénicos (Davidson & Rosen, 1992). No entanto, O'Carroll & Bancroft (1984) descobriram que alguns homens com baixo desejo sexual, mas sem evidência de anormalidade hormonal, eram ajudados até certo ponto se tomassem uma preparação de testosterona. Em tempos, houve um grande interesse na utilização da testosterona no tratamento de mulheres com baixo desejo sexual (Carney *et al,* 1978; Matthews *et al,* 1983; Dow & Gallagher, 1989). O resultado destes estudos é que a testosterona é ineficaz, a menos que seja utilizada em doses susceptíveis de provocar uma androgenização inaceitável.

No entanto, nas mulheres pós-menopáusicas com baixo desejo sexual, especialmente as que foram submetidas a uma menopausa cirúrgica (ooforectomia), a testosterona parece ter efeitos benéficos (Sherwin *et al,* 1985).

Tratamentos físicos para a disfunção erétil

Nos últimos anos, assistiu-se a uma expansão considerável dos métodos físicos de tratamento da disfunção erétil. Entre estes, os mais importantes são as injecções intracavernosas de fármacos vasoactivos, os dispositivos de vácuo e os agentes orais. As injecções intracavernosas são geralmente de prostaglandina, embora possam ser utilizados outros fármacos (Gregoire, 1992). São sobretudo indicadas na disfunção erétil orgânica, mas estão a ser cada vez mais utilizadas no tratamento de casos psicogénicos, em parte devido à procura crescente de tratamento deste problema e em parte porque os urologistas têm vindo a assumir cada vez mais o tratamento de homens com dificuldades de ereção. Os dispositivos de vácuo ajudam a produzir erecções através da criação de um vácuo num cilindro de plástico que envolve o pénis, utilizando uma bomba, após o que o dispositivo pode ser removido, mantendo-se a ereção através de um anel de constrição (Gregoire, 1993).

Embora tenha sido desenvolvido para o tratamento da disfunção erétil orgânica, também está a ser utilizado para o tratamento de problemas psicogénicos (Althof & Turner, 1992). Recentemente, um avanço notável no tratamento da disfunção erétil ocorreu com a introdução do sildenafil (Goldstein *et al,* 1998). Este medicamento, que é tomado por via oral, facilita a ereção através da inibição de uma enzima que actua como GMP cíclico, uma importante enzima limitadora da taxa no ciclo do óxido nítrico no corpo cavernoso do pénis, que medeia a vasodilatação. É provável que o sildenafil e futuros compostos semelhantes revolucionem o tratamento da disfunção erétil orgânica e psicogénica (Rosen, 1998).

Um aspeto muito importante do tratamento da disfunção erétil com qualquer um dos agentes físicos é o facto de não se ter em conta as necessidades psicológicas do doente e, especialmente, do parceiro (Speckens *et al,* 1995), o que pode levar a um mau resultado.

Conclusões

O tratamento das disfunções sexuais sofreu algumas mudanças notáveis nas últimas duas décadas e meia, sendo a introdução da terapia sexual nos anos 70 e de novos tratamentos físicos para as dificuldades de ereção nos anos 80 e 90 os mais notáveis. A terapia sexual tornou-se uma abordagem de tratamento estabelecida, mas as mudanças nos tipos de problemas observados e, em particular, na sua complexidade, significam que é muitas vezes insuficiente por si só e precisa de ser combinada com outras abordagens (Zimmer, 1987; e ver Leiblum & Rosen, 1988). Ainda há espaço para mais avaliações de investigação deste tipo de tratamento, particularmente para identificar as pessoas para as quais é mais útil e para avaliar o seu valor em condições específicas, tais como perturbações sexuais relacionadas com doenças físicas. Os tratamentos recentemente introduzidos para a disfunção erétil, em especial o sildenafil, as injecções intracavernosas de fármacos vasoactivos e os dispositivos de vácuo, alargaram e melhoraram, sem dúvida, o tratamento dos homens com disfunção erétil. Há, no entanto, uma necessidade considerável de investigar mais profundamente os aspectos psicológicos destes tratamentos, especialmente em que medida a atenção aos factores psicológicos e interpessoais pode melhorar o resultado.

Um outro aspeto importante do tratamento da disfunção sexual é o grau de oportunidade, ou a falta dela, que os psiquiatras em formação têm para desenvolver competências nesta área, tanto no que diz respeito à avaliação como ao tratamento das dificuldades sexuais. As competências podem ser ensinadas eficazmente (Hawton, 1980) e podem ser úteis para o tratamento de outros problemas. No entanto, lamentavelmente, muito poucos estagiários de psiquiatria parecem ter oportunidades para essa formação. Trata-se de uma deficiência importante nos actuais programas de formação que deve ser colmatada.

REFERÊNCIAS

Althof, S. E. & Turner, L. A. (1992) Self-injection therapy and external vacuum devices in the treatment of erectile dysfunction: methods and outcome. Em *Erectile Disorders: Assessment and Treatment* (eds R. Rosen & S. Leiblum), pp. 283-309. New York: Guilford Press.

Arentewicz, G. & Schmidt, G. (eds) (1983) *The Treatment of Sexual Disorders.* New York: Basic Books.

Bancroft, J. (1989) *Human Sexuality and its Problems.* 2nd edn. Edinburgh: Churchill Livingstone.

_____ & Coles, L. (1976) Three years' experience in a sexual problems clinic. *British Medical Journal,* i,1575-1577.

Barbach, L. G. (1974) Group treatment of pre-orgasmic women. *Journal of Sex and Marital Therapy,* 1, 139-145.

Basoglu, M., Yetkin, N., Sercan, M., *et al* (1986) Patterns of attrition for psychological and pharmacological treatment of male sexual dysfunction: implications for sex therapy research and cross-cultural perspectives. *Sexual and Marital Therapy,* 1, 179-189.

Carney, A., Bancroft, J. & Mathews, A. (1978) Combination of hormonal and psychological treatment for female sexual unresponsiveness: a comparative study. *British Journal of Psychiatry,* 132, 339-346.

Catalan, J., Hawton, K. & Day, A. (1990) Couples referred to a sexual dysfunction clinic: psychological and physical morbidity. *British Journal of Psychiatry,* 156, 61-67.

_____, _____ & _____ (1991) Individuals presenting without partners at a sexual dysfunction clinic: psychological and physical morbidity and treatment offered. *Sexual and Marital Therapy,* 6, 15-23.

Clement, U. & Schmidt, G. (1983) The outcome of couple therapy for sexual dysfunctions using three different formats. *Journal of Sex and Marital Therapy,* 9, 67-78.

Cole, M. & Gregoire, A. (1993) The impotent man without a partner. Em *Impotence: An Integrated Approach to Clinical Practice* (eds A. Gregoire &J. P. Pryor), pp. 215-227. Edinburgh: Churchill Livingstone.

Crowe, M. J., Gillan, P. & Golombok, S. (1981) Form and content in the conjoint treatment of sexual dysfunction: a controlled study. *Behaviour Research and Therapy,* 19, 47-54.

Davidson, J. M. & Rosen, R. C. (1992) Hormonal determinants of erectile dysfunction. Em *Erectile Disorders: Assessment and Treatment* (eds R. Rosen & S. R. Leiblum), pp. 72-95. New York: Guilford.

De Amicis, L. A., Goldberg, D. C., LoPiccolo, J., *et al* (1985) Clinical follow-up of couples treated for sexual dysfunction. *Archives of Sexual Behavior,* 14, 467-489.

Douglas, A. R., Matson, I. C. & Hunter, S. (1989) Sex therapy for women incestuously abused as children. *Sexual and Marital Therapy,* 4, 143-159.

Dow, M. G. T. (1983) A controlled comparative evaluation of conjoint counselling and self-help behavioural treatment for sexual dysfunction. Tese de doutoramento não publicada, Universidade de Glasgow.

_____ & Gallagher, J. (1989) A controlled study of combined hormonal and psychological treatment for sexual unresponsiveness in women. *British Journal of Clinical Psychology,* 28, 201-212.

Duddle, C. M. (1975) The treatment of marital psycho-sexual problems. *British Journal of Psychiatry,* 127, 169-170.

_____ & Ingram, A. (1980) Treating sexual dysfunction in couples groups. Em *Medical Sexology* (eds R. Forleo & W. Pasini), pp. 598-605. Holanda do Norte: Elsevier.

Fahrner, E. M. (1987) Sexual dysfunction in male alcohol addicts: prevalence and treatment. *Archives of Sexual Behavior,* 3, 247-257.

Gillan, P. (1987) Sex *Therapy Manual.* Oxford: Blackwell Scientific.

Golden, J. S., Price, S., Heinrich, A. G., *et al* (1978) Group vs. couple treatment of sexual dysfunctions. *Archives of Sexual Behavior,* 7, 593-602.

Goldstein, I., Lue, T. F., Padma-Nathan, H., *et al* (1998) Oral sildenafil in the treatment of erectile dysfunction. *New England Journal of Medicine,* 338, 1397-1404.

Gregoire, A. (1992) New treatments for erectile impotence. *British Journal of Psychiatry,* 160, 315-326.

_____ (1993) External vacuum devices for the treatment of impotence. Em *Impotence: an Integrated Approach to Clinical Practice* (eds A. Gregoire & J. P. Pryor), pp. 185-190. Edinburgh: Churchill Livingstone.

Hartman, L. M. & Daly, E. M. (1983) Relationship factors in the treatment of sexual dysfunction. *Behaviour Research and Therapy,* 21, 153-160.

Hawton, K. (1980) Training in the management of psychosexual problems. *Medical Education,* 14, 214-218.

_____ (1985) Sex *Therapy: Um Guia Prático.* Oxford: Oxford University Press.

_____ (1987) Sexual problems. Em *Oxford Textbook of Medicine* (eds J. Ledingham, D. Weatherall & D. Warrell), pp. 25.40-25.43. Oxford: Oxford University Press.

_____ (1989) Sexual dysfunctions. Em *Cognitive Behaviour Therapy for Psychiatric Problems* (eds K. Hawton, P. Salkovskis, J. Kirk, *et al),* pp. 370-405. Oxford: Oxford University Press.

_____ (1993) Estudos de acompanhamento a longo prazo de tratamentos psicológicos. Em *Research Methods in Psychiatry: A Beginner's Guide* (eds C. Freeman & P. Tyrer), pp. 233-246. Londres: Gaskell.

_____ & Catalan, J. (1986) Prognostic factors in sex therapy. *Behaviour Research and Therapy,* 24, 377- 385.

_____ & _____ (1990) Sex therapy for vaginismus: characteristics of couples and treatment outcome. *Sexual and Marital Therapy*, 5, 39-48.

_____, _____, Martin, P., *et al* (1986) Long-term outcome of sex therapy. *Behaviour Research and Therapy*, 24, 665-675.

_____, _____, & Fagg, J. (1991) Low sexual desire: sex therapy results and prognostic factors. *Behaviour Research and Therapy*, 29, 217-224.

_____ & _____ (1992) Sex therapy for erectile dysfunction: characteristics of couples, treatment outcome, and prognostic factors. *Archives of Sexual Behavior,* 21, 161-175.

Heiman, J. R. & LoPiccolo, J. (1983) Clinical outcome of sex therapy. *Archives of General Psychiatry,* 40, 443-449.

Jehu, D. (1988) *Beyond Sexual Abuse: Therapy with Women who were, Childhood Victims.* Chichester: Wiley.

_____, (1989) Sexual dysfunctions among women clients who were sexually abused in childhood. *Behavioural Psychotherapy,* 17, 53-70.

Kaplan, H. S., Kohl, R. N., Pomeroy, W. B., *et al* (1974) Group treatment of premature ejaculation. *Archives of Sexual Behavior,* 3, 443-452.

Kitzinger, S. (1985) *Woman's Experience of Sex.* Londres: Penguin.

Lansky, M. R. & Davenport, A. E. (1975) Difficulties in brief conjoint treatment of sexual dysfunction. *American Journal of Psychiatry,* 132, 177-179.

Leiblum, S. R. & Ersner-Hershfield, R. (1977) Sexual enhancement groups for dysfunctional women: an evaluation. *Journal of Sex and Marital Therapy,* 3, 139-152.

_____ & Rosen, R. C. (1988) *Sexual Desire Disorders.* New York: Guilford Press.

Lobitz, W. C. & Baker, E. L. (1979) Group treatment of single men with erectile dysfunction. *Archives of Sexual Behavior,* 8, 127-138.

LoPiccolo, J. & Lobitz, W. C. (1972) The role of masturbation in the treatment of orgasmic dysfunction. *Archives of Sexual Behavior,* 2, 163-171.

_____, Heiman, J. R., Hogan, D. R., *et al* (1985) Effectiveness of single therapists versus cotherapy teams in sex therapy. *Journal of Consulting and Clinical Psychology,* 53, 287-294.

Lowe, J. C. & Mikulas, W. L. (1975) Utilização de material escrito na aprendizagem do autocontrolo da ejaculação precoce. *Psychological Reports,* 37, 295-298.

Masters, W. H. & Johnson, V. E. (1970) *Human Sexual Inadequacy.* Boston: Little, Brown.

Mathews, A., Bancroft, J., Whitehead, A., *et al* (1976) The behavioural treatment of sexual inadequacy: a comparative study. *Behaviour Research and Therapy,* 14, 427-436.

_____, Whitehead, A. & Kellett, J. (1983) Psychological and hormonal factors in the treatment of female sexual dysfunction. *Psychological Medicine,* 13, 83-92.

Milan, R. J. Jr, Kilmann, P. R. & Boland, J. P. (1988) Treatment outcome of secondary orgasmic dysfunction: a two- to six-year follow-up. *Archives of Sexual Behavior,* 17, 463-480.

O'Carroll, R. & Bancroft, J. (1984) Testosterone therapy for low sexual interest and erectile dysfunction in men: a controlled study. *British Journal of Psychiatry,* 145, 146-151.

O'Connor, J. F. (1976) Sexual problems, therapy, and prognostic factors. Em *Clinical Management of Sexual Disorders* (ed. J. K Meyer), pp. 74-98. Baltimore: Williams and Wilkins.

Reynolds, B. S., Cohen, B. D., Schochet, B. V., *et al* (1981) Dating skills training in the group treatment of erectile dysfunction for men without partners. *Journal of Sex and Marital Therapy,* 7, 184-194.

Rosen, R. C. (1998) Sildenafil: avanço médico ou acontecimento mediático? *Lancet,* 351, 1599-1600.

Schneidman, B. & McGuire, L. (1976) Group therapy for non-orgasmic women: two age levels. *Archives of Sexual Behavior,* 3, 239-247.

Schover, L. R. & Lopiccolo, J. (1982) Treatment effectiveness for dysfunctions of sexual desire. *Journal of Sex and Marital Therapy,* 8, 179-197.

_____ & Jensen, S. B. (1988) *Sexuality and Chronic Illness: A Comprehensive Approach.* New York: Guilford Press.

Sherwin, B. B., Gelfand, M. M. & Brender, W. (1985) Androgen enhances sexual motivation in females: a prospective, crossover study of sex steroid administration in the surgical menopause. *Psychosomatic Medicine,* 47, 339-351.

Speckens, A. E. M., Hengeveld, M. W., Lycklam A Nijeholt, G. A. B., *et al* (1995) Differences between partners of men with non-organic erectile dysfunction and partners of men with organic erectile dysfunction. *Archives of Sexual Behavior,* 24, 157-172.

Spence, S. H. (1991) *Psychosexual Therapy: A Cognitive-Behavioural Approach.* Londres: Chapman and Hall.

Stravynski, A., Gaudette, G., Lesage, A., *et al* (1997) The treatment of sexually dysfunctional men without partners: a controlled study of three behavioural group treatments. *British Journal of Psychiatry,* 170, 338-344.

Stuart, F. M., Hammond, D. C. & Pett, M. A. (1987) Inhibited sexual desire in women. *Archives of Sexual Behavior,* 16, 91-106.

Trudel, G. & Proulx, S. (1987) Treatment of premature ejaculation by bibliotherapy: an experimental study. *Sexual and Marital Therapy,* 2, 163-167.

_____ &

    Laurin, F. (1988) The effects of bibliotherapy on orgasmic dysfunction and couple interactions: an experimental study. *Sexual and Marital Therapy, 3,* 223-228.

Wallace, D. M. & Barbach, L. G. (1986) Sex therapy outcome research: a reappraisal of methodology. 2. Considerações metodológicas - a importância da variabilidade do prognóstico. *Psychological Medicine, 16,* 855-863.

_____, _____, & Members of the Edinburgh Human Sexuality Group (1987) A regional clinical service for sexual problems: a three-year survey. *Sexual and Marital Therapy, 2,* 115-126.

Warner, P. & Bancroft, J. (1986) Sex therapy outcome research: a reappraisal of methodology. 2. Considerações metodológicas - a importância da variabilidade do prognóstico. *Psychological Medicine, 16,* 855-863.

Whitehead, A. & Mathews, A. (1977) Attitude change during behavioural treatment of sexual inadequacy. *British Journal of Social and Clinical Psychology, 16,* 275-281.

_____ & _____ (1986) Factores relacionados com o sucesso do tratamento de mulheres sexualmente indiferentes. *Psychological Medicine, 16,* 373-378.

_____, _____, & Ramage, M. (1987) The treatment of sexually unresponsive women: a comparative evaluation. *Behaviour Research and Therapy, 25,* 195-205.

Organização Mundial de Saúde (1992) *A Décima Revisão da Classificação Internacional das Perturbações Mentais e do Comportamento: Descrições clínicas e directrizes de diagnóstico* (CID-10). Genebra: OMS.

Wright, J., Perreault, R. & Mathieu, M. (1977) The treatment of sexual dysfunction. *Archives of General Psychiatry, 34,* 881-890.

Zeiss, R. A. (1978) Self-directed treatment for premature ejaculation (Tratamento auto-dirigido para a ejaculação precoce). *Journal of Consulting and Clinical Psychology, 46,* 1234-1241.

Zilbergeld, B. (1975) Group treatment of sexual dysfunction in men without partners. *Journal of Sex and Marital Therapy, 1,* 204-214.

_____, (1980) *Men and Sex.* Londres: Fontana.

_____ & Evans, M. (1980) The inadequacy of Masters and Johnson. *Psychology Today,* agosto, 29-43.

Zimmer, D. (1987) Docs marital therapy enhance the effectiveness of treatment for sexual dysfunction? *Journal of Sex and Marital Therapy, 13,* 193-209.

Nota

5_Uma versão curta deste capítulo foi publicada pela primeira vez no *British Journal of Psychiatry* (1995), 167, 307-314.

CAPÍTULO 15
PSICOTERAPIA DO STRESS E DO TRAUMA

STUART TURNER

Os acontecimentos traumáticos no mundo atual são comuns e cada vez mais reconhecidos como causas de angústia. Nos EUA, a experiência da guerra do Vietname levou diretamente ao reconhecimento crescente das reacções de stress traumático, seguido, em 1980, pela inclusão da perturbação de stress pós-traumático (PTSD) no DSM-III (American Psychiatric Association, 1980). Do mesmo modo, no Reino Unido, as grandes catástrofes que afectaram, por exemplo, o estádio de futebol de Bradford City (Eaton, 1985), o ferry Herald of Free Enterprise (Johnston, 1993), a estação de King's Cross (Turner *et al,* 1993) e a plataforma petrolífera Piper Alpha (Alexander, 1993) inspiraram o interesse dos meios de comunicação social e o desenvolvimento de serviços para os sobreviventes. Este facto também estimulou o trabalho com outros grupos de vítimas, incluindo as que sofreram abusos físicos ou sexuais na infância, agressões, violações, violência política, incluindo tortura, ou que testemunharam qualquer uma destas situações (Wilson & Raphael, 1993). Não é por acaso, portanto, que existem novas sociedades ou revistas internacionais especializadas neste domínio de trabalho.

É claro que os acontecimentos traumáticos como causas de reacções psicológicas são reconhecidos há muito tempo. Nos seus diários de 1667, cinco meses após o incêndio de Londres, Pepys regista algumas das reacções intrusivas que perturbaram o seu próprio sono.

Trimble (1981) traça a história do coração do soldado e da coluna vertebral dos caminhos-de-ferro - é estranho pensar que até hoje não consigo dormir à noite sem grandes terrores de fogo; e esta mesma noite não consegui dormir até quase às duas da manhã devido a pensamentos de fogo. (Latham & Matthews, 1970-1983) exemplos de reacções de stress traumático. Esta perturbação foi registada na Guerra Civil Americana e, sob outro nome enganador, "shell shock", foi um elemento importante da tragédia da Primeira Guerra Mundial. Horowitz (1976) comentou que a frase "toda a gente tem o seu ponto de rutura" tem origem na experiência de combate precoce. A seguir à Segunda Guerra Mundial, a "síndrome do campo de concentração" (Eitinger, 1980) foi uma outra manifestação e as histórias, em grande parte negligenciadas, dos prisioneiros de guerra do Extremo Oriente (FEPOW) fornecem ainda mais provas desta reação psicológica a maus tratos físicos e psicológicos avassaladores.

As principais investigações sobre a prevalência resultaram, em grande medida, de trabalhos efectuados nos EUA. Num projeto de grande escala baseado em entrevistas pessoais pormenorizadas, o National Vietnam Veterans Readjustment Study (Schlenger *et al,* 1992), mais de 15% dos homens e mais de 8% das mulheres que tinham servido no Vietname foram identificados como sofrendo de PTSD 15 ou mais anos após o serviço militar. A elevada prevalência e a persistência dos sintomas foram ilustradas de forma dramática. Os autores estimam que cerca de 480 000 veteranos do Vietname sofrem de PTSD. Este relatório sublinhou também o importante papel da exposição ao combate e a outros tipos de stress em zonas de guerra na determinação do estado atual. Em comparações com veteranos da mesma época que não serviram no Vietname (prevalência de 2,5% e 1,1%) e com um grupo civil da era do Vietname (prevalência de 1,2% e 0,3%), o efeito da exposição ao combate no Vietname é evidente. No entanto, mesmo as percentagens mais baixas nos grupos não combatentes indicam um grande número de pessoas à escala nacional e,

talvez ainda mais importante, estes números estão comprovadamente sujeitos a aumentar em alturas de conflito ou de aumento das taxas de violência.

Reacções de stress traumático

Embora seja possível uma série de condições potenciais na sequência de acontecimentos traumáticos - variando desde a simples "superação" até à alteração permanente da personalidade -, duas parecem ser reacções altamente específicas ao trauma.

A PTSD é uma síndrome caracterizada por seis elementos (DSM-IV; American Psychiatric Association, 1994). Em primeiro lugar, há uma experiência de um traumatismo importante (por exemplo, ferimentos graves, ameaça de morte) associada a uma reação de medo intenso, desamparo ou horror. Esta é uma posição de compromisso adoptada no último conjunto de critérios e incorpora tanto elementos objectivos como subjectivos no critério de intensidade do trauma. Em segundo lugar, existe uma re-experimentação persistente sob a forma de pensamentos, pesadelos (frequentemente associados a perturbações acentuadas do sono) ou flashbacks dissociativos em que a vítima se sente como se estivesse a reviver vividamente a experiência traumática.

Em terceiro lugar, há um evitamento persistente de lembranças externas ou a supressão de respostas a estímulos internos ("entorpecimento emocional"). Em quarto lugar, há um aumento da excitação e da hipervigilância. Em quinto lugar, a condição é crónica, durando pelo menos um mês. Por último, a perturbação causa sofrimento ou prejuízo clinicamente significativo.

Na CID-10, a PTSD é descrita em termos semelhantes, mas, além disso, é incluída uma outra síndrome que reflecte a alteração duradoura da personalidade por vezes observada após experiências catastróficas. Esta reação é demonstrada de várias formas, por exemplo, uma atitude hostil ou de desconfiança em relação ao mundo, retraimento social, sentimentos de vazio ou desesperança, sentimentos crónicos de tensão ou distanciamento. No entanto, neste capítulo, a ênfase será colocada na PTSD.

Tanto a PTSD como a mudança duradoura da personalidade após uma experiência catastrófica são exemplos de constructos psicológicos restritos. Na sequência de uma forma de trauma complexo (tortura), Turner & Gorst-Unsworth (1993) propuseram uma série complexa de acontecimentos que incluem não só a PTSD mas também reacções depressivas, perturbações somatoformes e alterações das atitudes e crenças fundamentais. No entanto, mesmo esta lista é incompleta e foram descritos problemas de dissociação (especialmente na fase aguda da reação), perturbações alimentares, outras perturbações emocionais e de conduta, personalidade borderline e múltipla, abuso de substâncias, fobias e perturbações gerais de ansiedade em associação com a PSPT após uma vasta gama de acontecimentos traumáticos (Wilson & Raphael, 1993).

Tipologia do trauma

Os acontecimentos traumáticos podem ter uma série de efeitos ao longo de um período de tempo alargado e com diferentes graus de abrangência. Normalmente, mas nem sempre, trata-se de sequelas negativas e podem estar associadas a incapacidade a longo prazo. O paradigma de um traumatismo simples é um acontecimento único que afecta um adulto com um bom ajustamento e desenvolvimento pessoal. Noutro ponto deste livro, é descrito o abuso sexual na infância e aqui é óbvio que não só o trauma é especialmente intrusivo e muitas vezes recorrente, como também afecta o desenvolvimento pessoal com uma maior ênfase, por exemplo, em elementos dissociativos, quando comparado com a reação observada em sobreviventes adultos. A tortura é outro exemplo de um trauma complexo em que o contexto (por exemplo, ameaça ou violência contra a família e amigos), bem como o próprio acontecimento, têm de ser considerados. Ao planear as intervenções terapêuticas, é obviamente importante começar por avaliar a natureza da reação.

Também tem havido um debate sobre a importância relativa da personalidade e da exposição ao trauma na determinação da reação psicológica subsequente. Por um lado, McFarlane (1989) referiu que um elevado neuroticismo está mais associado à PSPT do que a exposição nos incêndios florestais da quarta-feira de cinzas na Austrália; por outro lado, Shore *et al* (1986) demonstraram, na sequência da erupção do vulcão Mount St Helens, uma clara relação dose-resposta. O senso comum sugere que o acontecimento traumático é de importância primordial (sem um trauma, não pode haver uma reação de stress traumático), mas a predisposição pessoal é um dos factores (Rachman, 1980) que determina a probabilidade de qualquer indivíduo reagir após um trauma de impacto ligeiro a moderado.

Após um traumatismo muito grave, qualquer pessoa corre o risco de desenvolver problemas (Davidson & Foa, 1993). Isto aplica-se tanto às reacções de stress traumático a curto como a longo prazo.

A aparente relutância em reconhecer o papel primordial do acontecimento traumático (psicológico) pode ser atribuída a uma combinação de relutância em aceitar uma etiologia psicológica (Trimble, 1981) e a uma confiança excessiva no papel central do desenvolvimento precoce, no âmbito da literatura psicanalítica, na produção de reacções psicopatológicas (Brett, 1993). A seguir à Segunda Guerra Mundial, muitas pessoas não foram compensadas por danos psicológicos, em parte devido ao pressuposto (incorreto) de que os sintomas neuróticos reflectiam inevitavelmente uma fraqueza intrínseca primária da vítima, em vez de uma resposta genuína de uma pessoa normal a um trauma avassalador (Eitinger, 1980).

Por último, há questões relativas à universalidade da reação ao trauma. É impossível ser dogmático na ausência de uma investigação completa, mas parece provável que as reacções estereotipadas, como a PSPT, tenham mais probabilidades de se desenvolverem em graus semelhantes após acontecimentos traumáticos comparáveis em culturas muito diferentes do que a somatização ou a mudança de atitude que, após o trauma, têm mais probabilidades de serem fortemente determinadas culturalmente. Isto pode refletir diferenças na natureza da reação, sendo que a PSPT resulta de um processo psicológico comum sobrecarregado (descrito na secção seguinte) e os outros dois exemplos resultam de estratégias secundárias de adaptação ou de confronto mais determinadas culturalmente.

Psicologia da PTSD

Uma forma de compreender a base da PTSD é examinar um suposto mecanismo psicológico normal. Sugere-se que cada um de nós tem uma representação interna (cognitiva) do mundo exterior, na qual baseia as suas previsões sobre acontecimentos futuros. Um exemplo disto é a capacidade de planear antecipadamente e ensaiar (na nossa mente) várias opções antes de tomar uma decisão final, um importante atributo humano. Por vezes, o conjunto de previsões pode não se concretizar. Quando isso acontece, a representação interna do mundo exterior revela-se incorrecta e tem de ser alterada. Este processo, através do qual a representação interna (do mundo ou do eu no mundo) é alterada, é designado por processamento cognitivo.

No caso de mudanças mais extremas, este processo pode ter de se desenrolar por fases. Após um luto, por exemplo, podem ser necessários muitos meses para que o sobrevivente se adapte a um mundo em que está sozinho. Todos os lugares familiares têm de ser vividos de novo, já não incluindo a pessoa morta.

Normalmente, existe uma componente emocional neste processo de mudança - nem sempre uma emoção negativa. Os sucessos requerem tanto processamento como as perdas mas, no primeiro caso, o contexto emocional é provavelmente o prazer ou a felicidade. Os stressores traumáticos são acontecimentos que actuam sobre as pessoas produzindo uma pressão ou tensão intensa; estão normalmente associados às emoções negativas do medo e da tristeza. Em circunstâncias normais, a reação emocional diminui gradualmente e cada recordação subsequente deste sentimento é menos intensa até que, eventualmente, à medida que se atinge um novo equilíbrio, a reação emocional desaparece completamente. Perante acontecimentos considerados mais traumáticos, este mecanismo de adaptação pode ser ultrapassado. A reação emocional inicial pode ser tão intensa que a única reação viável é tentar prevenir ou evitar esses sentimentos dolorosos.

Isto pode ser conseguido evitando locais ou objectos que lembrem a pessoa do trauma, ou através da supressão das emoções em geral - entorpecimento emocional. Estas reacções defensivas raramente são completamente bem sucedidas, pelo que o sobrevivente deste tipo de catástrofe de grandes proporções fica com recordações intrusivas dolorosas que alternam com o evitamento defensivo. Esta reação cíclica de intrusão e evitamento é o elemento central da PTSD. É possível que, ao serem suprimidas, por serem demasiado extremas, as emoções não sejam mantidas na consciência e não diminuam. A doença torna-se crónica e pode ser francamente incapacitante. Para além disso, pode haver desafios significativos e permanentes ao significado pessoal e aos sistemas de valores.

Rachman (1980), no seu trabalho seminal, descreveu as situações que podem afetar o conceito que designa por "processamento emocional". Por exemplo, sugere que os estímulos súbitos, intensos, perigosos, incontroláveis, imprevisíveis, irregulares e traumáticos são susceptíveis de causar mais dificuldades no processamento emocional. Outros factores que podem ser importantes incluem o estado pessoal (por exemplo, fadiga, insónias, doença), a atividade (por exemplo, factores de stress concomitantes, calor, ruído) e a personalidade (neuroticismo, introversão, orientação para o interior). Assim, a PTSD pode ser interpretada como uma falha na realização da tarefa de "processamento emocional". Rachman também descreve o leque de situações susceptíveis de serem benéficas para uma pessoa nesta situação; estas envolvem principalmente a necessidade de espaço e tempo para abordar as memórias angustiantes.

Terapia

Qualquer intervenção terapêutica deve ser adequada à(s) condição(ões) que está(ão) a ser tratada(s) e deve, por conseguinte, seguir-se a uma avaliação suficientemente pormenorizada. Foi adoptada uma série de abordagens, embora muito poucas tenham sido sujeitas a uma avaliação dos resultados (Solomon *et al,* 1992). Na sua revisão exaustiva dos tratamentos da PTSD, de 255 artigos identificados, apenas 11 cumpriam o critério de serem ensaios clínicos aleatórios que incluíam uma avaliação sistemática da PTSD. A maior parte dos relatos eram simples histórias de casos, o que provavelmente constitui uma fonte muito pouco fiável, especialmente nesta área emotiva, na qual se podem basear estratégias para o desenvolvimento de programas de tratamento. Mesmo nos casos em que se procedeu a uma avaliação sistemática, as variações na complexidade traumática podem significar que os resultados não devem ser demasiado generalizados e que algumas metodologias funcionam mais satisfatoriamente com alguns grupos de sobreviventes, ou no seio de algumas culturas, do que outras.

Abordagens psicológicas

Muitas formas diferentes de psicoterapia têm sido aplicadas à PTSD. Existem algumas diferenças teóricas importantes mas, na prática, muitas semelhanças em termos de conteúdo. A exposição terapêutica direta (DTE) parece ser uma componente importante (possivelmente essencial) de uma terapia psicológica para a PTSD em adultos (Keane *et al,* 1992) e crianças (Saigh, 1992). Esta pode incluir todas as variantes de exposição *in vivo* e imaginária. Com base num paradigma de condicionamento, os factores desencadeantes de fenómenos intrusivos ou de excitação podem ser tratados como quaisquer outros factores desencadeantes de uma resposta de ansiedade. Tanto a dessensibilização sistemática como o flooding, por exemplo, têm sido utilizados como tratamentos para a PTSD.

Todos os seis estudos controlados identificados por Solomon *et al* (1992) indicam benefícios da DTE (Peniston, 1986; Keane *et al,* 1989; Cooper & Clum, 1989; Brom *et al,* 1989; Boudewyns & Hyer, 1990; Foa *et al,* 1991). De facto, de uma forma ou de outra, a 'história do trauma' tem sido vista como um elemento central da terapia na maioria das abordagens. Uma vez que a técnica de exposição utilizada consiste frequentemente em recontar a história do trauma de forma vívida, se a TDF for eficaz, então é provável que seja também um fator não específico que produza benefícios noutras abordagens terapêuticas com diferentes bases teóricas.

Vaughan & Tarrier (1992) ilustram esta abordagem no treino de habituação à imagem. Neste caso, o paciente faz uma descrição verbal do acontecimento traumático e grava-a numa cassete áudio. Após uma sessão inicial de treino com o terapeuta, são utilizadas sessões de trabalho de casa de exposição auto-dirigida, nas quais o paciente tenta visualizar o acontecimento traumático em resposta à audição da cassete áudio. No seu estudo não controlado, foram obtidas reduções significativas na ansiedade entre e dentro das sessões de trabalho de casa, sugerindo que a habituação ocorreu e foi responsável pela melhoria.

Tanto Solomon *et al* (1992) como Keane *et al* (1992) apontam para efeitos diferenciados da DTE nos sintomas de PTSD. O flooding, e possivelmente outras variantes da exposição, parecem ser mais eficazes nos sintomas de intrusão e excitação e têm menos efeito nos fenómenos de evitamento. Pitman *et al* (1991) referem também que o flooding pode produzir complicações graves, incluindo a exacerbação da depressão, a recaída do abuso de álcool e a precipitação da perturbação de pânico. Além disso, as reacções traumáticas mais complexas, por exemplo, incluindo a vergonha, a culpa e a tristeza, podem não se extinguir da mesma forma que a ansiedade, pelo que podem ser necessários métodos adjuvantes ou adicionais.

É possível que as técnicas comportamentais (DTE) possam revelar-se mais eficazes em combinação com uma terapia cognitiva (Thompson *et al,* 1995). Isto pode ser particularmente relevante em reacções traumáticas mais complexas. O treino de inoculação de stress (SIT) é uma combinação de várias técnicas - relaxamento muscular, paragem de pensamentos, controlo da respiração, competências de comunicação e auto-diálogo guiado (Solomon *et al,* 1992). A reestruturação cognitiva inclui a modificação do pensamento atual e dos pressupostos cognitivos subjacentes, bem como o ensaio de capacidades de resposta e a discussão das reacções ao stress. Foa *et al* (1991) concluíram que a SIT é a terapia de curto prazo mais eficaz para a PTSD, embora a DTE tenha sido superior no seguimento posterior (3,5 meses). A terapia de processamento cognitivo, baseada numa teoria de processamento de informação da PTSD, também se revelou eficaz em comparação com um grupo de controlo em lista de espera (Resick & Schnicke, 1992).

Num estudo controlado de terapia psicodinâmica, Brom *et al* (1989) verificaram que esta estava associada a uma redução significativa dos sintomas em comparação com o grupo de controlo. Neste estudo, que também investigou a hipnoterapia e a dessensibilização, a psicoterapia dinâmica diferiu das outras duas abordagens por conseguir uma maior redução dos sintomas de evitamento. No entanto, de um modo geral, esta abordagem não foi suficientemente avaliada para se poderem tirar conclusões definitivas. Recentemente, a hipnoterapia tem atraído a atenção dos meios de comunicação social, com interesse nas possibilidades de induzir falsas memórias e nas consequências legais para o cliente, o alegado perpetrador e o terapeuta; embora também tenha sido sugerido que é um meio mais eficaz de ab-reação do que as drogas (Putnam, 1992).

É provável que os traumas complexos e os traumas da infância (do desenvolvimento), que têm consequências mais profundas, exijam uma abordagem diferente dos traumas simples do adulto.

Nestas circunstâncias, parece haver espaço para abordagens cognitivas ou orientadas para a perceção, mais desenvolvidas e avaliadas, com relativamente menos dependência de DTE (embora seja provável que o DTE continue a ser uma componente importante).

No trabalho com sobreviventes de tortura, por exemplo, tem sido amplamente utilizada e adaptada uma técnica denominada "Testemunho" (Cienfuegos & Monelli, 1983; Jensen & Agger, 1988). Normalmente, esta técnica começa com uma ou duas sessões preliminares, prosseguindo depois com uma reconstrução pormenorizada dos acontecimentos ocorridos durante a tortura. Pode ser utilizado um gravador para registar a história detalhada, sendo a transcrição dactilografada o ponto de partida para a sessão seguinte. É produzido um longo documento (possivelmente com mais de 100 páginas) que é trabalhado para garantir a sua exatidão. Isto parece ter dois efeitos benéficos fundamentais. No primeiro, há uma exposição pormenorizada das memórias e dos estímulos relacionados com a experiência de tortura. O critério DTE é cumprido. No segundo, há inevitavelmente um processo de mudança de perceção, com o sobrevivente a encarar os acontecimentos e o seu papel neles sob uma luz diferente. O terapeuta encoraja ativamente uma reformulação do trauma, trabalhando especialmente em questões como a escolha aparente e as subsequentes reacções de culpa. É provável que este elemento cognitivo seja pelo menos tão importante como a TCD na redução global dos sintomas.

Foram tentadas outras medidas terapêuticas, incluindo a gama habitual de terapias de grupo, individuais e familiares. Uma técnica específica, a dessensibilização por movimentos oculares (Shapiro, 1995), tem suscitado um grande interesse. Trata-se de uma técnica curiosa, derivada originalmente da experiência pessoal, que na sua forma original consistia em fazer com que a pessoa recordasse uma experiência traumática, com pensamentos de estar fora de controlo e consciente das sensações físicas de ansiedade, enquanto seguia visualmente o dedo indicador do terapeuta, que era movido ritmicamente para a frente e para trás ao longo da linha de visão da esquerda para a direita a 30-35 cm do rosto da pessoa, a uma taxa de dois movimentos para a frente e para trás por segundo. Os movimentos para a frente e para trás foram repetidos em séries de 12-14. Este procedimento demonstrou a sua eficácia em ensaios controlados (resumidos em Shapiro, 1995 e Turner *et al,* 1996). Este é um domínio em rápido desenvolvimento, com novas provas a surgir constantemente (por exemplo, Scheck *et al,* 1998). A questão mais importante, no entanto, não tem a ver com a eficácia em geral, mas com a razão da eficácia. Trata-se de um método que inclui muitos elementos que se revelaram importantes noutras modalidades terapêuticas, nomeadamente a terapia cognitivo-comportamental. Atualmente, já não parece que os movimentos oculares sejam uma parte essencial do processo e foram introduzidas outras modificações. Será que se trata simplesmente de uma boa abordagem, manualizada e com um rigor de formação louvável (Hyer & Brandsma, 1997)? É necessária mais investigação científica de base: entretanto, esta é uma abordagem útil.

Abordagens biológicas

Existem várias análises excelentes sobre os aspectos biológicos da PTSD que sublinham a importância de compreender o trauma não apenas como um acontecimento psicológico, mas como um acontecimento psicobiológico com vários efeitos neurofisiológicos potencialmente a longo prazo (ver Davidson, 1992; Solomon *et al,* 1992). Consequentemente, não é de surpreender que tenham sido consideradas abordagens psicofarmacológicas ou que estas tenham alguma evidência de eficácia.

Davidson (1992) identifica seis objectivos da farmacoterapia na PTSD crónica:

1. redução dos sintomas intrusivos fásicos
2. melhoria dos sintomas de evitamento
3. redução da hiperexcitação tónica
4. alívio da depressão, anedonia
5. melhoria da regulação dos impulsos
6. controlo das características dissociativas e psicóticas agudas.

É de esperar que alguns agentes sejam mais eficazes em alguns destes domínios do que outros.

Os antidepressivos tricíclicos demonstraram ser eficazes no tratamento da PTSD (Frank *et al,* 1988; Davidson *et al,* 1990, 1993). Um dos poucos estudos negativos (Reist *et al,* 1989) foi de curta duração (4 semanas) e registou uma melhoria limitada aos sintomas depressivos. Davidson *et al* (1990) também encontraram uma recuperação precoce nos resultados da depressão; isto levanta a possibilidade de que a recuperação se deva principalmente à melhoria da depressão comórbida. No entanto, Davidson *et al* (1993) verificaram que uma boa resposta da PTSD à amitriptilina estava correlacionada com níveis basais mais baixos de depressão, neuroticismo, ansiedade, dificuldade de concentração, sintomas somáticos, culpa e sintomas de PTSD.

Davidson (1992) conclui que os antidepressivos tricíclicos têm efeitos modestos mas clinicamente significativos na PTSD e são bem tolerados. Parece ser necessário um ensaio de tratamento mais longo (8 semanas) para excluir um efeito benéfico. Uma caraterística curiosa destes estudos é a ausência quase total de resposta ao placebo na PSPT crónica (Davidson, 1992; Solomon *et al,* 1992).

Mais recentemente, tem havido interesse nos novos medicamentos antidepressivos inibidores selectivos da recaptação da serotonina. Nagy *et al* (1993) encontraram melhorias em todos os elementos da PSPT num ensaio prospetivo aberto de 10 semanas com fluoxetina, tendo 19 dos 27 pacientes com PSPT relacionada com o combate completado mais de três semanas. De-Boer *et al* (1992) encontraram melhorias modestas num ensaio aberto de 12 semanas com fluvoxamina, mas tratava-se de um grupo com reacções traumáticas de muito longa duração (veteranos holandeses da resistência à Segunda Guerra Mundial). Noutro ensaio aberto, McDougle *et al* (1991) também relataram benefícios da fluoxetina em 13 de 20 veteranos de combate.

Os inibidores da monoamina oxidase (IMAO) também foram investigados com resultados mistos (Frank *et al,* 1988; Shestatsky *et al,* 1988). No estudo positivo, a fenelzina pareceu um pouco mais eficaz do que a imipramina (Frank *et al,* 1988). Mais uma vez, é possível que a duração mais curta (4 semanas) do outro estudo, negativo, possa ter explicado a ausência de efeito do tratamento. Os efeitos secundários e as restrições alimentares dos fármacos IMAO limitam geralmente o seu interesse para as pessoas com PTSD, embora haja esperança de que os novos fármacos possam ser menos problemáticos e mais eficazes.

Outros fármacos investigados incluíram o alprazolam (eficaz na redução dos sintomas gerais de ansiedade, mas não na PTSD; Braun *et al,* 1990), e houve relatos de efeitos da carbamazepina, bloqueadores beta, clonidina, outras benzodiazepinas, carbonato de lítio e neurolépticos. As provas disponíveis sugerem que estes medicamentos não são geralmente úteis, limitados pelo risco de dependência, risco de utilização indevida, efeitos secundários ou falta de provas de eficácia.

Na sua revisão, Solomon *et al* (1992) salientam que os estudos que utilizaram medidas normalizadas de PTSD revelaram uma maior recuperação.

Existe pelo menos uma possibilidade teórica de que as medidas de PTSD possam ter sido terapêuticas e é esta a impressão de pelo menos um estudo mais recente (dados não publicados). Tanto Solomon *et al* (1992) como Davidson (1992) chamam a atenção para a necessidade de avaliar durante um período mais longo e não mais curto, uma vez que alguns dos estudos se limitaram a 4 semanas (Reist *et al,* 1989); do mesmo modo, os efeitos da retirada subsequente merecem uma investigação mais aprofundada.

Prevenção

Talvez uma das oportunidades mais interessantes neste domínio seja o trabalho preventivo. Há um longo historial de utilização de drogas em situações agudas, quer para a redução da reação quer para a sedação (Davidson, 1992). Os SIT também têm sido utilizados como manobra preventiva, juntamente com o apoio social (Keane *et al,* 1992).

No entanto, a maior parte do interesse centra-se numa série de intervenções psicológicas precoces, dirigidas especialmente ao pessoal dos serviços de emergência (Mitchell & Dyregrov, 1993). Trata-se de uma área controversa em que as primeiras afirmações clínicas não foram apoiadas por uma investigação sistemática.

Nesta fase, não é possível dar orientações concretas. É provável que o reconhecimento do trauma, o apoio efetivo às dificuldades práticas, a informação acessível e o acesso precoce ao tratamento para a minoria com problemas graves se revelem úteis. O estatuto do interrogatório psicológico é menos claro.

Questões organizacionais

Com base nesta oportunidade de proporcionar intervenções precoces, bem como tratamentos eficazes para a PSPT estabelecida, é necessário um serviço que possa também atuar a estes diferentes níveis. Deverá estar amplamente disponível uma resposta de primeira linha, que inclua, eventualmente, uma análise de rotina e apoio ou tratamento psicológico a curto prazo. Este serviço poderia ser prestado por serviços de ligação entre a saúde mental e o serviço social que trabalham em zonas de acidentes e emergências, unidades de emergência e trauma, consultórios de médicos de clínica geral, serviços de emergência, serviços sociais, etc. No entanto, este tipo de tratamento tem de ser complementado por uma resposta a nível especializado para as pessoas com PTSD crónica e estabelecida; é provável que esta resposta seja desenvolvida em unidades de saúde mental acessíveis e mais especializadas, com experiência de trabalho no âmbito de um tratamento psicológico e farmacológico combinado.

Conclusão

É importante considerar as reacções de stress traumático em relação à psicoterapia por várias razões. Talvez a mais importante seja o facto de ilustrarem de forma conclusiva que pessoas normais, sujeitas a um trauma avassalador na vida adulta, podem desenvolver sintomas psicológicos suficientes para causar morbilidade significativa. Nem todas as dificuldades psicológicas reflectem uma vulnerabilidade pessoal subjacente; na verdade, existe uma controvérsia persistente sobre o papel relativo dos traumas graves na infância (que podem ter uma importância crescente) na produção de sintomas adultos posteriores.

À luz disto, são necessárias abordagens específicas de tratamento que se concentrem no trauma atual e que apenas investiguem o desenvolvimento anterior na medida em que este pareça relevante no contexto individual. Estas abordagens têm de incluir uma exposição terapêutica direta suficiente para que as respostas de ansiedade se habituem e têm também de facilitar o desenvolvimento de respostas de compreensão e de confronto. É provável que uma combinação de DTE e de abordagens cognitivas se revele a intervenção psicológica mais eficaz, embora a importância relativa destes factores possa variar de acordo com o grau de complexidade da reação ao stress traumático. Nas situações mais complexas (por exemplo, na sequência de traumas infantis ou de traumas complexos na idade adulta, como a tortura), é provável que seja necessário um trabalho adicional sobre o desenvolvimento da personalidade ou sobre uma série de outras atitudes e efeitos emocionais.

Estão disponíveis estratégias preventivas, embora estas exijam uma avaliação mais aprofundada antes de se poderem fazer afirmações conclusivas sobre os resultados.

As estratégias de tratamento eficazes incluem medicação psicotrópica e intervenções psicológicas. Algumas pessoas preferem uma ou outra abordagem e é útil ter opções disponíveis. Curiosamente, uma grande investigação prospetiva revelou que os doentes com PTSD e/ou abuso de substâncias tinham uma probabilidade específica e significativamente maior de faltar a consultas com psiquiatras de clínicas de saúde mental do que outros grupos de doentes psiquiátricos (Sparr *et al,* 1993).

A adesão e o envolvimento do utente no planeamento do tratamento são questões importantes a abordar - especialmente quando algumas abordagens favorecem a exposição a estímulos provocadores de ansiedade (DTE) e outras (psicofarmacológicas) tendem a reduzir a ansiedade a curto prazo sem DTE. O tratamento é provavelmente realizado de forma mais eficaz em centros especializados e, numa área de prática em rápido desenvolvimento, é provável que aqui os novos desenvolvimentos possam ser mais facilmente incorporados nos planos de tratamento. No entanto, é importante que este domínio tenha uma prioridade mais elevada do que até agora em toda a formação em psicoterapia.

REFERÊNCIAS

Alexander, D. (1993) The Piper Alpha Oil Rig Disaster. Em *International Handbook of Traumatic Stress Syndromes* (eds J. P. Wilson & B. Raphael), pp. 461-470. New York: Plenum Press.

American Psychiatric Association (1980) *Diagnostic and Statistical Manual of Mental Disorders* (3ª ed.) (DSM-III). Washington, DC: APA.

_____, (1994) *Diagnostic and Statistical Manual of Mental Disorders* (4th edn) (DSM-IV). Washington, DC: APA.

Boudewyns, P. A. & Hyer, L. (1990) Physiological response to combat veterans and preliminary treatment outcome in Vietnam veteran PTSD patients treated with direct therapeutic exposure. *Behaviour Therapy*, 21, 63-87.

Braun, P., Greenberg, D., Dasberg, H., *et al* (1990) Core symptoms of posttraumatic stress disorder unimproved by alprazolam treatment. *Journal of Clinical Psychiatry,* 51, 236-238.

Brett, E. (1993) Psychoanalytic contributions to a theory of traumatic stress. Em *International Handbook of Traumatic Stress Syndromes* (eds J. P. Wilson & B. Raphael), pp. 61-68. New York: Plenum Press.

Brom, D., Kleber, R. J. & Defares, P. B. (1989) Brief psychotherapy for posttraumatic stress disorders. *Journal of Consulting and Clinical Psychology,* 57, 607-612.

Cienfuegos, A. J. & Monelli, C. (1983) O testemunho da repressão política como instrumento terapêutico. *American Journal of Orthopsychiatry,* 53, 43-51.

Cooper, N. A. & Clum, G. A. (1989) Imaginal flooding as a supplementary treatment for PTSD in combat veterans: a controlled study. *Behaviour Therapy,* 20, 381-391.

Davidson, J. (1992) Drug therapy of post-traumatic stress disorder. *British Journal of Psychiatry,* 160, 309-314.

_____, Kudler, H., Smith, R., *et al* (1990) Treatment of posttraumatic stress disorder with amitriptyline and placebo. *Archives of General Psychiatry,* 47, 259-266.

_____, _____, Saunders, W. B., *et al* (1993) Predicting response to amitriptyline in posttraumatic stress disorder. *American Journal of Psychiatry,* 150, 1024-1029.

De-Boer, M., Op-Den-Velde, W., Falger, P. J., *et al* (1992) Fluvoxamine treatment for chronic PTSD: a pilot study. *Psychotherapy and Psychosomatics,* 57, 158-163.

Eaton, L. (1985) Bringing balm to Bradford. *Social Work Today,* 24, 15-17.

Eitinger, L. (1980) Jewish concentration camp survivors in the post-war world. *Boletim Médico Dinamarquês,* 27, 232-235.

Foa, E. B., Rothbaum, B. O., Riggs, D. S., *et al* (1991) Treatment of posttraumatic stress disorder in rape victims: a comparison between cognitive-behavioural procedures and counselling. *Journal of Consulting and Clinical Psychology,* 59, 715-723.

Frank, J. B., Kosten, T. R., Giller, E. L., *et al* (1988) A randomized clinical trial of phenelzine and imipramine for post traumatic stress disorder. *American Journal of Psychiatry,* 145, 1289-1291.

Horowitz, M. J. (1976) *Stress Response Syndromes.* Nova Iorque: Jason Aronson.

Hyer, L. & Brandsma, J. M. (1997) EMDR menos movimentos oculares é igual a boa psicoterapia. *Journal of Traumatic Stress,* 10, 515-522.

Jensen, S. B. & Agger, J. (1988) The testimony method: the use of testimony as a psychotherapeutic tool in the treatment of traumatized refugees in Denmark. *Refugee Participation Network,* 3, 14-18.

Johnston, S. J. (1993) Traumatic stress reactions in the crew of the Herald of Free Enterprise. In *International Handbook of Traumatic Stress Syndromes* (eds J. P. Wilson & B. Raphael), pp. 479-485. New York: Plenum Press.

Keane, T. M., Fairbank, J. A., Caddell, J. M., *et al* (1989) Implosive (flooding) therapy reduces symptoms of PTSD in Vietnam combat veterans. *Behaviour Therapy,* 20, 245-260.

______, Weathers, F. W. & Kaloupek, D. G. (1992) Psychological assessment of post-traumatic stress disorder. *PTSD Research Quarterly,* 3, 1-7.

Latham, R. & Matthews, W. (1970-1983) *The Diary of Samuel Pepys* (11 volumes). Londres: Bell & Hyman. Citado em Daly, R. J. (1983) Samuel Pepys and post-traumatic stress disorder. *British Journal of Psychiatry,* 143, 64-68.

McDougle, C. J., Southwick, S. M. & Charney, D. S. (1991) An open trial of fluoxetine in the treatment of posttraumatic stress disorder. *Journal of Clinical Psychopharmacology,* 11, 325-327.

McFarlane, A. C. (1989) The treatment of post-traumatic stress disorder (O tratamento da perturbação de stress pós-traumático). *British Journal of Medical Psychology,* 62, 81-90.

Mitchell, J. T. & Dyregrov, a. (1993) Traumatic stress in disaster workers and emergency personnel; Prevention and intervention. In *International Handbook of Traumatic Stress Syndromes* (eds J. P. Wilson & B. Raphael), pp. 905-914. New York: Plenum Press.

Nagy, L. M., Morgan, CL A., Southwick, S. M., *et al* (1993) Open prospective trial of fluoxetine for posttraumatic stress disorder. *Journal of Clinical Psychopharmacology,* 13, 107-113.

Peniston, E. G. (1986) EMG biofeedback-assisted desensitization treatment for Vietnam combat veterans post-traumatic stress disorder. *Clinical Biofeedback and Health,* 9, 35-41.

Pitman, R. K., Altman, B., Greenwald, E., *et al* (1991) Psychiatric complications during flooding therapy for posttraumatic stress disorder. *Journal of Clinical Psychiatry,* 552, 17-20.

Putnam, R. W. (1992) Using hypnosis for therapeutic abreactions. *Psychiatric Medicine,* 10, 51-65.

Rachman, S. (1980) Emotional processing. *Behaviour Research and Therapy,* 18, 51-60.

Reist, C., Kauffmann, C. D., Haier, R. J., *et al* (1989) A controlled trial of desipramine in 18 men with posttraumatic stress disorder. *American Journal of Psychiatry,* 146, 513-516.

Resick, P. A. & Schnicke, M. K. (1992) Cognitive processing therapy for sexual assault victims. *Journal of Consulting and Clinical Psychology,* 60, 748-756.

Saigh, P. A. (1992) The behavioural treatment of child and adolescent posttraumatic stress disorder. *Advances in Behaviour Research and Therapy,* 14, 247-275.

Scheck, M. M., Schaeffer, J. A. & Gillette, C. (1998) Brief psychological intervention with traumatized young women: the efficacy of eye movement desensitisation and reprocessing. *Journal of Traumatic Stress,* 11, 25-44.

Schlenger, W. E., Kulka, R. A., Fairbank, J. A., *et al* (1992) The prevalence of post-traumatic stress disorder in the Vietnam generation: a multimethod multisource assessment of psychiatric disorder. *Journal of Traumatic Stress,* 5, 333-363.

Shapiro, F. (1989) Eye movement desensitisation: a new treatment for post-traumatic stress disorder. *Journal of Behaviour Therapy and Experimental Psychiatry,* 20, 211-217.

_____ (1995) Eye movement desensitization and reprocessing (Dessensibilização e reprocessamento dos movimentos oculares). Nova Iorque: Guilford Press.

Shestatsky, M., Greenberg, D. & Lerer, B. A. (1988) A controlled trial of phenelzine in posttraumatic stress disorder. *Psychiatry Research,* 24, 149-155.

Shore, J. H., Tatum, B. L. & Vollmer, W. M. (1986) Psychiatric reactions to disaster: The Mount St Helens experience. *American Journal of Psychiatry,* 143, 590-595.

Solomon, S. D., Gerrity, E. T. & Muff, A. M. (1992) Efficacy of treatments for post traumatic stress disorder: an empirical review. *Journal of the American Medical Association,* 268, 633-638.

Sparr, L. F., Moffitt, M. C. & Ward, M. F. (1993) Missed psychiatric appointments: who returns and who stays away. *American Journal of Psychiatry,* 150, 801-805.

Thompson, J., Charlton, P. F. C., Carey, R., *et al* (1995) An open trial of exposure therapy based on de-conditioning for post traumatic stress disorder. *British Journal of Clinical Psychology,* 34, 407-416.

Trimble, M. R. (1981) *Post-traumatic Neurosis: from Railway Spine to the Whiplash.* Chichester: Wiley.

Turner, S. W. & Gorst-Unsworth, C. (1993) Psychological sequelae of torture. Em *International Handbook of Traumatic Stress Syndromes* (eds J. P. Wilson & B. Raphael), pp. 703-713. New York: Plenum Press.

_____, Thompson, J. & Rosser, R. M. (1993) The Kings Cross fire; early psychological reactions and implications for organizing a "phase-two" response. In *International Handbook of Traumatic Stress Syndromes* (eds J. P. Wilson & B. Raphael), pp. 451-459. New York: Plenum Press.

_____, McFarlane, A. C. & Van Der Kolk, B. A. (1996) The therapeutic environment and new explorations in the treatment of post-traumatic stress disorder. Em *Traumatic Stress* (eds B. A. Van der Kolk, A. C. McFarlane & L. Weisaeth). New York: Guilford Press.

Vaughan, K & Tarrier, N. (1992) The use of image habituation training with post-traumatic stress disorders. *British Journal of Psychiatry,* 161, 658-664.

Wilson, J. P. & Raphael, B. (1993) *International Handbook of Traumatic Stress Syndromes.* New York: Plenum Press.

Organização Mundial de Saúde (1992) *A Décima Revisão da Classificação Internacional das Perturbações Mentais e do Comportamento: Descrições clínicas e directrizes de diagnóstico* (CID-10). Genebra: OMS.

CAPÍTULO 16
EMERGÊNCIAS PSIQUIÁTRICAS

TOM BURNS

Os psicoterapeutas sublinham, com razão, a necessidade de construir um ambiente estável e previsível no qual possam explorar e resolver problemas de longa data com os seus clientes. Do mesmo modo, os serviços de saúde mental sublinham cada vez mais o valor da continuidade dos cuidados e o afastamento do que é frequentemente referido como cuidados "episódicos" para cuidados "baseados nas necessidades" ou "baseados na deficiência" para os seus clientes mais gravemente doentes. No entanto, a maioria das pessoas entra em contacto com os serviços psiquiátricos e psicoterapêuticos inicialmente num momento de crise pessoal. As pessoas que são encaminhadas para os psicoterapeutas a partir dos serviços de saúde mental já passaram normalmente pelo pior momento da sua crise, mas são vulneráveis a tais rupturas sob stress.

Os "colapsos nervosos" ocorrem como resultado da interação entre as tensões da vida e a constituição ou vulnerabilidade de um determinado indivíduo. Os psiquiatras dão tradicionalmente ênfase à vulnerabilidade genética ou constitucional nas perturbações graves, embora, mesmo neste caso, existam provas irrefutáveis de que as experiências interpessoais precoces podem contribuir (Brown & Harris, 1978). Existe também uma confirmação abundante do papel das tensões interpessoais nas crises psicóticas individuais (Leff & Vaughn, 1981).

Esta "redescoberta" da importância das experiências e situações de vida dos pacientes, após algumas décadas de abordagens cada vez mais biológicas em psiquiatria, foi acompanhada de melhores métodos para as descrever (por exemplo, a Entrevista Familiar de Camberwell, Vaughn & Leff, 1976; o calendário de acontecimentos de vida do Bedford College, Brown, 1974). Da mesma forma, tem havido um aumento na gama de psicoterapias robustas e direccionadas para ajudar indivíduos com problemas de saúde mental significativos. A caricatura da psicoterapia anteriormente defendida por alguns psiquiatras (que só era adequada ou disponível para indivíduos com estabilidade emocional acima da média, sucesso pessoal e uma morada no norte de Londres) está agora ultrapassada. O psicoterapeuta atual pode esperar trabalhar com clientes que se sobrepõem extensivamente aos que são vistos em clínicas psiquiátricas. Alguns podem estar a frequentar simultaneamente consultas externas.

A psicoterapia implica períodos de stress considerável (por exemplo, quando as defesas são postas em causa ou quando se vence uma resistência) que comportam um certo risco de rutura. As emergências psiquiátricas devem, portanto, ser aceites como um aspeto inevitável, embora esperemos que pouco frequente, do trabalho e não como uma possibilidade remota e assustadora. Este capítulo descreve como o psicoterapeuta pode se preparar para tais emergências e como ele ou ela pode lidar com elas.

Tomar medidas sensatas

Para fazer face a situações de emergência psiquiátrica, é necessário prever antecipadamente uma reserva de emergência e garantir um nível de suspeição suficiente para detetar o desenvolvimento de uma crise antes que esta se transforme numa emergência total.

Disposições de apoio

O psicoterapeuta deve saber muito bem a quem pode recorrer para obter ajuda psiquiátrica em caso de crise. Este facto deve ter sido mutuamente acordado com um psiquiatra para todos os seus pacientes ou, mais provavelmente, com o psiquiatra ou médico de família que referiu cada paciente. Normalmente, existe um acordo explícito entre o psiquiatra e o psicoterapeuta sobre a forma como se pode obter ajuda ou avaliação de emergência.

No âmbito do Serviço Nacional de Saúde, este acordo do psiquiatra é de importância crucial, mesmo que o encaminhamento provenha de outro membro da equipa multidisciplinar. As actuais reformas dos serviços de saúde geram todo o tipo de complicações imprevistas. Estas podem geralmente ser ultrapassadas com a cooperação de clínicos superiores, mas podem causar sérios problemas se forem abordadas através dos canais de rotina.

Vinheta

Um artista independente sofreu dois breves surtos psicóticos paranóicos floridos que exigiram hospitalização. As crises estavam claramente relacionadas com grandes conflitos neuróticos centrados na sua dificuldade em separar-se da sua relação intensa e algo masoquista com o pai. Os sintomas psicóticos resolveram-se poucos dias após o internamento e o tratamento com trifluoperazina, mas era evidente que existiam graves dificuldades contínuas. Foi organizada uma psicoterapia individual e dinâmica e ele começou a fazer bons progressos. Como resultado, comprou um apartamento a vários quilómetros de Londres, longe dos pais, e mudou-se para lá. O psicoterapeuta considerou a mudança como um desenvolvimento saudável, mas que estava a levar o seu paciente ao limite. O paciente, que agora vivia bem fora da área do hospital, teve outra breve mas perigosa recaída psicótica. O risco tinha sido antecipado e tinha sido aceite o internamento do doente para esta fase de transição essencial. Se este acordo não tivesse sido clarificado antes do colapso, o encaminhamento para o hospital, agora distante, teria sido recusado pelo médico responsável pela admissão. No entanto, o hospital e o psicoterapeuta puderam cooperar como um contentor eficaz da ansiedade do paciente.

Controlo

Alguns psicoterapeutas fazem com que o psiquiatra consulte o paciente numa base regular e pouco frequente. Uma vantagem é que isto confirma os acordos de reserva: o paciente está "nos registos" e normalmente não há problema em aceder às disposições de emergência. Esta abordagem tem, no entanto, inconvenientes significativos. Esta abordagem presta-se facilmente a divisões e pode gerar uma estimativa irrealista do que o psiquiatra pode fazer. Estes riscos são menores se houver um contributo psiquiátrico identificado (por exemplo, a prescrição de antidepressivos ou o controlo da terapêutica com lítio).

É ilusório, tanto para o doente como para o psicoterapeuta, imaginar que as consultas externas pouco frequentes permitem detetar precocemente a deterioração. Pode também prejudicar o reconhecimento da psicoterapia como o tratamento e não apenas como parte dele, e criar uma dependência excessiva do psiquiatra, o que impede uma terminação correcta da terapia. Se for mal conduzida, esta monitorização pode fazer com que o psicoterapeuta se sinta "espiado" e não confie nele, ou que o psiquiatra se sinta desvalorizado. Uma melhor opção é dar alta ao doente para os cuidados do seu médico de família, com um compromisso claro por escrito, tanto para o psicoterapeuta como para o médico de família, de acesso e avaliação imediatos nas mesmas condições que um doente em regime ambulatório.

Independentemente dos mecanismos de apoio, os psicoterapeutas precisam de ser capazes de sair do seu papel ocasionalmente e ver os seus pacientes como se não tivessem o benefício do seu conhecimento pormenorizado.

Para os psicoterapeutas com antecedentes numa profissão de saúde mental, isto significa reverter brevemente. A maior parte dos terapeutas leigos obtém alguma experiência das realidades da doença mental num serviço de cuidados agudos para adultos. Todos os terapeutas devem ser capazes de distinguir (por exemplo) entre ser capaz de trabalhar através de um episódio depressivo e estar completamente preso numa doença depressiva, ou entre a preocupação com uma fantasia primitiva na terapia e o desenvolvimento de delírios.

É necessário procurar ativamente essas diferenças a intervalos regulares. Poucos acham que isso interfere com o seu trabalho de forma substancial. Normalmente, tudo o que é necessário é uma vontade de pensar brevemente em linhas diferentes - mudar o foco ativamente do profundo para o superficial. O paciente que não está a progredir pode estar a exibir um pensamento lento e ineficiente devido à depressão, em vez de resistir a uma interpretação desafiadora. Os terapeutas dinâmicos podem enfrentar aqui um problema especial devido ao vocabulário altamente carregado que tradicionalmente utilizam. Aqueles que estão habituados a falar em termos de "impulsos assassinos" ou "raiva primitiva" precisam de se lembrar ocasionalmente de como estes termos são usados no discurso quotidiano, se quiserem estar alerta para um possível risco de suicídio, etc.

Permitir-se reparar se o seu doente está a começar a mostrar sinais de auto-negligência ou a comportar-se de forma estranha pode necessitar de um afastamento energético do foco.

Vinheta

O autor conduzia um grupo de terapia em regime ambulatório com os mesmos membros há pouco mais de 18 meses e apresentava-o regularmente para supervisão. Uma noite, um jovem do grupo virou-se para uma das jovens e disse que estava muito preocupado com o facto de ela ter emagrecido. Com um despertar doentio, o maestro apercebeu-se de como ela estava pálida e emaciada. Ela estava claramente a definhar diante dos seus olhos sem que ele se apercebesse (apesar dos dois anos de experiência numa unidade de distúrbios alimentares!). Alguns minutos de interrogatório direto confirmaram que ela tinha desenvolvido uma anorexia nervosa grave. Tinha perdido mais de 12 kg nos oito meses anteriores e a menstruação tinha parado há mais de seis meses. Necessitava de tratamento urgente em regime de internamento. O grupo parece ter resistido a esta breve e dramática mudança de ênfase sem alterações significativas na sua cultura.

Como lidar com emergências comuns

As quatro emergências mais prováveis que o terapeuta terá de enfrentar são o risco suicida agudo, a agressão, a intoxicação e um colapso psicótico agudo. As três primeiras podem indicar o desenvolvimento de uma doença mental, mas também podem ser reacções a tensões na relação terapeuta-paciente. A forma de lidar com estas situações varia consoante as circunstâncias.

Risco e ameaça de suicídio

Os pensamentos sobre o suicídio são comuns. Quando os pacientes partilham os seus pensamentos suicidas, o terapeuta tem de fazer uma avaliação da gravidade do risco. Uma exploração detalhada dos pensamentos e planos do paciente é a base desta avaliação de risco. O terapeuta não precisa de se inibir de fazer uma avaliação exaustiva, uma vez que não há provas de que falar sobre suicídio aumente o risco e simplesmente não é verdade que quem fala sobre suicídio não o faça. Das pessoas que tentam suicidar-se, 36% consultaram o seu médico de família na semana anterior e 63% no mês anterior (Hawton & Catalan, 1987).

O risco de suicídio aumenta de pacientes que pensaram em suicídio para aqueles que começaram a planeá-lo. O terapeuta deve estar preparado para perguntar se o seu paciente já pensou no método que poderá utilizar. Uma pessoa que tenha pensado em colocar um tubo no escape do seu carro, mas que esteja preocupada com o impacto da sua família ao encontrá-lo, corre um risco muito maior do que uma pessoa que continua a desejar não acordar. Quanto mais pormenorizado e prático for o planeamento, maior é o risco.

Um passo à frente do planeamento do suicídio é ter feito uma tentativa mas falhado. É um erro grave pensar que existe uma distinção clara entre as pessoas que tentam o suicídio e as que se suicidam. O risco de morrer por suicídio no prazo de um ano após uma lesão autoprovocada é de 1% (100 vezes o risco normal; Hawton & Fagg, 1988).

Ao explorar os pensamentos suicidas de um doente, é necessário descobrir o que o leva a querer acabar com a sua vida e também o que o impede de o fazer. Beck *et al* (1985) demonstraram que a falta de esperança em relação ao futuro é a questão dominante para a maioria dos que tentam acabar com a própria vida. A raiva e a frustração são particularmente importantes nos homens. A preocupação com os sentimentos da família, os escrúpulos religiosos, o medo da dor ou de falhar a tentativa são razões comuns para a contenção.

A análise destas questões pode revelar o grau de determinação do doente e pode também indicar possíveis estratégias para reforçar a sua resistência e dar apoio.

Existem factores de risco bem conhecidos para o suicídio. É mais frequente nos homens do que nas mulheres, aumenta com a idade e o isolamento social. É mais comum após uma perda grave (como um luto) e na presença de abuso de álcool ou de doenças físicas crónicas dolorosas ou debilitantes (por exemplo, artrite). É mais provável que o conhecimento destes factores aumente a vigilância do terapeuta e leve a uma avaliação do suicídio do que faça pender a balança final.

Tendo decidido que as preocupações suicidas do doente reflectem intenções reais e não um meio de influenciar a relação terapêutica, o que fazer? As duas necessidades prementes são a avaliação do grau de risco e a exclusão de doença mental grave (ver abaixo). Se o doente tiver uma perturbação grave, deve ser procurado urgentemente o tratamento necessário para essa perturbação.

Uma avaliação pormenorizada do risco de suicídio pode, por si só, trazer um alívio considerável ao doente. Implica uma análise detalhada das tensões e dos problemas, bem como uma catalogação dos pontos fortes e dos apoios. O que é possível fazer neste momento? Em quem é que ele se pode apoiar? Quem é que precisa dele? A elaboração de uma lista pormenorizada de problemas (financeiros, conjugais, profissionais, etc.), em vez de se concentrar inteiramente na experiência imediata de desespero ou de autocrítica, pode por vezes identificar pequenos passos simples que, uma vez dados, restabelecem a perspetiva e o sentido de controlo.

Incentivar a pessoa a partilhar os seus sentimentos com a família e os amigos mais próximos e assegurar que mobiliza a rede de apoio disponível. Esta abordagem prática dos impulsos suicidas e a sua partilha com os amigos próximos e a família também ajudam a reduzir o sentimento de isolamento e de culpa que induzem. Insistir para que a pessoa fique com alguém em quem ela (e você) possa confiar - estabelecendo uma "rede de segurança" até que a ameaça diminua - é um requisito mínimo se estiver seriamente preocupado. As suas próprias preocupações podem ser utilizadas para o justificar:

Acho que precisamos de alguém por perto quando nos sentimos tão desesperados. É o tipo de apoio que as pessoas têm todo o gosto em oferecer e eu acho que não me sentiria segura se não soubesse que havia alguém lá para si.

Mesmo que o risco seja controlável com estas precauções, pode ainda ser necessário modificar temporariamente a terapia, sendo mais contido e apoiado. A exploração perturbadora e desafiante deve ser adiada até que a pessoa esteja menos vulnerável. Tanto o terapeuta como o cliente podem sentir-se tranquilos com uma opinião do médico de família ou do psiquiatra.

E se houver um risco grave e a pessoa não aceitar o conselho? A confidencialidade pode ser quebrada? O que se passa entre médicos e psicoterapeutas e os seus pacientes é normalmente confidencial e não pode ser revelado a terceiros sem o consentimento do paciente. Este facto pode ser anulado por um tribunal e a maioria dos médicos considera que deve ser anulado se houver um risco grave para o doente ou para terceiros. Se houver um risco grave de suicídio, a maioria dos profissionais de saúde mental anularia o veto do doente à divulgação. Os psicoterapeutas precisam de abordar estas questões éticas na sua formação e não esperar até serem confrontados com uma crise.

O receio de que a aliança terapêutica seja irremediavelmente afetada é infundado se a pessoa estiver gravemente suicida. As pessoas profundamente deprimidas ficam geralmente gratas quando recuperam e podem retomar a terapia. Mesmo quando o risco não é tão grande, as pessoas conseguem normalmente compreender (e até apreciar) a preocupação do terapeuta. Os bons médicos de clínica geral são muitas vezes a melhor opinião, uma vez que têm uma responsabilidade clara e socialmente sancionada pelo bem-estar da pessoa. No entanto, quando a ameaça tem um carácter de chantagem, a quebra do embargo pode ser utilizada como pretexto para interromper a terapia ou para hostilizar o terapeuta. Deve-se questionar, no entanto, quão frutífera pode ser qualquer relação (terapêutica ou não) quando ela é limitada por tais ameaças. Considerações semelhantes são válidas quando um cliente informa o terapeuta de que acabou de tomar uma overdose grave antes da sessão e insiste em que nada deve ser feito.

Doença mental grave

A psicoterapia exige que os indivíduos reconheçam pensamentos e sentimentos caóticos, muitas vezes irracionais. Existe, no entanto, uma distinção importante entre estes sentimentos relatados (a sua qualidade de "como se") e a certeza e convicção esmagadora que acompanham as perturbações psicóticas. A pessoa que relata "É como se uma parte de mim se quisesse dissolver" está a descrever uma experiência muito diferente daquela que, no início de um colapso esquizofrénico, afirma "A minha cara está a derreter". Muitas vezes, as palavras e os conceitos utilizados para descrever o início de doenças mentais graves são semelhantes à linguagem vívida das fantasias neuróticas. O que difere é a sua qualidade, o sentido de identificação total com a experiência.

Não há provas convincentes de que a psicoterapia, por si só, seja um tratamento suficiente para um indivíduo que esteja a sofrer um esgotamento psicótico. Na maioria das psicoses e depressões graves, a capacidade de refletir sobre o mundo interior e de trabalhar sobre ele foi ultrapassada. É necessária uma intervenção. A situação pode ser muito perturbadora e assustadora para o terapeuta - especialmente se os seus amigos figurarem de forma proeminente nos delírios da pessoa (podem ser vistos como perseguidores, todo-poderosos ou como a fonte de toda a bondade). As pessoas podem ser inquiridas sobre os seus delírios para determinar se têm alguma capacidade para testar a realidade.

Diz que o seu corpo está a apodrecer. Quer dizer que está a envelhecer e a ficar mais frágil, ou sente os pedaços como se estivessem realmente mortos? Nesse caso, como é que sabe que está a apodrecer - consegue cheirá-lo ou tem uma sensação diferente?

As pessoas precisam de garantias directas de que não são indignas ou perseguidas. Uma redução das exigências da psicoterapia pode restabelecer o equilíbrio. Deve ser assegurado um contacto regular de apoio se não houver risco imediato. Se não houver uma melhoria demonstrável no prazo de cerca de uma semana, é provável que seja necessária uma intervenção psiquiátrica, que deve ser organizada. O risco é tranquilizar-se com pequenas mudanças de semana para semana, ignorando uma tendência geral. O terapeuta deve afastar-se do seu conhecimento intrincado do mundo interior da pessoa e concentrar-se no quadro geral. Os estados paranóides podem desenvolver-se em indivíduos vulneráveis em terapia. Quando isso acontece, muitas vezes envolvem o terapeuta: 'Agora eu realmente entendo o que você tem feito durante todo esse tempo. Tens andado a dar-lhes toda esta informação sobre mim'.

Os delírios paranóicos geralmente se revelam através de perguntas obscuras ou alusões do cliente que deixam o terapeuta perplexo ou desconfortável:

Obviamente, não ficarão surpreendidos por saber que fui suspenso no trabalho.

Porque é que não hei-de ficar surpreendido ao ouvir isso?

Não penses que eu não sei que tens estado em contacto com eles".

O desenvolvimento de estados hipomaníacos pode apanhar qualquer terapeuta desprevenido. Muitas vezes, o cliente parece demonstrar uma melhoria gratificante que pode ser atribuída à terapia:

Finalmente comecei a perceber o que querias dizer. Não consigo perceber porque é que adiei a terapia durante tanto tempo. Agora que se tornou evidente, consigo perceber o que se está a passar.

As pessoas hipomaníacas são notoriamente difíceis de persuadir a entrar em tratamento, pois podem insistir que nunca se sentiram melhor. O dilema ético pode parecer ainda maior para o terapeuta do que para a pessoa deprimida ou suicida. Os riscos imediatos para a pessoa não são a sua vida, mas a perda da sua reputação, danos nas relações, erros grosseiros de julgamento financeiro e sexual, etc., que podem ter consequências duradouras.

Vinheta

Uma mulher de quarenta e poucos anos tinha sido clinicamente reformada há vários anos devido a agorafobia e depressão crónicas. Depois de um período de internamento num hospital de dia, começou a fazer psicoterapia em regime ambulatório, que se centrava no seu abuso sexual precoce e na consequente diminuição da autoestima que estava na base da agorafobia e da depressão. Durante a terapia, ela formou uma transferência demasiado positiva. Em supervisão, foi decidido não interpretar esta transferência imediatamente, pois parecia estar a permitir-lhe expandir a sua vida muito restrita. Isto parecia estar a dar frutos, embora alguns meses após o início do tratamento ela tenha começado a trazer presentes extravagantes ao terapeuta, que os recusou. Posteriormente, o seu médico de família foi contactado por vizinhos que descreveram um padrão de desinibição crescente com agressão ao marido, gastos imprudentes e falta de sono. Nas suas sessões, ela manteve a hipomania em desenvolvimento canalizada para a transferência positiva. Esta informação adicional forçou uma mudança de foco e um reconhecimento da gravidade dos desenvolvimentos.

As perturbações depressivas desenvolvem-se normalmente de forma muito lenta, com pouca sensação de descontinuidade. A sua deteção depende da vigilância do terapeuta. A capacidade da pessoa para progredir no trabalho terapêutico pode sofrer uma paragem, com uma sensação de tristeza e de melancolia que se sobrepõe ou é substituída por lentidão de pensamento ou por uma qualidade de "visão em túnel" que faz com que tudo pareça circular.

Uma voz e uma expressão facial monótonas, a perda de peso e a auto-negligência podem ter-se infiltrado impercetivelmente no comportamento da pessoa. O reconhecimento é crucial e, uma vez levantada a suspeita, as perguntas directas sobre o sono, a perda de peso, os pensamentos suicidas, a diminuição da concentração e um humor fixo e instável podem confirmar rapidamente o juízo.

A psicoterapia (na verdade, qualquer relação) pode ser sentida como um fardo intolerável pelas pessoas deprimidas, que podem sentir-se indignas da atenção que estão a receber ou achar que pensar é desmoralizadoramente difícil. É necessário interromper a terapia ou mudar para uma abordagem mais diretiva e de apoio. Normalmente, as pessoas deprimidas não resistem a uma avaliação ou a um tratamento suplementar, exceto se estiverem profundamente iludidas. A medicação antidepressiva não constitui uma contraindicação para a psicoterapia. Estudos indicam que, para algumas pessoas deprimidas, os antidepressivos e a psicoterapia em conjunto são frequentemente melhores do que qualquer um deles isoladamente (Elkin *et al*, 1989). É necessário ter algum cuidado com as pessoas que estão a recuperar de uma depressão muito retardada, uma vez que o risco de suicídio aumenta no início da recuperação.

Intoxicação

Um cliente pode chegar à sessão intoxicado por álcool ou drogas. A intoxicação pode ser consequência do stress provocado pela sessão anterior e as pessoas podem jogar com o sentimento de culpa do terapeuta e insinuar que é precisamente agora que precisam de ajuda. É necessária uma declaração firme de que a angústia é compreendida, mas que a psicoterapia não pode ser conduzida quando a pessoa está intoxicada e que ela deve voltar para a próxima sessão. Não só não se pode fazer nenhum trabalho útil, como os indivíduos intoxicados podem ser agressivos. Os psiquiatras aprendem rapidamente que é mais provável serem agredidos por um indivíduo intoxicado do que por um psicótico. Se uma sessão foi inadvertidamente iniciada com um indivíduo intoxicado, então, para além de tentar mandá-lo embora, deve ser dada atenção aos conselhos sobre como lidar com a agressão na secção seguinte.

Agressão

As pessoas podem ficar excitadas, hostis ou ameaçadoras por uma série de razões. Ocasionalmente, isto pode levar à violência. Os terapeutas devem minimizar o risco de violência, tanto para a sua própria proteção como para a proteção da pessoa.

As pessoas voláteis ou desconhecidas não devem ser avaliadas em ambientes isolados. Devem ser agendadas quando houver outras pessoas por perto para ajudar em caso de preocupação. Se estiver preocupado com uma pessoa específica, deve mencionar o facto a um colega que trabalhe nas proximidades, para que, se este ouvir algo de estranho, possa aparecer à porta para verificar. Se estas medidas forem inaceitáveis ou impraticáveis, não devem ser aceites pessoas gravemente perturbadas. Organizar o consultório de forma segura. Isto significa colocar a mobília de modo a que tanto o terapeuta como o cliente possam chegar facilmente à porta sem terem de passar pelo espaço pessoal do outro. O terapeuta deve estar preparado para agir de forma decisiva se o humor do cliente estiver a ficar fora de controlo:

Isto parece ser mais do que qualquer um de nós consegue aguentar neste momento. Acho que devíamos parar e voltar ao assunto quando tivermos tempo para pensar melhor'.

O que é que se pode fazer se a pessoa se tornar agressiva? O primeiro e único objetivo agora é evitar a violência. A raiva e o medo, como todos os estados de elevada excitação, tendem a acalmar-se se não forem ainda mais inflamados. A tarefa é manter as coisas neutras até que a raiva diminua e, se possível, acalmar a situação. Há uma série de técnicas a utilizar e de comportamentos a ter em conta.

Atenção

Reconhecer a existência do problema. Demonstrar, através de uma escuta ativa, uma preocupação genuína com o que o doente está a sentir. Dizer "Para a próxima, resolvemos isto" não funciona. É necessário tranquilizar e apoiar - uma abordagem de "ecrã em branco" ou interpretações não são sensatas.

Embaçamento

Esta é a técnica de neutralizar um ataque verbal direto e é muito utilizada pelos políticos. Consiste em indicar que se ouviu a crítica e, ao mesmo tempo, tentar evitar entrar na discussão:

É demasiado classe média para compreender!

 "Posso ou não ser da classe média, mas vamos trabalhar nisto juntos".

Despersonalizar a questão

Isto pode ajudar a desviar a hostilidade:

És demasiado convencido e ortodoxo para continuar a nossa sessão durante uma hora!

É uma regra contratual da instituição não ultrapassar uma hora".

Da mesma forma, personalizar-se pode fazer com que o terapeuta pareça menos odioso ou ameaçador:

Também já passei por algumas destas situações quando era um pouco mais novo".

Atraso no cumprimento

Pedir para trabalhar no sentido de resolver os problemas no futuro: "Podemos ver se isto pode ser resolvido até à próxima vez que nos encontrarmos? O que é preciso fazer nos próximos dias para reduzir a pressão sobre si?

Combinação de estados de espírito

Pode ser tentador permanecer muito calmo em situações assustadoras, mas isso pode ser irritante para um cliente excitado. O terapeuta pode precisar de levantar a voz para ser ouvido e também para

para indicar que ele está a levar a sério o que se está a passar. O objetivo é elevar a voz a um nível imediatamente inferior ao do paciente e, reduzindo gradualmente o nível, fazer com que o paciente desça com ela. Desta forma, reduz-se o risco de o cliente interpretar a disparidade de comportamento dos dois como prova de um fosso de compreensão.

Espelhamento

Este é o equivalente físico da combinação de humor. O terapeuta levanta-se em vez de deixar que o paciente se debruce sobre ele e, se necessário, desloca-se com ele pela sala. O instinto pessoal deve ser seguido neste processo e, obviamente, o cliente não deve estar demasiado cheio.

Esquadria e contacto visual

Deve-se evitar ficar "de frente" para o cliente. Manter um pequeno ângulo entre os dois significa que ambos podem facilmente desviar o olhar sem que isso pareça desleixado. Da mesma forma, evite aglomerar o doente - deixe-lhe a sua "zona tampão" pessoal. Embora seja difícil de descrever, isto é fácil de sentir e a maioria de nós fá-lo automaticamente. O contacto visual ininterrupto é muito ameaçador na maioria das culturas.

É muito mais tranquilizador estabelecer e quebrar o contacto visual regularmente. Desviar o olhar brevemente antes de uma frase é muitas vezes confortável.

Ao entrevistar clientes hostis e potencialmente agressivos, costumo sentar-me ao lado deles, e não em frente. Isto permite-me virar para a frente e para trás com facilidade, possibilitando um contacto visual regular, mas não demasiado intenso. Tento abordar as suas queixas, mas vou e volto a outros assuntos para dissipar a tensão. Ignorar totalmente o conflito nunca resulta. Introduzo as questões cruciais do meu ponto de vista repetidamente, de forma breve e muitas vezes usando frases diferentes de cada vez para evitar parecer que estou a "chatear". Um breve contacto físico (um toque no braço para sublinhar um ponto, mas não um braço à volta do ombro para confortar, pois é provável que seja mal interpretado) pode ser muito eficaz, mas só deve ser tentado se parecer absolutamente correto. Eu faço questão de não insistir que tenho razão e também de desistir rapidamente de uma forma indescritível se não estiver a funcionar.

Reconhecimento

Se alguém está assustado numa situação hostil, deve admiti-lo:

Estás a assustar-me, por isso não te posso ajudar. Vamos ter de parar por agora.

Incitar o medo pode ser o objetivo da hostilidade e escondê-lo pode provocar a agressão. Se a pessoa estiver realmente assustada, deve ir-se embora. Se o cliente agarrar a pessoa, deve pedir-lhe que a largue.

'Largue o meu braço - está a magoar-me. Larga o meu braço.

Isto é muito mais eficaz do que "pare", uma vez que o doente pode estar a pensar em tanta coisa que nem se apercebeu de que o tem na mão. Gritar "pára com isso" em voz alta é um pedido de ajuda eficaz se for repetido. É geralmente aceite pela maioria dos profissionais de saúde mental que se ouvirem vozes altas numa sala (e certamente se ouvirem alguém gritar "pára com isso") devem entrar. Os psicoterapeutas devem certificar-se de que eles e os seus colegas compreendem estas convenções. A prática é bater à porta, entrar diretamente e dizer "Está tudo bem? Pareceu-me ouvir uma chamada".

Depois da crise

Depois de uma emergência psiquiátrica, quer seja um esgotamento grave ou uma ameaça de violência, é provável que um terapeuta se sinta muito abalado. Podemos culpar-nos por termos precipitado a situação e a maioria de nós tem expectativas irrealistas sobre a sua capacidade de controlar tais situações. Sentimo-nos duplamente falhados. É essencial reconhecer o quanto nos sentimos mal. No mínimo, o terapeuta deve pedir a alguém que o leve a casa e assegurar que alguém está a tratar do cliente. Os terapeutas que vivem sozinhos e que foram ameaçados devem pedir a um amigo ou a um familiar que venha cá ficar durante alguns dias. Deve-se estar ciente das características do transtorno de stress pós-traumático (DSM-III-R; American Psychiatric Association, 1987) e esperar experimentar algumas das características de sono perturbado, pensamentos intrusivos, labilidade emocional e exaustão geral durante alguns dias.

A maior parte dos psicoterapeutas deseja discutir um incidente deste género com os colegas e o supervisor. A reunião de balanço deve abranger tanto uma auditoria prática do que aconteceu para identificar a forma como os riscos futuros podem ser minimizados, como também uma análise da inevitável agitação emocional. A necessidade de simples compreensão e simpatia após uma experiência tão perturbadora é fundamental. Tais acontecimentos não implicam necessariamente um erro. Fazem parte integrante do trabalho e são um risco que todos corremos. É de importância vital que os colegas não culpem a vítima.

As emergências psiquiátricas são um aspeto angustiante mas inevitável de uma boa prática psicoterapêutica. Devemos obviamente fazer tudo o que estiver ao nosso alcance para as minimizar, mas a sua ocorrência é um sinal saudável de que os psicoterapeutas estão a preocupar-se com as pessoas que mais precisam deles.

REFERÊNCIAS

American Psychiatric Association (1987) *Diagnostic and Statistical Manual of Mental Disorders* (3ª ed., revista) (DSM-III-R). Washington, DC: APA.

Beck, A. T., Steer, R. A., Kovacs, M., *et al* (1985) Hopelessness and eventual suicide: a 10 year prospective study of patients hospitalised with suicidal ideation. *American Journal of Psychiatry*, 145, 559-563.

Brown, G. W. (1974) Meaning, measurement and stress of life-events (Significado, medição e stress dos acontecimentos da vida). Em *Stressful Life-Events: Their Nature and Effects* (eds B. S. Dohrenwend & B. P. Dohrenwend). New York: Wiley.

_____ & Harris, T. (1978) *Social Origins of Depression: a Study of Psychiatric Disorders in Women*. London: Tavistock.

Elkin, I., Shea, S., Collins, J., *et al* (1989) National Institute of Mental Health Treatment of Depression Collaborative Research Programme: Eficácia geral dos tratamentos. *Archives of General Psychiatry*, 33, 766-771.

Hawton, K. & Catalan, J. (1987) *Attempted Suicide. A Practical Guide to its Nature and Management*. Segunda edição. Oxford: Oxford Medical Publications.

_____ & Fagg, J. (1988) Suicide, and other causes of death, following attempted suicide. *British Journa of Psychiatry*, 152, 359-366.

Leff, J. P. & Vaughn, C. (1981) The role of maintenance therapy and relatives' expressed emotion in relapse of schizophrenia: A two year follow-up. *British Journal of Psychiatry*, 139, 102-104.

Vaughn, C. & Leff, J. P. (1976) The measurement of expressed emotion in the families of psychiatric patients. *British Journal of Social and Clinical Psychology*, 15, 157-165.

CAPÍTULO 17
PSICOTERAPIA, CULTURA E ETNIA

DINESH BHUGRA e DIGBY TANTAM

A psicoterapia é frequentemente considerada como uma forma de terapia particularmente ocidental. Tal pode dever-se ao facto de, para muitas pessoas no Ocidente, tanto profissionais de saúde como leigos, a psicoterapia significar a abordagem psicanalítica. Isto reflecte a enorme influência da psicanálise nos países desenvolvidos neste século. Noutras partes do mundo, a psicanálise pouco avançou e as explicações dominantes para as perturbações mentais e para a sua cura continuaram a ser, tal como no Ocidente nos séculos anteriores, a bruxaria e a possessão de espíritos. Nestas culturas, a "cura da mente" envolveu muito mais do que o "tratamento pela fala". A enumeração frequentemente citada por Frank dos factores não específicos que são comuns a todas as psicoterapias aplica-se tanto à psicanálise como a estas outras abordagens, e é menos etnocêntrica do que muitas outras definições de psicoterapia. Para efeitos deste capítulo, definiremos psicoterapia como um procedimento para combater a desmoralização que faz uso de: uma relação de confiança emocionalmente carregada com uma pessoa útil; um ambiente de cura; uma lógica, um esquema concetual ou um mito; um ritual (Frank, 1993). A própria definição de Frank, na sua referência ao mito e ao ritual, reflecte o impacto da antropologia médica na compreensão dos profissionais ocidentais sobre a gama de disposições culturais para a psicoterapia (Littlewood *et al,* 1992). Os antropólogos estão para a sociedade como os psicoterapeutas estão para as pessoas: ambos os grupos estudam sujeitos que atraem as atitudes associadas ao facto de serem estrangeiros. De facto, o termo alienígena tem sido aplicado a pessoas com doenças mentais e ainda é atualmente aplicado a imigrantes nos Estados Unidos da América. As principais causas da alienação incluem a classe, a cultura, a língua, a nacionalidade, a etnia e a interação substancial entre estes factores, que muitas vezes estão presentes em conjunto. Neste capítulo, destacamos duas destas causas - a cultura e a etnia - para uma análise particular.

Cultura e psicoterapia

Havenaar (1990) conclui que "A psicoterapia . . parece, de um modo geral, ser curada pela cultura" e que "Os programas de formação em psicoterapia devem, por isso, prestar mais atenção ao papel da cultura". A importância da cultura é também realçada nos títulos de livros sobre aconselhamento de pessoas de minorias étnicas: por exemplo, *Intercultural Therapy* (Kareem & Littlewood, 1992), *Counselling across Cultures* (Pedersen *et al,* 1981), ou *Counseling the Culturally Different* (Sue & Sue, 1990). As diferenças culturais são uma das características mais salientes das diferenças entre os diferentes grupos étnicos, e levaram alguns psicoterapeutas a concluir que as psicoterapias ocidentais não podem ser transferidas para outras culturas (Boulard, 1981).

Embora existam elementos *emic* únicos que só ocorrem numa cultura, as culturas também incluem elementos que são adaptações funcionais a circunstâncias que se encontram em todo o

116

mundo e que, por conseguinte, reaparecem noutras culturas sempre que essas circunstâncias sociais se verificam. Estes elementos culturais *etic* podem estar relacionados com a biologia ou com instituições sociais universais como a família e papéis como o de "curandeiro". A imersão numa outra cultura resulta frequentemente em duas descobertas aparentemente contraditórias: o que se supunha universal (etic) é na realidade apenas local (emic), e o que se supunha ser muito especial e específico da sua própria cultura (emic) é na realidade mundial (etic). Os psicoterapeutas são semelhantes aos antropólogos, na medida em que o seu trabalho conduz frequentemente às mesmas descobertas a nível pessoal. Em psicoterapia de grupo, é muito comum as pessoas descobrirem que aquilo que sempre acreditaram ser uma verdade universal imutável - por exemplo, que os filhos de pais divorciados acabam sempre por ter problemas nos seus próprios casamentos - acaba por ser uma crença que se instalou nas suas próprias famílias e que pode não ser partilhada por outros. Mas, nos mesmos grupos, as pessoas também descobrem que aquilo que sempre pareceu ser horrivelmente, ou excitantemente, único nelas próprias - um desvio sexual, por exemplo - acaba por ser uma caraterística de pelo menos um, e por vezes de muitos mais, dos outros membros do grupo: um universal do comportamento humano, de facto.

A psicanálise tem sido criticada porque assume que o que é verdade para as pessoas que têm problemas é também verdade para as pessoas que não os têm. Os psiquiatras podem ser criticados pelo inverso: assumem demasiadas vezes que as pessoas que os consultam têm uma perturbação e que, por isso, o que as perturba é de uma ordem diferente do que perturba as pessoas "normais". Não existe uma resposta correcta sobre o que é universal e o que é particular. É mais uma questão de saber como é que se vai utilizar a distinção. Um problema análogo ocorre quando se considera a psicoterapia em diferentes culturas. Haverá uma psicoterapia transcultural, baseada em elementos etic, que seja universal? Ou será que é necessária uma abordagem psicoterapêutica diferente para cada cultura, a abordagem transcultural? Se a segunda hipótese for verdadeira, a psicoterapia psicanalítica, a terapia cognitivo-comportamental e os outros métodos amplamente utilizados no mundo desenvolvido só são relevantes para a cultura dominante no mundo desenvolvido. Se a primeira for verdadeira, então há valor na aplicação destes métodos noutros contextos culturais e também na aplicação de métodos de cura que são tradicionais noutras culturas, na cultura ocidental.

A referência à cultura ocidental, ou aos métodos ocidentais de psicoterapia, realça a importância da diferença cultural, mas é uma simplificação excessiva.

As pessoas já não precisam de ir ao estrangeiro para encontrar outras culturas; as culturas estão a ser misturadas pelo marketing internacional, pela migração, pela televisão por satélite e, agora, pela Internet. Os cartazes da Coca-Cola são omnipresentes na Zâmbia, a maioria dos pubs do Reino Unido tem uma noite de karaoke, as pessoas no Paquistão assistiram à cobertura da guerra do Golfo feita pela CNN, etc. Os curandeiros muçulmanos tradicionais, que utilizam métodos muito pouco diferentes dos utilizados pelos seus colegas na África Oriental ou no Golfo, exercem a sua atividade em Bradford e Ealing. A medicina tradicional chinesa, a medicina ayurvédica, a cura espiritual e a adivinhação são praticadas perto da maioria das ruas principais de muitas cidades europeias e norte-americanas. Os praticantes de psicoterapias ocidentais estabelecidas têm, até agora, tomado pouco conhecimento deste fenómeno, mas ele tem estimulado alguma consideração sobre o que outras culturas têm para oferecer à psicoterapia ocidental, quer para o estudo de universais culturais em psicoterapia (Pentony, 1981; Calvert *et al,* 1988; Gerber, 1994), quer através de empréstimos directos de técnicas psicoterapêuticas, sendo a mais famosa a abordagem de terapia de rede de Speck & Attneave (1973), que se baseou em rituais tribais Navajo.

Outros autores sublinharam o potencial contributo das abordagens filosóficas e psicológicas orientais para a psicoterapia ocidental (Kang, 1990; Atwood & Maltin, 1991) e este tópico merece uma análise própria.

Barreiras étnicas a uma psicoterapia eficaz

As diferenças culturais não são o único obstáculo a uma psicoterapia eficaz. As diferenças físicas, biologicamente insignificantes mas socialmente salientes, podem também demarcar grupos étnicos cujo acesso à psicoterapia seria impedido pela organização do serviço de psicoterapia ou pelas características dos profissionais. Entre as barreiras específicas contam-se o racismo e um grupo de factores mal definidos, muitas vezes incluídos na designação de incompatibilidade étnica.

Racismo

Não é possível exercer a psicoterapia sem adotar valores como a não discriminação e o respeito pela diferença. Poucos psicoterapeutas podem, portanto, encarar com equanimidade a possibilidade de eles, ou os seus serviços, serem racistas, na medida em que discriminam pessoas de grupos étnicos, particularmente aquelas cuja cor de pele é diferente da sua. Um elemento importante do racismo é o desejo de manter o poder sobre os outros. Embora as minorias étnicas possam formar uma elite dirigente, isso é invulgar. Na maior parte das vezes, pertencer a uma minoria étnica significa também pertencer a uma classe inferior, ter menos rendimentos, estar mais exposto ao crime e viver num bairro pior do que o da maioria.

O racismo aberto implica o uso aberto do poder sobre os outros; o racismo encoberto implica o seu uso secreto ou disfarçado. O racismo encoberto pode funcionar em qualquer situação, mas é particularmente preocupante quando as pessoas estão em posição de exercer poder sobre os outros: por exemplo, em entrevistas de nomeação, na seleção de candidatos para formação em psicoterapia ou na seleção de pessoas para tratamento. Os participantes nestas situações podem não estar conscientes do seu preconceito racial, que pode funcionar com base nalguma caraterística relacionada com a etnia e não com a própria etnia. A monitorização das consultas no Serviço Nacional de Saúde (SNS) tornou-se uma norma e também se obtêm informações étnicas sobre os utentes das clínicas do SNS, embora raramente sejam utilizadas para auditar a avaliação ou o tratamento psicoterapêutico.

As instituições de formação e as clínicas privadas também devem implementar o controlo se quiserem evitar o racismo.

A monitorização não é uma resposta completa ao racismo porque não aborda aquilo a que se pode chamar racismo passivo, a incapacidade de reconhecer e ter em conta a inacessibilidade dos psicoterapeutas e dos seus serviços a pessoas de minorias étnicas. A inacessibilidade pode surgir por falta de conhecimentos, por falta de tempo ou de dinheiro, ou devido a um preconceito contra a psicoterapia por parte dos referenciadores, que podem partilhar os sentimentos expressos por Carothers (1953) de que os africanos (ou asiáticos, ou outros membros de minorias étnicas) exprimem a angústia em termos religiosos ou físicos e, por isso, são incapazes de recorrer ao tratamento pela fala. Esta crença, por muito benevolente que seja, é em si mesma racista se se basear num estereótipo e não numa avaliação da pessoa em causa. Existem diferenças culturais na probabilidade de a angústia ser somatizada, ou na aceitabilidade de uma explicação psicológica baseada na culpa, em vez de, por exemplo, uma explicação sobrenatural. Pode parecer óbvio afirmar que estes diferentes pontos de vista se encontram, no entanto, em todas as culturas, em certa medida, e que não se deve presumir que uma determinada pessoa os tenha ou não.

Um serviço pode também ser inacessível porque parece demasiado distante, demasiado antipático ou demasiado estranho. Lago & Thompson (1996) descrevem uma organização fictícia de aconselhamento "We listen and we care" e submetem-na a uma análise pormenorizada da forma como perpetua a sua clientela predominantemente branca da classe média. As clínicas ou serviços que pretendam abordar o racismo passivo poderão utilizar o método de Lago e Thompson para uma análise semelhante da sua própria organização.

Desfasamento étnico

Uma psicoterapia eficaz exige que exista uma língua ou cultura comum suficiente para a comunicação de opiniões e sentimentos. Os curandeiros tradicionais não hesitam em utilizar tradutores, mas a importância de compreender as nuances das palavras para as psicoterapias ocidentais levou muitos profissionais a assumir que uma psicoterapia útil exige que o terapeuta e o cliente sejam ambos fluentes na língua escolhida para a terapia.

No entanto, um estudo concluiu que os clientes de língua espanhola que utilizaram um intérprete para falar com o terapeuta disseram que receberam mais ajuda e foram melhor compreendidos do que os mexicanos-americanos bilingues que utilizaram o inglês para falar com os terapeutas (Kline *et al,* 1980).

Partilhar uma língua comum não é suficiente para partilhar uma cultura comum. Por vezes, parte-se do princípio de que as diferenças culturais são tão profundas que uma psicoterapia eficaz exige que o terapeuta não só partilhe uma língua, mas também seja do mesmo grupo étnico que o paciente. Os estudos de resultados sugerem que isto pode resultar numa maior adesão aos serviços e num menor abandono, mas este efeito tende a ser mais acentuado em grupos minoritários menos assimilados, por exemplo, asiático-americanos nos EUA, e é confundido pelas diferenças linguísticas (Sue *et al,* 1994). A análise *de* Sue *et al.* sugere também que a etnia funciona como atrativo, um dos factores que os psicólogos sociais reconhecem como influenciando o desenvolvimento do conhecimento, mas não a evolução dos conhecidos para amigos. Actua como uma barreira ao conhecimento mas, uma vez conhecido, é muito menos uma barreira ao desenvolvimento de uma relação mais próxima entre o terapeuta e o paciente.

As provas sugerem que a relação entre a correspondência étnica e o resultado dos pacientes que permanecem em tratamento é muito mais fraca e pode variar em função de outros factores que variam com a etnia, como a identificação com uma cultura minoritária, a língua, os valores, o estatuto socioeconómico e a atratividade. A correspondência étnica entre o terapeuta e o cliente pode também ser mais importante para as pessoas que não estão familiarizadas com o grupo étnico maioritário, o que pode acontecer com imigrantes recentes ou com membros de minorias culturalmente isoladas.

A correspondência étnica nem sempre é uma opção viável, particularmente em países como o Reino Unido, onde o número de terapeutas é limitado. Os resultados da investigação sugerem que uma solução alternativa consiste em aumentar a familiaridade com que os membros das minorias étnicas encaram os psicoterapeutas e os seus serviços. A criação de serviços ou clínicas específicas pode ser conseguida através da participação de membros influentes de grupos minoritários locais em conselhos de administração ou noutros cargos de influência. Poderá também ser necessário rever uma das regras de ouro da psicoterapia individual e incluir terceiros no tratamento (Roder & Hersfeld, 1995) que possam atuar como "pontes" culturais (Heilman & Witztum, 1994) entre o terapeuta e o paciente.

Consideração da cultura em psicoterapia

Sue *et al* (1994) citam estudos que mostram o impacto da cultura na presumível etiologia, na expressão dos sintomas, na avaliação e no tratamento das perturbações psicológicas. Todos estes factores afectam a psicoterapia e a sua prática. No entanto, nunca é demais sublinhar a heterogeneidade cultural e histórica dos grupos de minorias étnicas. É muitas vezes perturbador para um expatriado britânico ser misturado com outros cidadãos estrangeiros - por exemplo, russos, dinamarqueses, italianos e alemães - como um europeu e ser-lhe atribuídas atitudes e valores "europeus". A Europa tem sido substancialmente mais homogénea na sua história e na sua religião do que muitas outras partes do mundo, e as generalizações sobre os asiáticos ou os africanos são provavelmente ainda mais aproximadas do que as generalizações sobre os europeus.

Os psicoterapeutas que trabalham em comunidades que contêm minorias étnicas - e isso significa provavelmente qualquer pessoa que trabalhe nos EUA ou no Reino Unido - podem precisar de ter algum conhecimento da cultura de cada uma delas, e ter algum conhecimento específico das categorias que essa cultura atribui às causas e ao tratamento de perturbações psicológicas. Ivey *et al* (1993) apresentam uma possível estrutura para o fazer. Sugerem que os conselheiros façam uma lista das "mensagens" que receberam sobre os seguintes aspectos: expectativas de vida, relações familiares, regras de género, casamento e linguagem. Os autores apresentam as mensagens que um estudante americano de aconselhamento, de origem irlandesa e inglesa, recebeu. As mensagens são muito diferentes. As mensagens irlandesas-americanas sobre a língua incluem o seguinte: "as palavras são poesia, uma expressão de emoção. Têm beleza mas não têm realidade e podem sempre ser trocadas por outras melhores...". As mensagens "britânico-americanas" são as seguintes: "A língua é lei... As palavras são específicas e vinculativas" (Ivey *et al,* 1993). Estas mensagens têm claramente implicações muito diferentes para a prática da psicoterapia ou do aconselhamento.

Factores culturais na expressão de sintomas

Sintomas psicológicos específicos ou grupos de sintomas podem estar associados a muitas culturas.

No mundo desenvolvido, o auto-envenenamento, as perturbações alimentares e a perturbação da personalidade borderline são exemplos flagrantes. As descrições anteriores destes fenómenos como síndromas ligados à cultura tendiam a torná-los curiosos e impediam a compreensão da sua relação com preocupações pessoais e culturais específicas. O canibalismo do windigo, a agressividade frenética do amok, a síndrome de perda de sémen (dhat), a neurastenia e todos os outros fenómenos podem também ser encontrados na prática psiquiátrica do mundo desenvolvido, embora possam ser "lidos" de forma diferente, como uma componente da perturbação da personalidade ou uma manifestação de uma perturbação do humor.

Para um psiquiatra que tenha crescido no Reino Unido numa cultura de boa forma física, em que a forma de uma pessoa é tanto o seu destino como um produto pessoal, os motivos de uma pessoa com anorexia nervosa podem não ser culturalmente distónicos. Um psiquiatra que tenha crescido numa cultura em que ser magro é a condição geral, e ser gordo é uma medida de sucesso, pode ter mais dificuldade em sentir empatia, mas pode ter menos dificuldade em relacionar-se com a pessoa com neurastenia, cuja exaustão é apenas um exagero de uma condição que é endémica entre as pessoas que ainda trabalham fisicamente para viver.

O problema das perturbações codificadas culturalmente não é o facto de serem doenças novas, para as quais é necessário desenvolver novos tratamentos, mas sim expressões de perturbações comuns na linguagem de uma determinada cultura que os psicoterapeutas têm de ser capazes de compreender para poderem estabelecer uma relação terapêutica. A incompreensão pode levar ao fracasso do tratamento ou mesmo, por vezes, a um tratamento incorreto. O sobrediagnóstico da esquizofrenia em anglo-caribenhos pode ser menos problemático desde o trabalho de Littlewood & Lipsedge (1988), mas a falta de imaginação por parte dos clínicos que não estão dispostos a colocar-se numa cultura diferente e no lugar de outra pessoa pode ainda impedir um tratamento eficaz. Schreiber (1995) descreve um paciente, um dos inúmeros etíopes obrigados pelo governo comunista a abandonar as suas casas e a caminhar para territórios novos e desconhecidos, cujas múltiplas perdas precederam uma perturbação que foi inicialmente diagnosticada como asma e depois como psicose, mas que respondeu aos métodos tradicionais de purificação e à psicoterapia de apoio.

Devereux (1980) propõe que aquilo a que chama perturbações étnicas tem um padrão cultural que está relacionado com o empobrecimento, a desdiferenciação e a desindividualização. O clínico ou terapeuta que compreende a cultura pode prever o padrão e, por conseguinte, compreender a angústia do cliente num quadro cultural e planear intervenções adequadas.

Factores culturais na etiologia presumida

Varma (1985) considera que existem diferenças entre as etiologias indiana e ocidental no que respeita às necessidades biológicas, às inter-relações sociais, aos estilos cognitivos e aos sistemas de valores. Varma cita valores cósmicos, existenciais e espirituais. Muitos outros autores no domínio transcultural descreveram a ênfase na "espiritualidade" e nas crenças transcendentes nas explicações dadas às perturbações psicológicas em muitas culturas do mundo em desenvolvimento, e a sua ausência nas etiologias do Ocidente. A psicanálise é uma exceção parcial, uma vez que coloca uma ênfase considerável em valores como o autocontrolo, a autonomia e a independência, mas mesmo estes permanecem, na perspetiva de outras culturas, solipsistas (Neki, 1976).

Os Baganda do Lago Vitória acreditam que há duas formas de cura: forte e fraca. Os métodos fortes, ou ocidentais, são bons para algumas doenças e os métodos fracos, ou tradicionais, para outras (Orley, 1970). É possível que pessoas racionais combinem explicações etic e emic da doença. O médico pode considerar que uma perturbação psicológica suficiente conduzirá a alterações neuroquímicas e a consequências fisiológicas características que podem ser detectadas em pessoas com perturbações psicológicas em todo o mundo, independentemente da língua ou da cultura. Pode ainda considerar que a perda ou a ameaça à identidade ou à sobrevivência são factores de stress universais que podem levar a perturbações psicológicas. O médico pode não sentir qualquer incoerência em pensar também que a natureza da perda, ou a forma como a identidade é vulnerável, e as medidas pessoais e sociais que são tomadas para compensar a perda ou proteger-se contra a vulnerabilidade, serão codificadas culturalmente. A aceitabilidade da combinação de um tratamento físico com uma procura do sentido do problema decorre da racionalidade de acreditar que a depressão e a ansiedade são simultaneamente perturbações físicas e indícios de um mal-estar existencial ou espiritual.

O curandeiro tradicional de Zanzibar que combina um extrato de planta com uma oração está, portanto, a ser tão racional como o médico de família que prescreve Prozac e encaminha o doente para um conselheiro.

A explicação habitual para as perturbações psicológicas em Zanzibar é a possessão por espíritos. Num estudo de entrevistas a curandeiros tradicionais de Zanzibar, Tantam (1993) descobriu que a maioria dos curandeiros atribuía o início da possessão por espíritos a uma viagem a Pemba (a ilha vizinha), ao encontro com um homem branco ou ao descanso debaixo de uma árvore grande. Sintomas semelhantes em Stoke-on-Trent também podem ser atribuídos a uma experiência desconhecida e ameaçadora, como uma viagem ao estrangeiro, mas um residente do Reino Unido pode dizer que os seus sintomas se devem a um "choque" ou a estar "fora de si". Existe um ponto comum sobre os estímulos desencadeantes da ansiedade, mas não existe um ponto comum sobre os meios pelos quais o estímulo desencadeante produz os sintomas.

Um sistema etiológico transcultural deve, portanto, incluir elementos etic, universais, e permitir e respeitar as variantes emic da expressão.

É um tipo de história em que a narrativa tem de conseguir alguma correspondência com o que outros observaram e registaram, mas também pode incluir o significado do acontecimento para o contador de histórias ou para o público. A história de Zanzibari sobre a árvore baobá é que os espíritos andam à volta dessas árvores e que alguém suficientemente imprudente para descansar debaixo de uma delas é muito suscetível de ser perseguido por um espírito à procura de casa. A história cognitivo-comportamental pode ser que uma árvore muito grande num lugar solitário é um estímulo de medo incondicionado, e que uma pessoa propensa à ansiedade, experimentando alguns sintomas físicos de medo, pode então prestar atenção a eles e tirar conclusões catastróficas a partir deles. A história psicodinâmica pode ser a de que uma pessoa confrontada com uma árvore imponente pode voltar a sentir-se como uma criança na presença de um dos pais e, se esse pai era punitivo ou rejeitador, esta experiência regressiva pode desencadear no adulto a mesma ansiedade que a presença real do pai pode ter provocado na criança. Cada uma destas histórias contém os elementos etic de um conceito de vulnerabilidade pessoal, uma categoria de perigo não físico, um conceito de doença e um relato plausível que liga os três.

A natureza do relato contém elementos êmicos que têm um sentido particular numa determinada cultura: um relato espiritual numa cultura fortemente muçulmana, um relato individual numa cultura que sublinha a autonomia e o autocontrolo, e um relato de desenvolvimento numa cultura que sublinha a importância da família nuclear na formação da personalidade.

A validade destes relatos não é o grau de proximidade com a verdade, mas sim o grau de fidelidade à cultura e à visão pessoal do doente.

Factores culturais na avaliação

As abordagens psicoterapêuticas do mundo desenvolvido pressupõem normalmente uma auto-revelação considerável por parte do cliente e um relativo anonimato por parte do terapeuta. Isto pode ser contrário às proibições culturais contra a auto-revelação a estranhos. A mentalidade psicológica e a autonomia, que são frequentemente consideradas como indicações para a psicoterapia em clientes ocidentalizados (Coltart, 1987), podem também ser inaceitáveis numa cultura onde os valores religiosos e de grupo são dominantes, como é o caso de algumas partes da Índia (Hoch, 1990). A própria recolha de história pode ser suspeita. Nalgumas zonas da Nigéria, prevalece a crença de que os curandeiros mais poderosos sabem qual é o problema da pessoa antes de ela dizer alguma coisa. De acordo com este ponto de vista, fazer um historial é um sintoma de fraqueza terapêutica.

A avaliação de pessoas para psicoterapia no mundo desenvolvido envolve normalmente elementos técnicos e culturalmente específicos, tais como a verificação de sintomas de depressão ou a determinação da mentalidade psicológica, mas também envolve o facto de a pessoa contar a sua história. É difícil pensar numa cultura que não tenha uma tradição de contar histórias. Embora a interpretação da razão pela qual um acontecimento se segue a outro possa diferir consideravelmente de cultura para cultura, os elementos éticos estão fortemente representados na forma da narrativa e existe uma homologia entre estes elementos formais da narrativa e as relações humanas que são a sua referência (Gardner, 1972). Isto é verdade tanto para a cultura ocidental como para as outras. Storr (1986) escreve: "Quando contamos ou lemos aos nossos filhos contos populares ou de fadas, apresentamos-lhes ... a capacidade humana de criar padrões, de estruturar acontecimentos que, separadamente, podem parecer não ter qualquer significado ou relevância, num todo interligado ... esta é uma dádiva curativa. Estamos a reconstruir a vida ... podemos deliberadamente tentar dar sentido à confusão e à miséria, distanciando-nos o suficiente para dar forma à nossa experiência".

O facto de as pessoas contarem a sua história permite dar livre curso às presunções culturais ou sociais sobre a causalidade, mas estabelece quais as experiências recentes que a pessoa escolhe tornar salientes, quais foram os seus antecedentes e quais foram as suas consequências (Hyden, 1995). Lederer (1959) ilustra esta situação através de um relato de um caso do século XVI em que foi dada uma explicação religiosa aos factores de manutenção, de acordo com os valores e crenças prevalecentes na época.

Cultura e tratamento psicológico

Os estudos sobre os resultados das psicoterapias mostram consistentemente que as semelhanças entre as terapias são responsáveis por muito mais variações nos resultados do que as suas diferenças (Stiles *et al*, 1986). Existem poucos estudos comparativos entre psicoterapias não ocidentais e ocidentais. Num estudo realizado em Porto Rico, Koss (1987) examinou a expetativa de melhoria e a perceção de melhoria dos utentes de psicoterapia de um *centro de* saúde mental comunitário e dos frequentadores de um *centro* espírita e descobriu que os pacientes de psicoterapia e os frequentadores de um *centro* espírita não diferiam nas suas classificações da mudança do resultado esperado para o percebido, mas as expectativas dos frequentadores do *centro* espírita eram mais elevadas. Uma explicação possível é que diferentes factores afectam o envolvimento com o tratamento e o seu efeito. Neki *et al* (1985), na sua revisão da aplicabilidade das psicoterapias ocidentais, referem-se a este facto quando escrevem: "Afinal de contas, o terapeuta tem de atrair e manter o paciente antes de poder esperar qualquer coisa dele".

Noutro lugar, Tantam (1995) sugeriu que uma psicoterapia ou avaliação psicoterapêutica bem sucedida requer que o "sabor" do tratamento seja palatável para o cliente antes que o valor "alimentar" do tratamento possa ser absorvido. O "sabor" tem sido estudado tanto em psicoterapeutas como nos seus clientes. Royce & Muehlke (1991) descobriram que os psicoterapeutas que adoptam terapias racionais tendem a fazer atribuições externas e os terapeutas exploratórios a fazer atribuições internas. Davies & Drummond (1990) e Calvert *et al* (1988) verificaram que os resultados melhoravam quando os clientes que externalizavam eram tratados por psicoterapeutas que utilizavam um enfoque externo ou quando os pacientes que internalizavam eram tratados por terapeutas que utilizavam um enfoque interno. Nos termos que utilizámos anteriormente neste capítulo, externo *vs* interno é um elemento êmico da terapia, e sugerimos que isto é geralmente verdade: que os elementos êmicos são o sabor da terapia que tem o seu maior impacto na adesão, enquanto os elementos "alimentares" do tratamento são os elementos invariantes que se relacionam com a psico ou sociobiologia. Noon & Lewis (1992) chegam a uma conclusão semelhante, depois de terem comparado as psicoterapias japonesa e "euro-americana". Cada abordagem tem, segundo eles, objectivos comparáveis que evidenciam "valores universais na definição do "eu" em pleno funcionamento", mas os meios que os japoneses consideram aceitáveis para atingir esses objectivos diferem dos americanos devido a diferentes pressupostos culturais sobre individualismo e relacionamento.

A medicina ocidental é um produto cultural que tem um sabor amplamente aceite. Os tratamentos psicológicos cujos elementos emic são retirados da cultura da medicina ocidental são, por conseguinte, susceptíveis de ter uma boa aceitação transcultural. Um desses tratamentos é a intervenção familiar na esquizofrenia, baseada num modelo de doença mental (Zhang *et al*, 1994).

As psicoterapias interpretativas são, por outro lado, ricas em elementos emic e o seu sabor pode ser desagradável para os indivíduos não ocidentalizados. Se estes elementos êmicos são essenciais para a abordagem, então isso impediria qualquer validade transcultural. No entanto, um modelo de psicoterapia interpretativa, o modelo narrativo, permite a identificação de elementos éticos mesmo nesta abordagem aparentemente ligada à cultura. Howard (1991) resume alguns destes elementos, seleccionando, numa revisão da literatura, autores que "vêem o desenvolvimento da identidade como uma questão de construção de histórias de vida; a psicopatologia como instâncias de histórias de vida que correram mal; e a psicoterapia como exercícios de reparação de histórias". Kirmayer (1993) propõe que a base transcultural da psicoterapia é a cura simbólica, e que esta tem de lidar com um mito ou história culturalmente determinada sobre o self e a realidade da "experiência dada pelo corpo" (elemento etic). O funcionamento pessoal é determinado pelo grau em que o mito sobre o self e a experiência dada pelo corpo estão em registo, e isto é determinado pelas metáforas - construções imaginativas ou encenações - que são os elementos emic que ligam os dois.

Uma psicoterapia eficaz fornece novas metáforas que se ajustam melhor à realidade psicobiológica, a outras metáforas que o cliente possa utilizar e aos valores e crenças da cultura do cliente.

Existem algumas provas publicadas sobre a utilidade de uma forma de terapia narrativa transcultural. Trata-se do "testemunho", que tem sido utilizado para ajudar as vítimas de tortura a ultrapassar as sequelas psicológicas das suas experiências na Bósnia (Weine & Laub, 1996), no Chile e no Camboja (Morris *et al*, 1993).

Implicações para a prática

Qualquer psicoterapia ou cura tradicional eficaz deve basear-se no tipo correto de relação entre o terapeuta e o cliente. Os valores que estão normalmente associados a esta relação no Ocidente podem não se aplicar noutras culturas ou quando se trabalha com pessoas de outras culturas. Os curandeiros tradicionais, de acordo com as observações de um de nós, não passam necessariamente tempo a ouvir os relatos dos clientes sobre os seus sintomas (Tantam, 1993).

No entanto, parecem aceitar os clientes e as suas preocupações, o que pode ser uma caraterística universal (etic) de uma relação de cura. Os curandeiros tradicionais também ocupam posições de considerável respeito na sua comunidade, o que também pode ser um requisito universal para uma psicoterapia eficaz. Finalmente, a empatia é frequentemente citada como uma caraterística importante dos curandeiros em todas as culturas.

Os ambientes de cura diferem consideravelmente na sua localização e na sua parafernália física. É evidente que um dos obstáculos à utilização dos serviços de psicoterapia ocidentais é o facto de muitos potenciais utilizadores não estarem familiarizados com o local. Este tipo de barreira é um exemplo de "racismo institucional". A familiaridade pode ser aumentada através do envolvimento de membros das minorias étnicas locais no serviço, através de oportunidades para visitar o serviço informalmente e através de uma "correspondência étnica" entre o pessoal de terapia e o restante pessoal.

Os rituais terapêuticos dão um sabor particular às práticas de cura que pode torná-las desagradáveis para pessoas de outras culturas. É uma boa prática reconhecer os limites da competência e, por isso, saber quando os rituais da psicoterapia ocidentalizada são demasiado estranhos à experiência dos potenciais clientes. Nestes casos, a colaboração com outros curandeiros tradicionais pode ser uma melhor opção. No entanto, o que pode ser verdade para algumas pessoas de um determinado grupo étnico pode não ser verdade para todas as pessoas desse grupo ou de outras minorias étnicas. O alargamento da aplicabilidade cultural de um determinado método terapêutico deve ser considerado como uma possível resposta às necessidades das pessoas de culturas que não deram origem ao método. Os métodos possíveis para o fazer envolvem a utilização de pessoas da cultura em causa como "ponte".

De acordo com uma escola de pensamento, a psicoterapia ocidentalizada envolve o mito tão fortemente como os métodos de cura de outras culturas. Os mitos funcionam como histórias exemplares e ajudam a orientar o tratamento psicológico que é, de acordo com este ponto de vista, um processo de contar e recontar histórias. Os profissionais que defendem este ponto de vista estão numa posição forte para poderem incorporar elementos míticos de outras culturas no estudo que fazem com o cliente, podendo assim desenvolver uma psicoterapia que é culturalmente sintónica para essa pessoa, mantendo a disciplina de uma estrutura narrativa que é fiel à sua própria teoria da psicoterapia.

As culturas não são homogéneas. Até certo ponto, cada pessoa tem a sua própria cultura. Aprender sobre o impacto da cultura na psicoterapia, trabalhando com pessoas de diferentes grupos étnicos, pode sensibilizar o terapeuta para questões que são relevantes mesmo para trabalhar com pessoas do seu próprio grupo étnico.

As generalizações sobre a psicoterapia transcultural envolvem muitas vezes estereótipos. Uma das generalizações e estereótipos mais comuns é a de que as pessoas de grupos étnicos que não sejam brancos europeus não têm mentalidade psicológica e não podem, portanto, beneficiar da psicoterapia ocidental "baseada na linguagem verbal". Este pressuposto não é consistente com os resultados da investigação (Sue *et al*, 1994) e pode perpetuar práticas racistas.

O estudo das práticas de cura de muitos dos grupos étnicos que estão em minoria na Europa, Australásia e América do Norte oferece um potencial considerável para inovações na prática e para a investigação de universais culturais em psicoterapia. O trabalho transcultural tem sido descrito como uma quarta força (depois das abordagens psicodinâmica, cognitivo-comportamental e existencial) no aconselhamento (Ivey *et al*, 1993). É altura de mais psicoterapeutas reconhecerem a sua importância.

As diferenças étnicas têm, de facto, um efeito independente na psicoterapia, mas podem ser menos importantes do que a cultura. A aculturação progressiva ocorre na segunda e terceira geração de imigrantes numa cultura, e com ela diminui a necessidade de uma abordagem psicoterapêutica específica para pessoas dessa minoria étnica (Sanchez & Mohl, 1992).

REFERÊNCIAS

Atwood, J. D. & Maltin, L. (1991) Putting Eastern philosophies into Western psychotherapies. *American Journal of Psychotherapy,* 45, 368-382.

Bollard, C. (1981) Non verbal approach in transcultural psychiatry (abordagem não verbal em psiquiatria transcultural). *Medecine Tropicale,* 41, 279-281.

Calvert, S., Beutler, L. & Crago, M. (1988) Psychotherapy outcome as a function of therapist-patient matching on selected variables. *Journal of Social and Clinical Psychology,* 6, 104-117.

Carothers, J. (1953) *The African Mind in Health and Disease-a Study in Ethnopsychiatiy.* Genebra: Organização Mundial de Saúde.

Coltart, N. (1987) Diagnosis and assessment for suitability for psychoanalytical psychotherapy. *British Journal of Psychotherapy,* 4, 127-134.

Davies, L. & Drummond, M. (1990) The economic burden of schizophrenia. *Psychological Bulletin,* 14, 522-525.

Devereux, G. (1980) Normal and abnormal. Em *Basic Problems of Ethnopsychiatiy* (eds B. Gulati & G. Devereux), pp. 1-34. Chicago: University of Chicago Press.

Frank, J. D. (1993) Os pontos de vista de um psicoterapeuta. Em *Non-specific Aspects of Treatment* (eds M. Shepherd & N. Sartorius). Berna: Huber.

Gardner, H. (1972) The structural analysis of protocols and myths: a comparison of the methods of Jean Piaget and Claude Levi-Strauss. *Semiotica,* 5, 31-30.

Gerber, L. (1994) Psychotherapy with Southeast Asian refugees: implications for treatment of Western patients (Psicoterapia com refugiados do Sudeste Asiático: implicações para o tratamento de pacientes ocidentais). *American Journal of Psychotherapy,* 48, 280-293.

Havenaar, J. M. (1990) Psychotherapy: healing by culture. *Psicoterapia e Psicossomática,* 53, 8-13.

Heilman, S. C. & Witztum, E. (1994) Patients, chaperones and healers: enlarging the therapeutic encounter. *Social Science and Medicine,* 39, 133-143.

Hoch, E. M. (1990) Experiências de formação em psicoterapia na Índia. *Psicoterapia e Psicossomática,* 53, 14-20.

Howard, G. S. (1991) Culture tales. A narrative approach to thinking, cross-cultural psychology, and psychotherapy. *American Psychologist,* 46, 187-197.

Hyden, L. C. (1995) The rhetoric of recovery and change. *Culture, Medicine and Psychiatry,* 19, 73-90.

Ivey, A., Ivey, M. & Simek-Morgan, L. (1993) *Counselling and Psychotherapy. Uma Perspetiva Multicultural.* 3ª ed.. Boston: Allyn and Bacon.

Kang, S. H. (1990) Formação e desenvolvimento da psicoterapia na Coreia. *Psicoterapia e Psicossomática,* 53, 46-49.

Kareem, J. & Littlewood, R. (1992) *Intercultural Therapy.* Oxford: Blackwell Science.

Kirmayer, L. J. (1993) Healing and the invention of metaphor: the effectiveness of symbols revisited. *Culture, Medicine and Psychiatry,* 17, 161-195.

Kline, F., Acosta, F., Austin, W., *et al* (1980) The misunderstood Spanish-speaking patient. *American Journal of Psychiatry,* 137, 1530-1533.

Koss, J. D. (1987) Expectations and outcome for patients given mental health care or spiritist healing in Puerto Rico. *American Journal of Psychiatry,* 144, 56-61.

Lago, C. & Thompson, J. (1996) *Race, Culture and Counselling.* Buckingham: Open University Press.

Lederer, W. (1959) Primitive psychotherapy. *Psychiatry,* 22, 255-265.

Littlewood, R. & Lipsedge, M. (1988) Psychiatric illness among British Afro-Caribbeans. *British Medical Journal,* 296, 950-951.

_____, Moorhouse, S. & Acharyya, S. (1992) The cultural specificity of psychotherapy. *British Journal of Psychiatry,* 161, 574.

Morris, P., Silove, D., Manicavasagar, V., *et al* (1993) Variations in therapeutic interventions for Cambodian and Chilean refugee survivors of torture and trauma: a pilot study. *Australian and New Zealand Journal of Psychiatry,* 27, 429-435.

Neki, J. (1976) Um exame do relativismo cultural da dependência como dinâmica das relações sociais e terapêuticas. II. Terapêutica. *British Journal of Medical Psychology,* 49, 11-22.

_____, Joinet, B., Hogan, M., *et al* (1985) The cultural perspective of therapeutic relationship- a viewpoint from Africa. *Ata Psychiatrica Scandinavica,* 71, 543-550.

Noon, J. M. & Lewis, J. R. (1992) Therapeutic strategies and outcomes: perspectives from different cultures. *British Journal of Medical Psychology,* 65, 107-117.

Orley, J. (1970) *Culture and Mental Illness (Cultura e Doença Mental).* Nairobi: East Africa Publishing House.

Pedersen, P., Draguns, J., Lonner, W., *et al* (1981) *Counselling across Cultures.* Hawaii: East-West Center.

Pentony, P., Draguns, J., Lonner, W., *et al* (1981) *Models of Influence in Psychotherapy.* New York: Free Press.

Roder, F. & Hersfeld, B. (1995) Psicoterapia de grupo para pacientes turcos com um tradutor - um relatório com comentários da primeira sessão de constituição. *Psychiatrische Praxis,* 22, 135-139 (em alemão).

Royce, W. S. & Muehlke, C. V. (1991) Therapists' causal attributions of clients' problems and selection of intervention strategies. *Psychological Reports,* 68, 379-386.

Sanchez, E. G. & Mohl, P. C. (1992) Psychotherapy with Mexican-American patients. *American Journal of Psychiatry,* 149, 626-630.

Schreiber, S. (1995) Migration, traumatic bereavement and transcultural aspects of psychological healing: loss and grief of a refugee woman from Begameder county in Ethiopia. *British Journal of Medical Psychology,* 68, 135-142.

Speck, R. & Attneave, C. (1973) *Family Process.* New York: Pantheon.

Stiles, W., Shapiro, D. & Elliott, R. (1986) Are all psychotherapies equivalent? *American Psychologist,* 41, 165-180.

Storr, C. (1986) Folk and fairy tales. *Children's Literature in Education,* 17, 63-70.

Sue, D. & Sue, S. (1990) *Counseling the Culturally Different. Theory and Practice* (2ª ed.). Chichester: Wiley.

Sue, S., Zane, N. & Young, K. (1994) Research on psychotherapy with culturally diverse populations. Em *Handbook of Psychotherapy and Behaviour Change.* 4th edn (eds A. Bergin & S. Garfield), pp. 783-820. Nova Iorque: Wiley.

Tantam, D. (1993) Exorcism in Zanzibar: an insight into groups from another culture, *(Group Analysis,* 26, 251-260).

______ (1995) Porquê selecionar? Em *The Art and Science of Psychotherapy Assessment* (ed. C. Mace). London: Routledge.

Varma, V. (1985) The Indian mind and psychopathology. *Integrative Psychiatry,* 3, 290-296.

Weine, S. & Laub, D. (1995) Narrative constructions of historical realities in testimony with Bosnian survivors of "ethnic cleansing". *Psychiatry,* 58, 246-260.

Zhang, M., Wang, M., Li, J., *et al* (1994) Randomised-control trial of family intervention for 78 first-episode male schizophrenic patients. Um estudo de 18 meses em Suzhou, Jiangsu. *British Journal of Psychiatry,* Suppl. 24, 96-102.

CAPÍTULO 18
PSICOTERAPIA DAS PERTURBAÇÕES DA INFÂNCIA

PAUL GARFIELD e RORY NICOL

As terapias psicológicas, sob muitas formas, constituem a principal forma de tratamento para crianças com problemas de saúde mental. Neste capítulo, concentrar-nos-emos na descrição das abordagens que são apoiadas por provas de investigação. Isto pode ser em termos do processo de terapia ou das tentativas de avaliar os resultados. Primeiro, porém, é necessário considerar algumas das características especiais da psicoterapia com crianças.

Algumas particularidades da psicoterapia infantil

O primeiro ponto é que as crianças e os adolescentes com problemas não se apresentam, em geral, a pedir psicoterapia: são trazidos, geralmente por um dos pais, muitas vezes encaminhados pela escola ou, em caso de rutura familiar, por um assistente social. O efeito do comportamento da criança na família pode ter sido uma consideração importante ou a criança pode ter sido utilizada como "bilhete de entrada" para obter ajuda para outras dificuldades familiares. Por estas razões, o problema deve ser visto num contexto social alargado que, no caso de crianças em idade escolar ou adolescentes, incluirá as perspectivas da família, dos professores e dos colegas.

Em segundo lugar, porque as crianças estão tão intimamente ligadas ao seu ambiente imediato, a unidade de terapia incluirá outras pessoas significativas. Na prática mais tradicional, é habitual que os pais sejam consultados para orientação, aconselhamento e apoio, bem como a criança que pode ser a destinatária da terapia. Na terapia familiar conjunta, a tónica mudou ainda mais. A criança é vista como parte de um sistema social familiar em que cada membro da família influencia todos os outros e a expressão superficial do problema pode ser uma expressão de mecanismos de feedback negativo entre as interacções sociais no seio da família. Num outro grupo de abordagens, com origem na tradição da consulta de saúde mental, a terapia pode não incluir diretamente a criança (Caplan, 1970).

Em terceiro lugar, a terapia pode ser, e de facto deve ser, realizada em vários contextos para além do ambulatório ou da unidade de internamento; por exemplo, a escola ou o lar residencial de acolhimento de crianças. A avaliação dos resultados da psicoterapia com crianças requer perspectivas multidimensionais e multisituacionais sensíveis à idade e à fase de desenvolvimento da criança.

Em quarto lugar, a fase de desenvolvimento da criança é um fator importante a ter em conta no planeamento da terapia e na avaliação dos resultados e, frequentemente, um objetivo importante da terapia será facilitar o desenvolvimento e não fazer com que a criança regresse ao funcionamento pré-mórbido (Achenbach, 1986).

Tal como acontece com outras formas de psicoterapia, o diagnóstico da perturbação da criança não é o único, ou mesmo o mais importante, fator de previsão do resultado. As qualidades que o terapeuta é capaz de trazer para o processo têm-se revelado importantes. Isto foi demonstrado pelo trabalho de Truax e seu grupo (Truax & Carkhuff, 1967) e mais recentemente por Kolvin *et al* (1981). Existem também algumas evidências que sugerem que as crianças que acreditam que os problemas e as soluções dependem do que fazem (crenças de contingência) e que têm algum controlo sobre os seus problemas (crenças de controlo) têm uma melhor resposta sintomática à terapia, seja ela psicodinâmica, cognitiva ou comportamental (Weisz, 1986). Uma vez que as crianças são normalmente trazidas para tratamento por outras pessoas, pode ser produtivo centrar-se nas suas crenças de controlo e contingência (Braswell *et al,* 1985).

Finalmente, a questão de saber se a psicoterapia "funciona" é uma questão estéril. Deveríamos estar a perguntar que forma de terapia funciona para que criança, com que tipo de problema e em que condições. Foram feitos alguns progressos em direção a este objetivo, como veremos a seguir.

Passaremos agora a explorar mais pormenorizadamente algumas das linhas de investigação mais promissoras. A apresentação será organizada em torno de uma série de áreas problemáticas comuns. No estado atual dos conhecimentos, esta organização é mais útil do que tentar seguir sistemas de classificação formais.

Perturbações afectivas

As terapias utilizadas com adultos deprimidos foram adaptadas a grupos etários mais jovens, e incluem a terapia cognitivo-comportamental e a terapia interpessoal.

Existem algumas provas da eficácia da terapia cognitivo-comportamental, enquanto a investigação dos resultados das terapias psicodinâmicas desenvolvidas especificamente para crianças é menos extensa. Foram efectuados poucos estudos sobre a eficácia da terapia familiar com crianças deprimidas.

Terapia cognitiva

A terapia cognitiva para a depressão, eficaz em adultos, foi adaptada para crianças e adolescentes (Stark *et al,* 1991). O raciocínio é que a depressão nas crianças, tal como nos adultos, tem os mesmos mecanismos (ver capítulo 2 para uma descrição completa), estando associada a um estilo de atribuição desadaptativo (ou esquema cognitivo) que resulta numa série de distorções cognitivas negativas aplicadas ao eu, ao mundo exterior e ao futuro.

A terapia cognitiva tem como objetivo identificar os padrões de pensamento negativos habituais e automáticos e ajudar a criança a gerar cognições mais adaptativas que possam substituir o pensamento desadaptativo. Sessões breves e direccionadas em formato de grupo podem ser eficazes, pelo menos a curto prazo (Butler *et al*, 1980; Stark *et al*, 1987; Kahn *et al*, 1990).

As técnicas utilizadas incluem a auto-monitorização e a autoavaliação, sendo normalmente incorporada uma componente educativa, bem como a discussão em grupo e tarefas entre sessões.

Formação em competências sociais

As crianças deprimidas têm dificuldades com as competências interpessoais e de adaptação (Stark *et al*, 1991), e estas podem ser abordadas através de intervenções de competências sociais, por exemplo, ensinando competências de comunicação e de negociação.

Por exemplo, Fine *et al* (1991) deram formação em competências sociais a grupos de adolescentes deprimidos, recorrendo a jogos de papéis e a feedback em cassetes de vídeo, com o objetivo de melhorar as suas competências interpessoais. As competências-alvo incluíam o reconhecimento de sentimentos em si próprio e nos outros, competências de conversação, dar e receber feedback positivo e negativo e negociação para resolver conflitos sociais. Um terço dos adolescentes abandonou o tratamento. A depressão melhorou após o tratamento e esta melhoria manteve-se no seguimento de nove meses. No entanto, não se registaram alterações significativas nas medidas das distorções cognitivas que, embora não fossem especificamente visadas, se poderia esperar que melhorassem com a melhoria da depressão. Este facto aponta para a complexidade da relação entre as variáveis cognitivas e a depressão. Uma outra questão é saber se os adolescentes deprimidos têm efetivamente estes défices de competências sociais ou se os adquiriram mas não os estão a utilizar.

Combinação da terapia cognitiva com outras abordagens

Tanto um grupo cognitivo-comportamental como um grupo de "auto-modelagem", em que as crianças deprimidas eram encorajadas a concentrar-se em comportamentos incompatíveis com a depressão (por exemplo, sorrir, verbalizar auto-atribuições positivas) com a ajuda de um feedback em cassete de vídeo, foram eficazes em comparação com os controlos (Kahn *et al*, 1990). Butler *et al* (1980) descreveram uma intervenção centrada nas competências sociais e na resolução de problemas de crianças deprimidas, recorrendo a jogos de papéis, e concluíram que foi mais bem sucedida do que uma abordagem puramente cognitiva. É possível que uma combinação de técnicas seja a mais bem sucedida. No entanto, são necessários estudos de acompanhamento mais longos. Estas crianças foram recrutadas a partir de procedimentos de rastreio escolar e não a partir de referências clínicas.

As técnicas comportamentais, como a programação de acontecimentos agradáveis, podem ser incluídas no tratamento, com base no facto de as crianças deprimidas não se exporem aos efeitos de reforço positivo (condicionamento operante) das actividades agradáveis.

Um tratamento multicomponente foi descrito por Lewinsohn *et al* (1990), que combinou uma intervenção cognitiva destinada a controlar os pensamentos irracionais e negativos, uma abordagem comportamental (programação de acontecimentos agradáveis), treino de competências sociais e treino de relaxamento. Verificou-se uma melhoria significativa da depressão após o tratamento, em comparação com um grupo de controlo em lista de espera, que se manteve no seguimento de 6 meses. Curiosamente, a adição de um grupo paralelo de pais não fez qualquer diferença nas classificações de depressão dos próprios ou dos observadores, embora os pais tenham referido menos problemas de comportamento. Reynolds & Coats (1986) também mostraram melhorias com uma intervenção semelhante (mas sem treino de relaxamento concomitante) no seguimento de 5 semanas. Não é claro quais são os componentes mais importantes da terapia, ou se actuam em sinergia.

Treino de relaxamento

Nos adultos, o treino de relaxamento parece aumentar a capacidade de lidar com a situação e, consequentemente, o sentido de auto-domínio (Goldfried & Trier, 1974). Como tratamento para a depressão, o procedimento tem efeitos benéficos em crianças (Kahn *et al,* 1990) e adolescentes (Reynolds & Coats, 1986) a curto prazo.

Psicoterapia interpessoal

Originalmente desenvolvida para adultos deprimidos, com os quais é eficaz pelo menos na depressão moderada, a psicoterapia interpessoal foi adaptada para ser utilizada com adolescentes (Moreau *et al,* 1991). Trata-se de uma terapia breve que se centra na depressão no contexto das relações interpessoais actuais e no funcionamento dos papéis sociais; os conflitos psicológicos e as relações de transferência não são realçados.

As áreas problemáticas de particular preocupação são o luto, as disputas de papéis interpessoais, as transições de papéis e os défices interpessoais (competências sociais). Quando adaptada aos adolescentes, as questões de desenvolvimento comuns incluem a separação, a relação com a autoridade e as relações entre pares e sexuais. Embora promissor, até à data não existem estudos publicados que atestem a sua eficácia com adolescentes.

Tratamento psicanalítico individual

Boston & Szur (1983) descrevem uma psicoterapia psicanalítica para crianças gravemente carenciadas que estiveram em instituições de acolhimento. Um dos objectivos era modificar as imagens interiorizadas de figuras parentais rejeitadoras. Tratava-se de crianças encaminhadas por uma clínica, sendo interessante o facto de algumas delas não estarem em colocações estáveis, o que normalmente é um requisito para esta forma de terapia. Embora um estudo de avaliação preliminar tenha sido encorajador (Lush *et al,* 1991), a metodologia era naturalista e requer mais desenvolvimento.

Smyrnios & Kirkby (1993) avaliaram o tratamento psicodinâmico individual breve e sem limite de tempo para crianças com perturbações emocionais. Descobriram que apenas um grupo de controlo de contacto mínimo produziu melhorias no problema alvo e no funcionamento familiar aos 4 anos, embora isto possa ter refletido a experiência dos diferentes terapeutas. Uma maior frequência de tratamento psicanalítico (quatro vezes por semana) pode resultar numa melhoria da flexibilidade de adaptação e das relações (Heinicke & Ramsey-Klee, 1986), embora seja improvável que seja prático para a maioria das crianças.

Abordagens de grupo

Fine *et al* (1989) trataram adolescentes deprimidos num grupo terapêutico breve não focalizado, no qual se incentivou o apoio mútuo, a universalidade e a expressão das dificuldades pessoais. Os terapeutas foram inicialmente educativos e directivos, promovendo a interação e os limites do grupo, mas mais tarde tornaram-se mais facilitadores e reflexivos. As medidas de depressão melhoraram e mantiveram-se no seguimento de 9 meses (Fine *et al,* 1991), à semelhança dos resultados de um grupo de competências sociais (ver acima).

Abordagens pré-escolares

Perturbação de vinculação

Lieberman (1992) descreve uma abordagem de tratamento da vinculação ansiosa em bebés e crianças pequenas que se tem revelado promissora, designada por psicoterapia pais-bebés.

Os bebés que apresentam comportamentos de vinculação inseguros, tais como pobreza de exploração, comportamento imprudente ou comportamento "idealizado" em que a luta assertiva pela autonomia está ausente, são incluídos em sessões de terapia com as suas mães. O objetivo é proporcionar uma experiência de vinculação correctiva para as suas mães e, em particular, centra-se no processo e na interpretação da identificação projectiva entre mãe e filho. O terapeuta mantém uma abordagem flexível no que respeita ao membro da díade que recebe atenção e à forma de comunicação utilizada. As crianças ansiosamente apegadas de mães de alto risco que receberam esta forma de terapia durante um ano mostraram um aumento dos comportamentos adaptativos no final da terapia, semelhantes aos mostrados por crianças seguramente apegadas, e em contraste com as crianças de controlo ansiosamente apegadas. O resultado a longo prazo da terapia ainda não foi relatado.

As ansiedades de separação são comuns neste grupo etário, embora não se tornem frequentemente graves ou persistentes. Barnett (1984) efectuou um estudo interessante sobre crianças ansiosas identificadas por observação e testes de suor palmar no seu primeiro dia no pré-escolar.

As classificações de ansiedade melhoraram significativamente após uma situação de brincadeira livre, mas não se observaram melhorias nas crianças a quem foi lida uma história. As crianças ansiosas envolveram-se em mais jogos de fantasia e dramáticos do que as crianças não ansiosas, o que sugere que a oportunidade de brincar pode ter sido uma tentativa bem sucedida de lidar com a ansiedade.

Desenvolvimento pré-escolar e problemas de comportamento

Num estudo comunitário de grande escala sobre crianças de três anos e suas famílias, foram comparados três regimes de tratamento, visitas de saúde, grupos de mães e crianças pequenas e terapia familiar, com um grupo de controlo (Nicol *et al,* 1983). O ensaio aleatório consistiu em 59 ou mais indivíduos por grupo. As crianças foram seguidas ao fim de 1 e 3 anos. No seguimento de 1 ano, os grupos de mães e crianças foram benéficos para as crianças com perturbações clinicamente significativas, mas não para aquelas com perturbações ligeiras. Alguns dos problemas individuais mais significativos também mostraram benefícios, por exemplo, os problemas alimentares mostraram uma melhoria consistente com as visitas de saúde. Os grupos de mães e crianças foram realizados através de um trabalho de colaboração entre assistentes sociais, que dirigiam os grupos de mães, e técnicos de saúde, que realizavam os grupos de jogos.

Nem todos os resultados deste estudo foram benéficos; por exemplo, os grupos de mães e crianças foram também associados a um aumento da irritabilidade materna e a terapia familiar foi associada a um atraso preocupante no desenvolvimento.

Há uma série de outros estudos de pequena escala que utilizam abordagens comportamentais para problemas de sono (por exemplo, Adams & Rickert, 1989) e para comportamentos de oposição, mas o mais substancial é a abordagem de treino de resolução de problemas cognitivos de Spivack *et al* (1976). A técnica consiste essencialmente em ensinar às crianças os mediadores verbais do comportamento impulsivo e integrá-los no seu repertório de respostas. Vários estudos demonstraram que esta abordagem de tratamento é eficaz, embora outros não o tenham conseguido.

Abordagens baseadas na escola

A ludoterapia é uma forma de tratamento comummente utilizada, sobretudo para as crianças mais pequenas. Uma avaliação da sua eficácia foi incluída num estudo realizado numa escola em Newcastle (Kolvin *et al,* 1981). Pequenos grupos de ludoterapia para crianças com 7 e 8 anos de idade foram dirigidos segundo princípios baseados no trabalho de Axline (1947): os terapeutas tinham como objetivo desenvolver uma relação calorosa com a criança, estar atentos e aceitar a expressão de sentimentos da criança e respeitar as tentativas da criança para resolver os seus próprios problemas. Os terapeutas não eram directivos e forneciam brinquedos para promover as interacções e a experimentação de papéis sociais. Para as crianças com perturbações neuróticas, a terapia lúdica resultou numa melhoria significativa aos 18 meses e três anos após as avaliações de base, em comparação com um grupo de controlo. Outras provas da eficácia da terapia lúdica para crianças com comportamento socialmente retraído na escola são fornecidas por Furman *et al* (1979), que também observaram que era mais útil na presença de uma criança mais nova.

Os princípios Rogerianos foram adaptados na terapia de grupo com um grupo etário mais velho (11 a 12 anos) com problemas neuróticos e de conduta no estudo de Newcastle. Esta "discussão de grupo" era também não-diretiva e centrava-se nas interacções "aqui e agora". As crianças com ambos os tipos de problemas melhoraram. O facto de estes tratamentos serem realizados em grupo pode ter sido um fator particularmente importante, embora, curiosamente, a avaliação do terapeuta sobre a coesão e a abertura da discussão não se tenha correlacionado com o resultado, como se poderia esperar de uma leitura dos factores curativos de Yalom em grupos (Yalom, 1975).

As percepções das próprias crianças sobre o que é útil podem, no entanto, incluir factores de coesão, fomentando a esperança, mas também orientação e feedback (Chase, 1991). As crianças desta idade realizam muitas das suas actividades em grupo e este modo de tratamento pode ser particularmente aceitável (Dwivedi, 1993).

A modificação do comportamento também se revelou eficaz para crianças de 10-11 anos. Os professores foram encorajados a utilizar elementos de uma análise funcional do comportamento e a fornecer reforço social na sala de aula.

O estudo de Newcastle, no seu conjunto, sugere que as crianças continuaram a melhorar durante pelo menos 18 meses após o fim do tratamento, em comparação com os controlos; podem ter ocorrido mudanças estruturais na personalidade das crianças ou, em alternativa, mudanças mais subtis no comportamento e no funcionamento social durante o tratamento podem ter sido amplificadas pelo feedback positivo através das relações com os outros. As qualidades de extroversão, assertividade e abertura do terapeuta correlacionaram-se com melhores resultados, ao passo que a empatia, a cordialidade e a genuinidade não se correlacionaram; este resultado bastante surpreendente pode refletir a necessidade de maior assertividade num contexto escolar.

Perturbações de ansiedade na infância e na adolescência

Fobias

A dessensibilização, que consiste na exposição gradual ao estímulo temido até que a resposta de ansiedade seja extinta, é eficaz em crianças (Ollendick, 1986). Pode ser efectuada em fantasia, na realidade, ou em combinação (Miller *et al,* 1972). A modelação da situação temida com aprendizagem vicariante também é produtiva com crianças (Ollendick, 1986), e pode ser realizada em grupos. Para além da prática comportamental, pode ser utilizada uma componente cognitiva, na qual são ensinadas às crianças estratégias de enfrentamento (por exemplo, afirmações tranquilizadoras) (Graziano & Mooney, 1980). O treino de relaxamento também pode ajudar as crianças a lidar com a ansiedade, especialmente durante as sessões de exposição. O envolvimento dos pais na supervisão do tratamento em casa é particularmente importante.

Perturbação obsessivo-compulsiva

Os tratamentos para a perturbação obsessivo-compulsiva são analisados por Wolff & Wolff (1991). A terapia comportamental utilizada com adultos é frequentemente aplicada a adolescentes e crianças e é provavelmente o tratamento de eleição (Rapoport *et al,* 1993). O raciocínio é que os dois grupos etários têm sintomas semelhantes e que muitos adultos têm a sua perturbação iniciada na adolescência. A exposição ao estímulo temido, seguida de prevenção da resposta, pode ser útil se for possível obter a cooperação da criança e da família: por exemplo, os rituais de lavagem na sequência de receios de contaminação podem ser abordados através da celebração de um contrato com a criança, no qual esta seria encorajada a "contaminar-se" (por exemplo, tocando numa torneira) e, em seguida, a abster-se de se lavar enquanto a vontade de o fazer estiver presente; isto pode ter de ser feito durante várias horas. O objetivo é incentivar a habituação à ansiedade. A paragem do pensamento (técnicas de distração) pode ser mais útil para os sintomas obsessivos.

O carácter secreto destes sintomas justifica a avaliação tanto da criança como dos outros membros da família.

Luto

As crianças e os adolescentes, mesmo os mais pequenos, apresentam uma variedade de reacções emocionais e comportamentais após a morte de um progenitor e, em alguns casos, estas reacções podem ser prolongadas (Arthur

& Kemme, 1964; Raphael, 1982; Van Eerdewegh *et al,* 1982, 1985). O que é menos claro é quando a resolução espontânea é improvável e é necessária uma intervenção. Black & Urbanowicz (1985) descrevem uma intervenção no luto com base na família, com 22 famílias comparadas com um grupo de controlo, e demonstraram que a intervenção estava associada a menos problemas comportamentais e emocionais nas crianças no seguimento de 1 ano: houve um melhor resultado quando a criança foi capaz de chorar e falar sobre o progenitor morto após o luto. No caso especial e raro de a criança testemunhar o assassinato de um dos pais pelo outro progenitor, Black *et al* (1992) recomendam a intervenção em situações de crise e o aconselhamento em caso de luto o mais rapidamente possível para minimizar o desenvolvimento de perturbações de stress pós-traumático, embora não tenham sido realizados estudos comparativos de diferentes tratamentos.

Filhos de separação e divórcio dos pais

Os filhos de pais que se separam podem apresentar dificuldades de adaptação a curto prazo, incluindo problemas emocionais e comportamentais, e para alguns estes continuam a longo prazo (Wallerstein & Kelly, 1980; Wallerstein, 1987; Hetherington & Clingempeel, 1992; Garmezy & Masten (1994). Quando surge uma perturbação específica da infância, esta necessita de um tratamento específico. Grych & Fincham (1992) fizeram uma revisão dos trabalhos sobre intervenções para filhos de divorciados: muitos são estudos de prevenção. É importante especificar a idade da criança aquando da separação dos pais e a idade em que a intervenção é realizada: os problemas a longo prazo podem surgir apenas em determinadas fases do desenvolvimento e nem sempre foi efectuado um acompanhamento a longo prazo.

As crianças cujos pais se separaram podem melhorar as classificações de ajustamento e ansiedade após o tratamento em grupo, em comparação com os controlos, a curto prazo (Pedro-Carroll & Cowen, 1985; Stolberg & Garrison, 1985; Alpert-Gillis *et al*, 1989). As crianças destes estudos tinham idades compreendidas entre os 7 e os 12 anos, tendo sofrido uma separação dos pais num período de tempo muito variável.

As intervenções incluíram abordagens de resolução de problemas, métodos cognitivo-comportamentais para melhorar a assunção de papéis sociais e as competências de comunicação, e a discussão de sentimentos, incluindo a auto-culpa e a raiva.

As atitudes e crenças das crianças em relação ao divórcio podem mudar positivamente se forem especificamente direccionadas (Roseby & Deutsch, 1985), embora isso não tenha sido associado a uma melhoria da avaliação dos sintomas.

Perturbações do comportamento alimentar

Estas são abordadas em pormenor no capítulo 9. No entanto, vale a pena referir que a terapia familiar é mais útil do que a terapia de apoio individual para adolescentes com menos de 18 anos cuja doença tenha durado menos de 3 anos (Russell *et al*, 1987). A forma de terapia familiar derivava das intervenções estruturais e sistémicas de Milão, mas incluía um maior enfoque nos comportamentos alimentares. Um estudo posterior do mesmo grupo (Legrange *et al*, 1992) concluiu que o aconselhamento familiar, que consistia em sessões de apoio separadas para o doente e aconselhamento para os pais, produzia um alívio dos sintomas semelhante ao da terapia familiar formal em doentes com 12 a 17 anos de idade; os pais tratados com terapia familiar expressaram mais comentários críticos no seguimento, embora não seja claro se isto foi um efeito do tratamento.

A terapia com crianças mais novas com anorexia e outras perturbações alimentares relacionadas é descrita por Lask & Bryant-Waugh (1993): é defendida uma abordagem multidisciplinar que envolve a atenção a factores físicos, sociais e psicológicos, utilizando uma série de terapias, incluindo terapias familiares, individuais, de grupo e artísticas, dramáticas e lúdicas. A eficácia da terapia com este grupo etário mais jovem tem sido pouco avaliada.

Perturbações de conduta

O leque de comportamentos incorporados no termo "perturbações de conduta" é vasto, e Kazdin (1987) recomenda que o tratamento se centre em áreas problemáticas específicas. Muitas vezes, existem problemas académicos associados, dificuldades interpessoais e dificuldades familiares importantes, e estas áreas terão de ser abordadas adicionalmente. Muitas das técnicas terapêuticas que foram avaliadas baseiam-se na teoria da aprendizagem social e incorporam abordagens cognitivas e comportamentais (descritas em Kendall, 1991), enquanto alguns estudos demonstraram a eficácia da terapia familiar. Nas crianças mais novas, os estudos de intervenção têm sido dirigidos sobretudo aos pais, ao passo que, à medida que as crianças se tornam mais velhas, as terapias incluem cada vez mais as crianças e os adolescentes diretamente. Muitas são realizadas em grupo. Os adolescentes mais velhos com distúrbios de conduta podem ser identificados em termos de infração, e as intervenções aplicadas no âmbito do sistema penal necessitam de uma atenção especial.

Primeira e média infância - formação em gestão parental e abordagens familiares

O treino de gestão parental (PMT) tem como objetivo ensinar os pais a observar e a definir os comportamentos problemáticos demonstrados pelos seus filhos e, em seguida, a reforçar contingentemente os comportamentos pró-sociais (como a partilha ou o jogo cooperativo) e a evitar o reforço de comportamentos "coercivos" (Patterson, 1982). Os pais têm a oportunidade de observar e praticar o reforço positivo (sorrisos e elogios), bem como técnicas de time-out, em vez de formas de punição sem sucesso, durante a sessão.

Pensa-se que as crianças destas famílias aprenderam a reagir a experiências aversivas, incluindo o castigo, com agressividade, inspirando-se frequentemente nos seus pais.

As mudanças observadas no comportamento dos pais consistem na redução do reforço dos comportamentos aversivos da criança e não no reforço positivo dos comportamentos pró-sociais da criança, embora ambos tenham sido abordados. As provas da eficácia do TPM são analisadas por Patterson & Fleischman (1979). As crianças com comportamentos agressivos parecem responder melhor do que aquelas com comportamentos não agressivos, como roubar e mentir. As melhorias generalizaram-se a outros irmãos que também tinham mostrado comportamentos coercivos (Arnold *et al,* 1975).

O TPM teve menos êxito em algumas famílias de alto risco que sofreram acontecimentos de vida adversos, como o desemprego, a separação dos pais e a pobreza, e em alguns casos foi necessária uma intervenção intensiva que envolveu mais de 100 horas de terapia.

A formação de pais também tem sido ministrada a grupos de pais, com algumas intervenções a incluírem a utilização de modelos em cassete de vídeo (mostrando vinhetas de competências parentais modeladas); de facto, a visualização de cassetes de vídeo por si só produziu melhorias no comportamento da criança até 1 ano (Webster-Stratton *et al,* 1989), embora apenas uma intervenção combinada que incluísse uma discussão orientada por um terapeuta tenha conduzido a mudanças estáveis aos 3 anos (Webster-Stratton, 1990). No entanto, os professores eram menos propensos a relatar melhorias no comportamento e os problemas de comportamento das crianças persistiam mais frequentemente com pais solteiros ou que sofriam de depressão (Webster-Stratton & Hammond, 1990).

Os pais solteiros de crianças com distúrbios de conduta que melhoram com o TPM são mais propensos a relatar um maior apoio social; no entanto, o recrutamento de um aliado nomeado pelo pai não resultou em melhores resultados (Dadds & McHugh, 1992).

A discórdia conjugal é um fator preditivo de piores resultados, e o fornecimento de formação complementar de apoio ao parceiro para diminuir a coerção e aumentar os comportamentos de apoio mútuo melhorou os problemas de conduta das crianças neste grupo (Dadds *et al,* 1987). A terapia familiar, em que o sistema familiar e não a criança individual é o foco da mudança, pode ser uma abordagem útil, embora não existam conclusões sólidas da investigação.

Simpson (1990) avaliou a eficácia de uma abordagem de equipa derivada da terapia sistémica de Milão com famílias de crianças da escola primária que tinham uma série de perturbações, mais frequentemente perturbações de conduta ou mistas. Os terapeutas exploraram os sistemas de crenças dos membros da família sobre o significado das suas relações e comportamentos, utilizando técnicas de questionamento circular numa postura neutra (Palazzoli *et al,* 1980, elaborado por Cecchin, 1987). A terapia resultou em melhorias semelhantes nos sintomas da criança após o tratamento e no seguimento de 6 meses, em comparação com o tratamento padrão de pedopsiquiatria (maioritariamente terapia não familiar), mas registaram-se mudanças mais benéficas nas relações familiares.

As famílias que receberam terapia de Milão necessitaram de menos sessões e faltaram a menos consultas. Não é claro se este resultado foi mais eficaz, uma vez que em cada sessão de terapia familiar estiveram envolvidos mais terapeutas do que nas sessões de tratamento normal.

Primeira e média infância - trabalho individual e em grupo

A formação em gestão parental pode não ser adequada para crianças em que os pais não queiram participar. Outras abordagens envolvem a intervenção direta com as próprias crianças. Uma abordagem evoluiu a partir do ponto de vista de que as crianças com problemas de conduta têm défices e distorções nas competências cognitivas sociais (Lochman *et al,* 1991). Por exemplo, as crianças zangadas e agressivas podem ter deficiências cognitivas e distorções na forma como percepcionam acontecimentos neutros, atribuindo intenções hostis aos outros, especialmente em situações ambíguas (Dodge & Frame, 1982; Feindler, 1991). Estas crianças podem gerar menos respostas alternativas à agressão, podem decidir mais rapidamente as suas respostas a sinais sociais (Dodge & Newman, 1981) e têm menos probabilidades de adotar a perspetiva da outra pessoa. O objetivo da terapia é modificar os processos de pensamento disfuncionais e ensinar uma abordagem de resolução de problemas por etapas, utilizando auto-instruções: o terapeuta é ativo, modelando e reforçando processos cognitivos mais adequados.

A maioria dos estudos foi realizada em formato de grupo. Lochman *et al* (1984) encontraram melhorias nos comportamentos agressivos e perturbadores de crianças agressivas tratadas com um programa de controlo da raiva, embora as avaliações dos professores fossem mais resistentes à mudança do que as dos observadores ou dos pais. Dubow *et al* (1987) encontraram melhorias nas classificações dos professores relativamente ao comportamento agressivo e pró-social na sequência de uma intervenção cognitivo-comportamental, mas estas não se mantiveram no seguimento de 6 meses, ao contrário do que aconteceu com um grupo de jogos.

Kolko *et al* (1990) identificaram défices de competências sociais interpessoais entre crianças com distúrbios de conduta internadas; um grupo de treino de competências sociais-cognitivas que incluía instrução e dramatização resultou em maiores melhorias nas competências visadas, em comparação com um grupo de actividades sociais.

As melhorias mantiveram-se um ano depois; no entanto, os efeitos sobre os problemas de conduta das crianças não foram comunicados. Noutro estudo (Kazdin *et al*, 1987), crianças internadas com distúrbios de conduta foram ensinadas individualmente a criar soluções alternativas, a refletir sobre as consequências das acções e a considerar as perspectivas dos outros. Este método foi mais eficaz na redução dos comportamentos agressivos e no aumento dos comportamentos pró-sociais do que um tratamento individual não-diretivo (terapia da relação) em que o terapeuta proporcionava empatia, calor e consideração positiva incondicional.

A modificação do comportamento foi utilizada eficazmente num centro comunitário onde crianças com comportamento antissocial, com idades compreendidas entre os 8 e os 17 anos, se envolveram em actividades de base alargada com crianças não referenciadas (a experiência de St Louis descrita em Kazdin, 1987). Os grupos mistos de crianças problemáticas e não problemáticas, dirigidos por líderes experientes, foram os mais bem sucedidos.

Adolescentes

Os estudos com adolescentes com perturbações de conduta identificaram-nos geralmente através do seu comportamento delinquente. Os adolescentes podem ser encaminhados pelo tribunal ou podem ser residentes em instituições penais. Não iremos analisar aqui os tratamentos terapêuticos residenciais e penais. O tratamento de jovens delinquentes com comportamento delinquente foi revisto por Hollin (1993).

A terapia familiar funcional (FFT), uma intervenção derivada da teoria dos sistemas, tem sido utilizada com adolescentes encaminhados pelos tribunais. A teoria dos sistemas considera o comportamento problemático de uma criança como um componente de uma rede mais vasta de interacções no seio da família. Com base nesta ideia, a terapia estratégica (Watzlawick *et al,* 1974; Weakland *et al,* 1974) visa identificar os padrões repetitivos de comportamento com os quais as famílias se organizam em torno da dificuldade da criança: a tentativa de solução da família torna-se o problema. O problema também pode ser visto como tendo uma função para a família (Haley, 1976). Na FFT, o terapeuta observa estas interacções e padrões de comunicação, chamando a atenção da família para este facto e encorajando a negociação e a contratação de contingências. O FFT resultou em melhorias no funcionamento familiar e numa menor taxa de reincidência, tanto no adolescente índice como nos seus irmãos (Klein *et al,* 1977), sugerindo que tinham efetivamente ocorrido mudanças no sistema. A capacidade do terapeuta para estabelecer uma relação calorosa com a família e estruturar as sessões com auto-confiança foi associada a um melhor resultado (Alexander *et al,* 1976), o que talvez não seja surpreendente.

Perturbação hipercinética

Baer & Nietzel (1991) efectuaram uma meta-análise de 36 estudos de resultados controlados de terapia cognitivo-comportamental para a impulsividade. As crianças destes estudos tinham idades compreendidas entre os 4 e os 14 anos; as técnicas de tratamento incluíam a modificação de afirmações pessoais, estratégias de reforço e abordagens de resolução de problemas numa variedade de combinações. No geral, as intervenções mostraram uma melhoria da impulsividade nas crianças tratadas, em comparação com as crianças de controlo.

A impulsividade das crianças tratadas desceu para um nível inferior à média das crianças não impulsivas, enquanto a das crianças de controlo se manteve acima da média. Não se registaram diferenças quando se considerou a idade, o sexo, o diagnóstico, a duração do tratamento ou o tratamento em grupo *versus* individual. Os pais foram os que relataram menos alterações e as intervenções não conduziram a melhorias noutros comportamentos problemáticos.

O treino de gestão parental foi avaliado em 23 crianças em idade pré-escolar com perturbação de défice de atenção com hiperatividade (Pisterman *et al,* 1989).

Os grupos de pais foram instruídos em estratégias de atenção ao comportamento adequado, dando comandos claros e apropriados e usando o timeout. O grupo de tratamento também recebeu prática supervisionada na clínica com a ajuda de feedback em cassete de vídeo. Três meses após o tratamento, verificou-se uma melhoria da interação pais-criança, do cumprimento e das pontuações de hiperatividade, mas sem generalização a outros comportamentos. Bloomquist *et al* (1991), no entanto, mostraram poucas melhorias com uma intervenção cognitivo-comportamental multicomponente baseada na escola.

Meta-análises

A técnica da meta-análise forneceu informações sobre os factores que influenciam a eficácia da terapia. A meta-análise consiste em reunir os resultados de um grande número de estudos sobre a psicoterapia e em efetuar uma análise matemática em relação aos factores de interesse. Os resultados de uma meta-análise são tão bons quanto os estudos originais. Casey & Berman (1985) calcularam que a média das crianças tratadas melhorava mais do que 71% das não tratadas (tamanho do efeito); no entanto, as variáveis do tratamento e do sujeito que influenciam o tamanho do efeito eram de maior interesse. Os rapazes melhoraram menos do que as raparigas. O tratamento dos problemas de adaptação social teve menos sucesso do que o tratamento de outros problemas (hiperatividade, fobias, problemas somáticos). Os tratamentos comportamentais pareceram ser mais eficazes do que os tratamentos não comportamentais, embora isto se deva principalmente à especificidade das medidas de resultados comportamentais. Não se registaram diferenças entre a terapia de grupo, individual ou lúdica, nem entre o facto de a criança ou os pais terem sido consultados para tratamento.

Os pais e os observadores registaram maiores melhorias do que os professores ou as próprias crianças. Os estudos sobre terapia familiar foram excluídos. Relativamente à importante questão de saber o que funciona para cada problema, os resultados foram inconclusivos. Resultados muito semelhantes foram encontrados por Weisz et al (1987). Os terapeutas com menos formação foram mais eficazes com crianças mais novas do que com adolescentes, o que é consistente com a ideia de que os problemas dos adolescentes são mais resistentes à mudança.

Até à data, os estudos controlados sobre a terapia familiar para as perturbações da infância restringem-se a algumas áreas problemáticas (revisão por Gurman *et al,* 1986), apesar de ser uma modalidade comummente utilizada. Os estudos meta-analíticos sobre a terapia familiar indicaram tamanhos de efeito bastante variáveis (Hazelrigg *et al,* 1987; Markus *et al,* 1990) com base num pequeno número de estudos.

Conclusão

Neste capítulo, concentrámo-nos na riqueza de ideias e abordagens que têm sido aplicadas às perturbações da criança. Como se pode ver, estas têm sido desenvolvidas em abundância. No entanto, em geral, a qualidade dos desenhos de investigação que têm sido utilizados para descrever as intervenções e avaliar os resultados não tem sido tão impressionante e tem ficado aquém dos avanços na investigação com adultos. É necessário um maior investimento nesta importante área de trabalho com crianças e jovens.

REFERÊNCIAS

Achenbach, T. M. (1986) The developmental study of psychopathology: Implications for psychotherapy and behavior change. Em *Handbook of Psychotherapy and Behavior Change* (eds S. L. Garfield & A. E. Bergin), pp. 117-154. Nova Iorque: Wiley.

Adams, L. S. & Rickert, V. I. (1989) Reducing bedtime tantrums: Comparação entre rotinas positivas e extinção graduada. *Pediatrics*, 84, 756-761.

Alexander, J. F., Barton, C., Schiavo, R. S., *et al* (1976) Systems behavioral intervention with families of delinquents: Therapist characteristics, family behavior, and outcome. *Journal of Consulting and Clinical Psychology*, 44, 656-664.

Alpert-Gillis, L. J., Pedro-Carroll, J. L. & Cowen, E. L. (1989) The children of divorce intervention program: Desenvolvimento, implementação e avaliação de um programa para jovens crianças urbanas. *Journal of Consulting and Clinical Psychology*, 57, 583-589.

Arnold, J. E., Levine, A. G. & Patterson, G. R. (1975) Changes in sibling behavior following family intervention. *Journal of Consulting and Clinical Psychology*, 43, 683-688.

Arthur, B. & Kemme, M. L. (1964) Bereavement in childhood. *Journal of Child Psychology and Psychiatry*, 5, 37-49.

Axline, V. M. (1947) *Play Therapy.* Nova Iorque: Ballantine Books.

Baer, R. A. & Nietzel, M. T. (1991) Cognitive and behavioral treatment of impulsivity in children: A meta-analytic review of the outcome literature. *Journal of Clinical Child Psychology*, 20, 400-412.

Barnett, L. A. (1984) Research note: Young children's resolution of distress through play. *Journal of Child Psychology and Psychiatry*, 25, 477-483.

Black, D. & Urbanowicz, M. A. (1985) Bereaved children: Intervenção familiar. In *Investigação Recente em*

Developmental Psychopathology (ed. J. E. Stevenson), pp. 179-187. Oxford: Pergamon Press.

_____, Harris-Hendricks, J. & Kaplan, T. (1992) Father kills mother: Post-traumatic stress disorder in the children. *Psychotherapy and Psychosomatics*, 57, 152-157.

Bloomquist, M. L., August, G. J. & Ostrander, R. (1991) Effects of a school-based cognitive-behavioral intervention for ADHD children. *Journal of Abnormal Child Psychology*, 19, 591-605.

Boston, M. & Szur, R. (1983) *Psychotherapy with Severely Deprived Children.* London: Routledge & Kegan Paul.

Braswell, L., Koehler, C. & Kendall, P. C. (1985) Attributions and outcomes in child psychotherapy. *Journal of Social and Clinical Psychology*, 3, 458-465.

Butler, L., Miezitis, S., Friedman, R., *et al* (1980) The effect of two school-based intervention programs on depressive symptoms in preadolescents. *American Educational Research Journal*, 17, 111-119.

Caplan, G. (1970) *The Theory and Practice of Mental Health Consultations.* Londres: Tavistock.

Casey, R. J. & Berman, J. S. (1985) The outcome of psychotherapy with children. *Psychological Bulletin,* 98, 388-400.

Cecchin, G. (1987) Hipótese, circularidade e neutralidade revisitadas: Um convite à curiosidade. *Family Process,* 26, 405-413.

Chase, J. L. Perspectivas dos adolescentes internados e das crianças em idade de latência sobre os factores curativos na psicoterapia de grupo. *Group,* 15, 95-108.

Dadds, M. R., Schwartz, S. & Sanders, M. R. (1987) Marital discord and treatment outcome in behavioural treatment of child behaviour problems. *Journal of Consulting and Clinical Psychology,* 55, 396-403.

_____ & McHugh, T. A. (1992) Social support and treatment outcome in behavioral family therapy for child conduct problems. *Journal of Consulting and Clinical Psychology,* 60, 252-259.

Dodge, K. A. & Newman, J. P. (1981) Biased decision-making processes in aggressive boys. *Journal of Abnormal Psychology,* 90, 375-379.

_____ & Frame, C. L. (1982) Social cognitive biases and deficits in aggressive boys. *Child Development,* 53, 620-635.

Dubow, E. F., Huesmann, L. R. & Eron, L. D. (1987) Mitigating aggression and promoting prosocial behaviour in aggressive elementary schoolboys. *Behavior Research and Therapy,* 25, 527-531.

Dwivedi, K. N. (1993) *Group Work with Children and Adolescents: A Handbook.* London: Jessica Kingsley.

Feindler, E. L. (1991) Cognitive strategies in anger control interventions for children and adolescents. Em *Child and Adolescent Therapy: Cognitive Behavioral Procedures* (ed. P. C. Kendall), pp. 66-97. New York: Guilford Press.

Fine, S., Gilbert, M., Schmidt, L., *et al* (1989) Short-term group therapy with depressed adolescent outpatients. *Canadian Journal of Psychiatry,* 34, 97-102.

_____ (1991) Group therapy for adolescent depressive disorder: A comparison of social skills and therapeutic support. *Journal of the American Academy of Child and Adolescent Psychiatry,* 30, 79-85.

Furman, W., Rahe, D. F. & Hartup, W. W. (1979) Rehabilitation of socially withdrawn preschool children through mixed-age and same-age socialization. *Child Development,* 50, 915-922.

Garmezy, N. & Masten, A. S. (1994) Chronic adversities. Em *Child and Adolescent Psychiatry: Modern Approaches,* 3rd edn (eds M. Rutter, E. Taylor & L. Hersov), pp. 191-208. Oxford: Blackwell Scientific.

Goldfried, M. R. & Trier, C. S. (1974) Effectiveness of relaxation as an active coping skill. *Journal of Abnormal Psychology,* 83, 348-355.

Graziano, A. M. & Mooney, K. C. (1980) Family self-control instruction for children's nighttime fear reduction. *Journal of Consulting and Clinical Psychology,* 48, 206-213.

Grych, J. H. & Fincham, F. D. (1992) Interventions for children of divorce: Toward greater integration of research and action. *Psychological Bulletin,* 111, 434-454.

Gurman, A. S., Kniskern, D. P. & Pinsof, W. M. (1986) Research on the process and outcome of marital and family therapy. In *Handbook of Psychotherapy and Behavior Change,* 3rd edn (eds S. L. Garfield & A. E. Bergin), pp. 565-624. Nova Iorque: Wiley.

Haley, J. (1976) *Problem-Solving Therapy.* Nova Iorque: Harper and Row.

Hazelrigg, M. D., Cooper, H. M. & Borduin, C. M. (1987) Evaluating the treatment effectiveness of family therapies: An integrative review and analysis. *Psychological Bulletin,* 101, 428-442.

Heinicke, C. M. & Ramsey-Klee, D. M. (1986) Outcome of child psychotherapy as a function of frequency of the session. *Journal of the American Academy of Child and Adolescent Psychiatry,* 25, 247-253.

Hetherington, E. M. & Clingempeel, W. G. (1992) Coping with marital transitions. *Monographs of the Society for Research in Child Development,* 57, No.s 2-3.

Hollin, C. R. (1993) Advances in the psychological treatment of delinquent behaviour (Avanços no tratamento psicológico do comportamento delinquente). *Criminal Behaviour and Mental Health,* 3, 142-157.

Kahn, J. S., Kehle, T. J., Jensen, W. R., *et al* (1990) Comparison of cognitive behavioral, relaxation, and self-modeling interventions for depression among middle school students. *School Psychology Review,* 19, 196-211.

Kazdin, A. E. (1987) Treatment of antisocial behavior in children: Current status and future directions. *Psychological Bulletin,* 102, 187-203.

_____, Esveldt-Dawson, K., French, N. H., *et al* (1987) Problem-solving skills training and relationship therapy in the treatment of antisocial child behavior. *Journal of Consulting and Clinical Psychology,* 55, 76-85.

Kendall, P. C. (1991) *Child and Adolescent Therapy: Cognitive-Behavioral Procedures.* New York: Guilford Press.

Klein, N. C., Alexander, J. F. & Parsons, B. V. (1977) Impact of family systems intervention on recidivism and sibling delinquency: Um modelo de prevenção primária e avaliação de programas. *Journal of Consulting and Clinical Psychology,* 45, 469-474.

Kolko, D. J., Loar, L. L. & Sturnick, D. (1990) Grupos de treino de competências sócio-cognitivas em regime de internamento com crianças com perturbações de conduta e de défice de atenção. *Journal of Child Psychology and Psychiatry and Allied Disciplines,* 31, 737-748.

Kolvin, I., Garside, R. F., Nicol, A. R., *et al* (1981) *Help Starts Here. The Maladjusted Child in the Ordinary School.* Londres: Tavistock.

Lask, B. & Bryant-Waugh, R. (1993) *Childhood Onset Anorexia Nervosa and Related Eating Disorders.* Hove: Lawrence Erlbaum.

Legrange, D., Eisler, I., Dare, I., *et al* (1992) Evaluation of family treatments in adolescent anorexia nervosa: Um estudo piloto. *International Journal of Eating Disorders,* 12, 347-357.

Lewinsohn, P. M., Clarke, G. N., Hops, H., *et al* (1990) Cognitive-behavioral treatment for depressed adolescents. *Behavior Therapy,* 21, 385-401.

Lieberman, A. F. (1992) Infant-parent psychotherapy with toddlers. *Developmental Psychotherapy,* 4, 559-574.

Lochman, J. E., Burch, P. R., Curry, J. F., (1984) Treatment and generalization effects of cognitive-behavioural and goal-setting interventions with aggressive boys. *Journal of Consulting and Clinical Psychology,* 52, 915-916.

_____, White, K. J. & Wayland, K. K. (1991) Cognitive-behavioral assessment and treatment with aggressive children. Em *Child and Adolescent Therapy, Cognitive-Behavioral Procedures* (ed. P. C. Kendall), pp. 25-65. New York: Guilford Press.

Lush, D., Boston, M. & Grainger, E. (1991) Evaluation of psychoanalytic psychotherapy with children: Therapists' assessments and predictions. *Psychoanalytic Psychotherapy,* 5, 191-234.

Markus, E., Lange, A. & Pettigrew, T. F. (1990) Effectiveness of family therapy: a meta-analysis. *Journal of Family Therapy,* 2, 205-221.

Miller, L. C., Barrett, C. L., Hampe, E., *et al* (1972) Comparison of reciprocal inhibition, psychotherapy, and waiting list control for fhobic children. *Journal of Abnormal Psychology,* 79, 269-279.

Moreau, D., Mufson, L., Weissman, M. M., *et al* (1991) Interpersonal psychotherapy for adolescent depression: Descrição da modificação e aplicação preliminar. *Journal of the American Academy of Child and Adolescent Psychiatry*, 30, 642-651.

Nicol, A. R., Stretch, D. & Fundudis, T. (1983) *Preschool Children in Troubled Families. Approaches to Intervention and Support.* Chichester: Wiley.

Ollendick, T. H. (1986) Child and adolescent behavior therapy. Em *Handbook of Psychotherapy and Behavior Change* (eds S. L. Garfield & A. E. Bergin), pp. 525-563. New York: Wiley.

Palazzoli, M., Boscolo, L., Cecchin, G., *et al* (1980) Hipotetizar-Circularidade - Neutralidade: Três directrizes para o condutor da sessão. *Family Process*, 19, 3-12.

Patterson, G. R. (1982) *A Social Learning Approach to Family Intervention. III. Processo Familiar Coercivo.* Oregon: Castalia Publishing Company.

_____ & Fleischman, M. J. (1979) Maintenance of treatment effects: some considerations concerning family systems and follow-up data. *Behaviour Therapy*, 10, 168-185.

Pedro-Carroll, J. L. & Cowen, E. L. (1985) The children of divorce intervention program: An investigation of the efficacy of a school based prevention program. *Journal of Consulting and Clinical Psychology*, 53, 603-611.

Pisterman, S., McGrath, P., Firestone, P., *et al* (1989) Outcome of parent-mediated treatment of preschoolers with attention deficit disorder with hyperactivity. *Journal of Consulting and Clinical Psychology,* 57, 628-635.

Raphael, B. (1982) The young child and the death of a parent. Em *The Place of Attachment in Human Behaviour* (eds C. M. Parkes & J. Stevenson-Hinde), pp. 131-150. Nova Iorque: Basic Books.

Rapoport, J. L., Leonard, H., Swedo, S. E., *et al* (1993) Obsessive compulsive disorder in children and adolescents: Issues in management. *Journal of Clinical Psychiatry,* 54, 27-29.

Reynolds, W. M. & Coats, K. I. (1986) A comparison of cognitive-behavioral therapy and relaxation training for the treatment of depression in adolescents. *Journal of Consulting and Clinical Psychology,* 54, 653-660.

Roseby, V. & Deutsch, R. (1985) Children of separation and divorce: Effects of a social role-taking group intervention on fourth and fifth graders. *Journal of Clinical Child Psychology,* 14, 55-60.

Russell, G. F. M., Szmukler, G. I., Dare, C., *et al* (1987) An evaluation of family therapy in anorexia nervosa and bulimia nervosa. *Archives of General Psychiatry,* 44, 1047-1056.

Simpson, L. (1990) The comparative efficacy of Milan family therapy for disturbed children and their families. *Journal of Family Therapy,* 13, 267-284.

Smyrnios, K. X. & Kirkby, R. J. (1993) Brief therapy versus psychodynamic therapy. *Journal of Consulting and Clinical Psychology,* 61, 1020-1027.

Spivack, G., Platt, J. J. & Shure, M. B. (1976) *The Problem Solving Approach to Adjustment.* São Francisco: Jossey-Bass.

Stark, K. D., Reynolds, W. M. & Kaslow, N.J. (1987) A comparison of the relative efficacy of self-control therapy and a behavioral problem-solving therapy for depression in children. *Journal of Abnormal Child Psychology,* 15, 91-113.

_____, Rouse, L. W. & Livingston, R. (1991) Treatment of depression during childhood and adolescence: procedimentos cognitivo-comportamentais para o indivíduo e a família. Em *Childhood and Adolescent Therapy: Cognitive-Behavioral Procedures* (ed. P. C. Kendall), pp. 165-206. New York: Guilford Press.

Stolberg, A. L. & Garrison, K. M. (1985) Evaluating a primary prevention program for children of divorce: the Divorce Adjustment Project. *American Journal of Community Psychology,* 13, 111-124.

Truax, C. B. & Carkhuff, R. R. (1967) *Towards Effective Counselling and Psychotherapy.* Chicago: Aldine.

Van Eerdewegh, M. M., Bieri, M. D.. Parrila, R. II., *et al* (1982) The Bereaved Child. *British Journal of Psychiatry,* 140, 23-29.

_____, Clayton, P. J. & Eerdewegh, P. V. (1985) The bereaved child: Variables influencing early psychopathology. *British Journal of Psychiatry,* 147, 188-194.

Wallerstein, J. S. (1987) Children of divorce: Relatório de um acompanhamento de dez anos de crianças em idade de latência precoce. *American Journal of Orthopsychiatry, 57,* 199-211.

_____ & Kelly, J. B. (1980) *Surviving the Breakup, How Children and Parents Cope with Divorce.* London: Grant McIntyre.

Watzlawick, P., Weakland, J. & Fisch, R. (1974) *Change: Principles of Problem Formation and Problem Resolution.* New York: WW Norton and Company.

Weakland, J. H., Fisch, R., Watzlawick, P., *et al* (1974) Brief therapy: Focused problem resolution. *Family Process, 3,* 141-168.

Webster-Stratton, C. (1990) Long-term follow-up of families with young conduct problem children: From preschool to grade school. *Journal of Clinical Child Psychology, 19,* 144-149.

_____, Hollingsworth, T. & Kolpacoff, M. (1989) The long-term effectiveness and clinical significance of three cost-effective training programs for families with conduct-problem children. *Journal of Consulting and Clinical Psychology, 57,* 550-553.

_____ & Hammond, M. (1990) Predictors of treatment outcome in parent training for families with conduct problem children. *Behavior Therapy, 21,* 319-337.

Weisz, J. R. (1986) Contingency and control beliefs as predictors of psychotherapy outcomes among children and adolescents. *Journal of Consulting and Clinical Psychology, 54,* 789-795.

_____, Weiss, B., Alicke, M. D., *et al* (1987) Effectiveness of psychotherapy with children and adolescents: A meta-analysis for clinicians. *Journal of Consulting and Clinical Psychology, 55,* 542-549.

Wolff, R. P. & Wolff, L. S. (1991) Assessment and treatment of obsessive-compulsive disorder in children. *Behavior Modification, 15,* 372-393.

Yalom, I. (1975) *The Theory and Practice of Group Psychotherapy.* 2nd edn. Nova Iorque: Basic Books.

CAPÍTULO 19
PSICOTERAPIA DA PERTURBAÇÃO BIPOLAR

JAN SCOTT

Calcula-se que um adulto que desenvolva perturbação bipolar (BD) em meados dos seus 20 anos perca efetivamente 9 anos de vida, 12 anos de saúde normal e 14 anos de atividade profissional. Para além disso, a mortalidade relacionada com o suicídio e as consequências psicossociais para os "outros significativos" identificam a perturbação bipolar como um importante problema de saúde pública (Prien & Potter, 1990). O primeiro tratamento para o TB continua a ser a farmacoterapia e o advento do lítio e de outros fármacos melhorou, sem dúvida, a qualidade de vida de muitos indivíduos. No entanto, Joyce (1992) observou que, mesmo em condições óptimas de investigação, a profilaxia protegerá menos de 50% das pessoas com TB contra novos episódios.

Dado o interesse crescente na utilização da psicoterapia em perturbações depressivas e esquizofrénicas resistentes ao tratamento, parece surpreendente que tais iniciativas não tenham sido aplicadas de forma mais sistemática a indivíduos com TB. Este artigo salienta as razões pelas quais estas abordagens podem ter sido ignoradas, realça as razões pelas quais devem agora ser utilizadas e identifica potenciais vias para investigação futura.

Porque é que as abordagens psicológicas não foram tidas em conta?

Parece haver três razões pelas quais os clínicos têm sido relutantes em empregar intervenções psicossociais: em primeiro lugar, os modelos etiológicos que realçam as fortes correlações genéticas e biológicas da DB têm dominado a agenda da investigação; em segundo lugar, durante muito tempo acreditou-se que os doentes com DB recuperavam totalmente entre episódios; e, em terceiro lugar, os psicanalistas têm historicamente expressado uma maior ambivalência sobre a adequação da psicoterapia para pessoas com doença maníaco-depressiva em comparação com pessoas com outras perturbações graves. Esta última é provavelmente a influência mais importante. Fromm-Reichmann escreveu que, em comparação com os indivíduos com esquizofrenia, as pessoas com doença bipolar eram maus candidatos para a psicoterapia porque lhes faltava introspeção, eram demasiado dependentes e era provável que descobrissem e depois jogassem com o "calcanhar de Aquiles" do terapeuta.

Yalom sugeriu que a inclusão de uma pessoa bipolar num grupo de terapia era "uma das piores calamidades" que poderia ocorrer. Embora outros tenham defendido fortemente a importância dos tratamentos psicológicos (por exemplo, Benson, 1975), a relativa falta de apoio empírico a esses desenvolvimentos (nunca foi publicado nenhum ensaio de controlo aleatório em grande escala) significava que os clínicos recebiam pouco encorajamento ou aconselhamento sobre a forma de incorporar essas abordagens no tratamento.

Os pontos de vista desencorajadores sobre a psicoterapia com pessoas com doença bipolar foram publicados principalmente na era pré-lítio. Como tal, compreende-se facilmente a reticência em tentar curar a mania aguda com uma terapia da fala. No entanto, a abordagem holística defendida na prática moderna encoraja a integração de modelos biomédicos e psicossociais da doença. O tratamento da mania aguda centra-se, com razão, inicialmente na farmacoterapia, mas quando o estado mental é estabilizado, o impacto devastador do episódio no indivíduo e na sua família precisa claramente de ser abordado. Mesmo que a pessoa estivesse a funcionar bem antes da idade pré-mórbida, ou que aparentemente tenha recuperado totalmente entre os episódios, precisará de ajuda para se adaptar a uma perturbação crónica e recorrente. Além disso, Goodwin & Jamison (1990) argumentaram que, tal como o estabelecimento do "controlo" dos factores biológicos é essencial para a gestão eficaz da DB, é vital compreender e ultrapassar as barreiras psicológicas à adesão à farmacoterapia.

Questões psicossociais na DB

Há uma série de problemas relacionados com a DB e com a adesão aos tratamentos em que as terapias psicossociais poderiam ter um papel a desempenhar, mas que até agora têm sido subutilizadas.

Problemas relacionados com a doença

A personalidade pré-mórbida e as capacidades de lidar com a doença podem prever a reação do indivíduo ao diagnóstico. Outros problemas psicossociais na DB podem estar relacionados com perdas reais ou antecipadas, ou com a natureza e gravidade da doença e o seu impacto nas relações.

Problemas de ajustamento

Uma análise exaustiva da personalidade pré-mórbida por Goodwin & Jamison (1990) sugere que os indivíduos com perturbação do humor são mais semelhantes do que diferentes dos controlos "normais". Apesar de as pessoas bipolares remitidas apresentarem taxas mais baixas de perturbação da personalidade (23%) do que as pessoas unipolares remitidas (35%), o ajustamento após a alta é significativamente pior, com 60% dos casos de perturbação da personalidade a apresentarem perturbações funcionais (Harrow *et al,* 1990). Os sintomas afectivos persistentes são responsáveis por cerca de metade dos casos de má adaptação.

As razões pelas quais outras pessoas com DB apresentam tais défices são menos certas, uma vez que não existem preditores pré-mórbidos sólidos de ajustamento. O que é claro é que a aceitação serena do diagnóstico e a adesão total ao tratamento são excepcionais. Goodwin & Jamison (1990) afirmam que, ao descobrir que a doença é crónica, recorrente e potencialmente ameaçadora da vida, as reacções previsíveis são a negação, a raiva, a ambivalência e a ansiedade. Todas estas reacções podem ter efeitos adversos se se prolongarem.

Joyce (1992) observou que a readmissão pode ser prevista pelo comportamento da doença, sendo que as pessoas que não reconhecem ou não respondem à evolução dos sintomas ou que aceitam menos os medicamentos têm um pior resultado. O ressentimento e a frustração podem afetar as relações com a família, a rede social e os profissionais que tentam oferecer tratamento. As pessoas com doença bipolar com elevados níveis de ansiedade recorrem frequentemente a estratégias inadequadas para tentar evitar recaídas, como a auto-monitorização excessiva e restrições extremas ao seu estilo de vida. A perceção do estigma do diagnóstico pode também afetar negativamente a autoimagem e levar à evitação social.

Kahn (1990) salienta o problema especial da "dupla vulnerabilidade" em indivíduos com perturbação de início precoce. Ele argumenta que a instabilidade do humor ou outros sintomas prodrómicos que precedem o início da perturbação podem influenciar negativamente as interacções com as pessoas em casa. Desenvolve-se um ciclo vicioso em que o ambiente subóptimo criado afecta negativamente o desenvolvimento pessoal do indivíduo, o que prejudica ainda mais as interacções interpessoais, mesmo antes de ocorrer o primeiro episódio de doença. Goodwin & Jamison (1990) também defendem que a DB de início precoce pode travar ou interromper a realização de "tarefas de desenvolvimento" que normalmente conduzem à independência e à saída de casa.

Perda

As pessoas com TB podem sentir uma angústia significativa ou ter uma recaída se as perdas concretas ou abstractas não forem reconhecidas e tratadas. Os problemas financeiros e de emprego são citados por 70% das pessoas e dos seus parceiros como as dificuldades mais frequentes a longo prazo (Targum *et al,* 1981). No primeiro ano após um episódio maníaco, Harrow *et al* (1990) referem que 23% das pessoas com TB estavam continuamente desempregadas e 36% mostravam um claro declínio do seu nível pré-mórbido de funcionamento no trabalho. A perda de autoestima pode resultar da perda de estatuto. As relações podem perder-se devido aos danos irreversíveis causados pelo comportamento aberrante durante um episódio maníaco. Estas perdas são frequentemente acompanhadas de sentimentos de culpa. De um modo geral, a aparente falta de controlo sobre a vida mina qualquer crença na auto-eficácia e pode levar à desmoralização, particularmente se as recorrências ocorrerem quando a pessoa está a cumprir a medicação (Kahn, 1990).

Para além das perdas reais actuais, as perdas antecipadas podem também levar a pessoa a perder a esperança no futuro. A deteção da desesperança é importante, pois é uma variável-chave para determinar se as ideias suicidas são postas em prática. A investigação sobre o significado da doença revela frequentemente que as pessoas se vêem agora como defeituosas (Rush, 1988; Goodwin & Jamison, 1990) e expressam ansiedade sobre a potencial perda de relações actuais ou esperadas, ou ambivalência sobre a conveniência de ter filhos. Os jovens tornam-se mais desesperançados à medida que se apercebem gradualmente de que podem nunca vir a atingir a carreira ou outros objectivos, ou a alcançar a autonomia.

Goodwin & Jamison (1990) também destacam as perdas relacionadas com o tratamento, mas estipulam que as perdas realistas devem ser distinguidas das perdas irrealistas (em que a perturbação ou o tratamento são inadequadamente responsabilizados por todas as dificuldades passadas e actuais). As perdas realistas podem incluir a redução da energia, da produtividade e da atividade sexual. A perda de criatividade associada aos "picos" tem consequências negativas para alguns indivíduos.

Relações interpessoais

Ao contrário da extensa literatura sobre perturbações depressivas unipolares, existem menos dados sobre o efeito da DB nas relações conjugais e familiares, ou sobre os efeitos destas relações no prognóstico da perturbação. Frank *et al* (1981) concluíram que o ajustamento conjugal em casais em que um dos cônjuges sofria de TB era semelhante ao de casais de controlo em que ambos os cônjuges eram mentalmente saudáveis. Outros estudos referem resultados menos favoráveis, com taxas de divórcio e separação significativamente mais elevadas e conflitos expressos nos casamentos de pessoas bipolares em comparação com pessoas unipolares e controlos da comunidade. Brodie & Leff (1971) referem que o divórcio em pessoas bipolares (que ocorreu em 57% da sua amostra) foi sempre iniciado após o primeiro episódio maníaco.

As pessoas bipolares têm também menos relações de confiança do que os indivíduos de controlo. Targum *et al* (1981) observaram que 53% dos cônjuges saudáveis afirmaram que não se teriam casado com o seu parceiro bipolar e 47% afirmaram que não teriam tido filhos se soubessem que a perturbação iria ocorrer. As pessoas tendem a subestimar o impacto da perturbação nas suas relações. Em geral, os cônjuges saudáveis consideram os problemas associados à perturbação mais graves e os efeitos do tratamento mais benéficos do que os seus parceiros bipolares.

Os indivíduos bipolares e os seus cônjuges saudáveis concordam que é mais fácil lidar com a depressão e aceitá-la do que com a mania, uma vez que o cônjuge tende a ser compreensivo e a perceber a perturbação como estando fora do controlo do doente (Targum *et al*, 1981). A ameaça de violência e a falta de discernimento, sobretudo no que diz respeito às interacções interpessoais e à extravagância financeira, tendem a dominar as preocupações com a mania. Os cônjuges saudáveis consideram frequentemente o comportamento de alguém com hipomania como deliberado e rancoroso. Curiosamente, Hooley *et al* (1987) demonstraram que o ajustamento conjugal dos cônjuges de doentes que sofrem de episódios maníacos mais intensos é, de facto, melhor do que o dos cônjuges de doentes com sintomas menos graves. Isto pode dever-se ao facto de estes tipos extremos de comportamento serem mais facilmente aceites como incontroláveis (Goodwin & Jamison, 1990).

A literatura sobre as competências parentais dos doentes bipolares é escassa. As sugestões de que a ligação entre pais e filhos pode ser perturbada pela falta de cuidados consistentes, ou que as mães com DB estão menos atentas às necessidades dos filhos, provêm de estudos pequenos, principalmente descritivos, sendo difícil extrapolar para outras amostras.

A influência das relações interpessoais nos resultados da DB também deve ser considerada. Num estudo com 23 doentes bipolares, Miklowitz *et al* (1988) descobriram que os níveis intrafamiliares de emoções expressas (EE) e o estilo afetivo (EA) predizem a probabilidade de recaída ao longo de 9 meses de acompanhamento. O ajustamento social após a alta também foi previsto pelo perfil de EA. O resultado mais surpreendente deste estudo foi uma taxa de recaída de 94% se *o* nível de EE fosse elevado *ou* o perfil AS fosse negativo, *independentemente* do regime de tratamento, do cumprimento da medicação, dos sintomas de base, da história da doença ou da demografia. Se o perfil AS fosse benigno e o nível de EE fosse baixo, a taxa de recaída era de apenas 17%. Também foram observadas elevadas taxas de recaída e exacerbação dos sintomas, apesar de uma profilaxia adequada com lítio, em doentes bipolares que relataram stress relacionado com desarmonia conjugal ou outros acontecimentos interpessoais.

Problemas relacionados com a adesão

Os dados sobre a adesão à medicação nos casos bipolares referem-se sobretudo ao lítio. Em geral, faltam informações sobre a carbamazepina e outros medicamentos, embora as taxas de não adesão à carbamazepina (38%) tendam a ser inferiores às taxas do tratamento com lítio (51%) (Goodwin & Jamison, 1990). Até 75% das recaídas na perturbação bipolar podem estar associadas à não adesão.

Prevalência e padrões de não adesão

As taxas de não adesão à profilaxia com lítio variam entre 20 e 50%, com cerca de um em cada cinco doentes a não aderir, apesar de um bom resultado terapêutico. Goodwin & Jamison (1990) apelam a mais investigação, comentando que, ao contrário da não-resposta (que tem sido amplamente analisada), a não-adesão deve ser reversível através de uma boa gestão clínica e de uma relação terapêutica que facilite a discussão dos problemas de adesão.

A adesão raramente é do tipo tudo ou nada. A adesão total e a não adesão total são os tipos de comportamento mais evidentes, mas também são registados padrões intermitentes e tardios.

A prevalência da adesão intermitente é elevada: 47% das pessoas com DB descontinuam o lítio contra o conselho médico em pelo menos uma ocasião e 34% descontinuam-no em duas ou mais ocasiões. Alguns indivíduos descrevem um padrão cíclico de adesão rigorosa imediatamente após um episódio de doença, seguido de uma redução da adesão, levando à não adesão se permanecerem sem sintomas. Este padrão de comportamento é reforçado pelo facto de os efeitos secundários desaparecerem precocemente, levando frequentemente o doente a sentir-se melhor, enquanto o reaparecimento dos sintomas é retardado e nem sempre associado à não adesão na mente do doente (Rush, 1988).

A adesão tardia (quando a recusa precoce do medicamento é mais tarde substituída pela adesão) é de interesse, uma vez que realça a necessidade crítica de identificar e combater a negação. Parece que alguns indivíduos rejeitam inicialmente tanto o diagnóstico como a medicação. Com o tempo, a evidência da perturbação e as consequências negativas dos episódios não tratados levam ao desenvolvimento de uma perceção e à aceitação gradual da lógica da medicação (Goodwin & Jamison, 1990).

Factores de risco para a não adesão

Vários estudos identificam que as taxas de adesão ao lítio aumentam nas pessoas com uma rede social estável, nas que consideram os sintomas graves e o tratamento eficaz e nas que apresentam traços de personalidade obsessivos (Goodwin &Jamison, 1990). Os factores mais comuns associados à não adesão ao lítio são a idade mais jovem, o sexo masculino, a experiência de menos episódios de doença e a história anterior de não adesão ao tratamento. As taxas de não adesão são particularmente elevadas durante o primeiro ano de tratamento com lítio e nos doentes com humor persistentemente elevado, uma história de grandiosidade ou que se queixam de não ter "picos". Este último aspeto é digno de nota, uma vez que os inquéritos aos doentes sugerem que o medo da depressão é um fator de motivação mais forte para a adesão do que o medo da mania.

Os efeitos secundários dos medicamentos são, sem dúvida, responsáveis por uma proporção significativa dos casos de não adesão, embora os psiquiatras possam considerar os efeitos secundários como uma causa mais importante de não adesão do que os doentes (Jamison & Akiskal, 1983).

Os médicos e os doentes também diferem nas suas opiniões sobre quais os efeitos secundários mais problemáticos e quais os que levam à não adesão (Jamison *et al,* 1979). Foi referido que 75% dos efeitos secundários considerados mais importantes pelos psiquiatras são sintomas somáticos, enquanto 80% dos efeitos secundários considerados mais preocupantes pelas pessoas com DB são alterações cognitivas, como confusão mental e problemas de memória (Jamison & Akiskal, 1983). Uma explicação para esta disparidade é o facto de os médicos e os doentes discordarem sobre se uma determinada caraterística é um efeito secundário ou um sintoma. No entanto, uma análise das notificações dos doentes sobre os efeitos secundários somáticos revelou que, embora certas complicações (como a sede excessiva) ocorram com mais frequência, os efeitos secundários que os doentes consideraram menos aceitáveis e mais susceptíveis de conduzir à não adesão foram o aumento de peso e os tremores (Goodwin & Jamison, 1990). Estes resultados têm implicações claras na forma como os médicos e os doentes comunicam sobre o tratamento.

Existe apenas uma pequena literatura sobre as atitudes individuais relativamente ao tratamento com lítio (Cochran & Gitlin, 1988; Rush, 1988; Peet & Harvey, 1991). Os temas recorrentes são um maior risco de não adesão em indivíduos que não gostam de ter o seu humor "controlado" por medicação e vêem a perturbação e a necessidade de receber farmacoterapia a longo prazo como uma fraqueza pessoal. É frequente expressarem a opinião de que, se simplesmente se esforçassem mais, as recaídas não ocorreriam.

Num estudo com 48 pacientes externos, Cochran & Gitlin (1988) demonstraram que tanto as atitudes individuais como as influências sociais (nomeadamente o que os outros esperam que um indivíduo faça) modificam a adesão ao lítio. As teorias etiológicas e os conselhos de tratamento de familiares que sofrem de perturbações mentais influenciam fortemente as crenças dos doentes, e a qualidade da relação médico-doente também afecta significativamente a adesão. Se o doente percecionar o psiquiatra como ambivalente em relação ao tratamento ou se o doente não estiver motivado para fazer o que é esperado, é menos provável que adira ao tratamento. Um ensaio de controlo com 60 pacientes que frequentavam uma clínica de lítio também demonstrou que aqueles a quem foi oferecido um programa educativo mostraram um melhor conhecimento e atitudes mais favoráveis em relação à farmacoterapia e uma melhor adesão à medicação do que aqueles que receberam apenas tratamentos padrão (Peet & Harvey, 1991).

Estudos de resultados

Existem vários artigos descritivos sobre a utilização de intervenções psicossociais na DB, mas poucas publicações abordam os resultados e os estudos empíricos sobre o tratamento são raros. A investigação disponível é analisada; nenhuma foi efectuada na Grã-Bretanha.

Terapia individual

Na literatura psicanalítica e cognitivo-comportamental encontram-se relatos anedóticos dos benefícios da terapia individual para pessoas com doença bipolar. A maior série de casos foi publicada por Benson (1975), que descreveu um estudo aberto de acompanhamento de 41 meses. Vinte e quatro de 31 pessoas (21 mulheres) que receberam psicoterapia para além do tratamento de manutenção com lítio tiveram um bom resultado clínico.

O estudo de Cochran (1984) sobre o impacto de seis sessões de terapia cognitiva individual na adesão ao lítio e nos resultados clínicos em doentes bipolares em ambulatório é o único que inclui um grupo de controlo. Vinte e oito pessoas com DB que foram recentemente encaminhadas para uma clínica de lítio foram aleatoriamente designadas para terapia cognitiva ou "tratamento como habitual". Segundo as avaliações subjectivas e dos observadores (incluindo os níveis séricos de lítio), a adesão foi significativamente melhor no grupo de intervenção, após seis semanas e seis meses de acompanhamento. Apenas três indivíduos afectados à terapia cognitiva (21%), em oposição a oito (57%) indivíduos do grupo de controlo, interromperam o tratamento com lítio contra conselho médico, e as taxas de admissão foram significativamente mais baixas no grupo da terapia cognitiva.

Terapia de casais e de grupo

Davenport e colegas (1977) descreveram a utilização da "terapia de grupo de casais" psicodinâmica (n=12) e contrastaram retrospetivamente esta abordagem com a frequência de uma clínica de lítio (n=11) e o acompanhamento num centro de saúde mental comunitário (CMHC) (n=42). Os indivíduos não foram distribuídos aleatoriamente pelos diferentes tratamentos, mas todos os incluídos no estudo tinham sido admitidos por mania há 2-10 anos e tinham um casamento intacto na altura da alta.

No seguimento, as pessoas que frequentaram a "terapia de grupo de casais" estavam a funcionar significativamente melhor em termos de ajustamento social e familiar e não registaram readmissões ou falhas conjugais. O grupo CMHC teve os piores resultados (16 reinternamentos; 10 falências conjugais; três suicídios), mas as diferenças entre estes pacientes e os que frequentavam a clínica de lítio não foram significativas. O método de tratamento foi o único fator de previsão de resultados identificado.

Não existem ensaios controlados de terapia de grupo (combinada com tratamento com lítio) , mas foram publicados quatro estudos abertos. Shakir *et al* (1979) e, mais tarde, Volkmar *et al* (1981) relataram um grupo de terapia para 15 pessoas bipolares responsivas ao lítio (13 homens) que decorreu durante vários anos. Shakir e os seus colegas identificaram alterações significativas "antes e depois" no funcionamento das pessoas nos dois anos anteriores e nos dois anos posteriores à introdução da terapia de grupo. Antes da terapia, 10 pessoas tinham um historial de fraca adesão e de internamentos, o grupo passava uma média de 16 semanas por ano no hospital e apenas cinco indivíduos tinham um emprego regular. Após cerca de 51 semanas de frequência de um grupo "estilo Yalom", apenas três pessoas foram internadas nos dois anos seguintes, o tempo médio de internamento foi de três semanas por ano, os níveis séricos de lítio e as taxas de adesão melhoraram e 10 pessoas tinham um emprego contínuo. Volkmar e colegas escreveram que a experiência partilhada do tratamento da DB e do lítio melhorou o processo terapêutico, mas sublinharam que não era possível distinguir os efeitos específicos da psicoterapia dos benefícios não específicos de um acompanhamento próximo.

Kripke & Robinson (1985) descrevem um grupo de apoio ambulatório de longa duração para 14 pessoas bipolares (13 homens), oito das quais ainda frequentavam o grupo 12 anos mais tarde. A avaliação anedótica sugeriu que as estratégias de resolução de problemas foram melhor recebidas do que a análise dinâmica. Os benefícios percebidos foram a redução das taxas de internamento e a melhoria do funcionamento social e económico.

Por último, Wulsin *et al* (1988) descreveram um grupo de longa duração que funcionou mensalmente num CMHC para 22 doentes bipolares em ambulatório (12 mulheres) durante quatro anos. Ao contrário dos outros estudos, o grupo centrou-se nas relações interpessoais e a prescrição de lítio foi efectuada exclusivamente fora deste contexto. Foram registadas reduções nos internamentos, mas a taxa de abandono foi de 55%.

Terapia familiar

Fitzgerald (1972) registou as suas impressões clínicas sobre os benefícios da terapia familiar numa série consecutiva de 25 pacientes bipolares. Outros descrevem os benefícios gerais desta abordagem, mas os dados mais sistemáticos são fornecidos por Glick e colegas (1994). Num estudo transnacional de 24 doentes internados com doenças afectivas graves, as pessoas que receberam psicoeducação individual e familiar apresentaram uma melhor resolução do episódio índice e melhores resultados globais 12-18 meses após a alta.

O grupo de investigação acima referido efectuou um outro ensaio em grande escala, aleatório e controlado, utilizando uma intervenção familiar em regime de internamento (IFI) (Spencer *et al,* 1988; Clarkin *et al,* 1990). Este estudo analisou os resultados 18 meses após a alta em 169 doentes internados que receberam seis sessões de IFI durante a sua estadia no hospital. Os resultados relativos aos 50 casos de perturbações afectivas foram apresentados separadamente (Clarkin *et al,* 1990). Os dados relativos a 21 indivíduos bipolares (14 mulheres) deste grupo representam o único estudo de controlo aleatório de tratamentos psicológicos realizados na DB.

Doze indivíduos foram afectados ao IFI e nove à intervenção de controlo (o programa habitual de tratamento em regime de internamento). As taxas de abandono e o tratamento após a alta não diferiram significativamente entre os dois grupos. Os dados relativos aos resultados imediatos e a longo prazo demonstraram que, em comparação com todos os outros grupos, as pacientes bipolares femininas do IFI apresentaram um desempenho social, familiar, de lazer, profissional e de papéis significativamente melhor e atitudes familiares significativamente melhores em relação ao tratamento. Embora os ganhos obtidos pelas mulheres bipolares com IFI tenham diminuído com o tempo, os resultados mantiveram-se mesmo quando outras variáveis foram controladas. Os indivíduos bipolares do sexo feminino beneficiaram significativamente da IFI, enquanto os indivíduos bipolares do sexo masculino e os indivíduos unipolares não apresentaram qualquer benefício ou, em alguns casos, um efeito negativo.

Prien & Potter (1990) referem que existem duas populações de pessoas bipolares que devem ser consideradas aquando da terapia familiar: pessoas bipolares mais velhas com um cônjuge (e filhos); e jovens adultos com TB de início precoce que vivem com a sua família nuclear. Este último grupo pode beneficiar de uma adaptação da terapia familiar comportamental (BFT) anteriormente defendida por Falloon para a esquizofrenia.

Um estudo piloto de oito pessoas tratadas com lítio e BFT sugeriu que a abordagem foi bem recebida pelos doentes e suas famílias (Miklowitz *et al,* 1988) e, ao longo de 9 meses, as taxas de recaída neste grupo (13%) foram significativamente mais baixas do que as de um grupo semelhante de 23 pessoas que receberam apenas lítio (70%).

Comentário

A maioria dos estudos analisados não é sofisticada ou é inadequada em vários aspectos: apenas foi utilizado um pequeno número de instrumentos de investigação reconhecidos ou medidas de resultados definidas e apenas dois estudos (Cochran, 1984; Clarkin *et al,* 1990) distribuíram aleatoriamente as pessoas por um tratamento psicossocial ou de controlo. Estes são os estudos mais completos disponíveis, empregando também métodos de tratamento mais claramente definidos (TC e IFI). No entanto, o facto de as amostras serem relativamente pequenas torna o poder estatístico baixo e faz com que as afirmações definitivas sobre os resultados não sejam prudentes.

As observações dos investigadores permitem tirar algumas conclusões preliminares.

A terapia individual melhorou claramente o conhecimento sobre a DB e o seu tratamento e permitiu aos doentes explorar em pormenor as crenças sobre estas questões. O processo de grupo beneficiou da natureza homogénea da amostra e, desde que os indivíduos estivessem empenhados na terapia, as admissões não perturbaram indevidamente os procedimentos. A partilha de conhecimentos sobre a perturbação ajudou os indivíduos que negavam ou subestimavam os seus problemas a adquirir uma visão e uma consciência das suas dificuldades. A terapia de grupo para casais foi útil para educar os cônjuges sobre a doença, permitiu a exploração das atitudes dos próprios doentes e reduziu o stress. A terapia familiar teve benefícios semelhantes tanto em doentes internados do sexo feminino (IFI) como em doentes externos mais jovens (BFT). Os homens mais velhos podem ter bons resultados em formatos individuais ou de grupo. As explicações possíveis são que as famílias dos doentes bipolares do sexo masculino podem ser mais críticas do que as famílias dos doentes do sexo feminino, ou que os homens com DB são hipersensíveis aos estímulos interpessoais e consideram a terapia familiar mais stressante (Clarkin *et al,* 1990).

Conclusões

Durante muitas décadas, a agenda de investigação dominante na perturbação bipolar tem sido a biológica. O impacto dos fármacos nos sintomas agudos e nas taxas de recaída tem sido tão acentuado que o papel de outras terapêuticas tem sido ignorado. No entanto, a eficácia da farmacoterapia tem limites e, embora a adesão ao tratamento seja uma questão reconhecida, pouco se sabe sobre as barreiras psicológicas à adesão (Rush, 1988). A escassez de investigação psicossocial na DB tem muitos paralelos com a situação da esquizofrenia há cerca de 20 anos. Desde então, o trabalho sobre a esquizofrenia demonstrou uma interação entre a vulnerabilidade biológica e as dimensões psicossociais, sendo agora aceite a necessidade de psicoterapias adjuvantes. Prien & Potter (1990) referem que a DB pode perturbar o ambiente familiar da pessoa, reduzir a capacidade de lidar com o stress, prejudicar o ajustamento social e conduzir a défices semelhantes aos sintomas negativos dos estados de defeito. Os acontecimentos da vida e o stress intrafamiliar também têm sido implicados em recaídas precoces. Com base nestes dados, há implicações para a prática clínica e para a investigação futura.

Implicações clínicas

Muitos clínicos utilizam estratégias psicossociais na gestão da DB. Embora seja frequentemente necessária flexibilidade de estilo e técnicas para lidar com a flutuação do humor e outras psicopatologias, existe alguma consistência nas descrições de abordagens benéficas (Rush, 1988; Goodwin & Jamison, 1990), e a maioria dos clínicos reitera as conclusões do estudo colaborativo sobre a depressão do National Institute of Mental Health, segundo o qual a gestão clínica sistemática em combinação com a farmacoterapia é uma estratégia simples e eficaz. A organização de uma agenda para as consultas de acompanhamento garante a cobertura de todos os tópicos. Parta do princípio de que a adesão se tornará um problema para todas as pessoas num determinado momento e crie uma atmosfera em que a ambivalência ou os obstáculos possam ser antecipados, discutidos e introduzidas técnicas comportamentais simples (como "emparelhar" a toma de comprimidos com uma atividade de rotina) para facilitar a adesão.

Dada a importância das atitudes das outras pessoas e a evidência da investigação de que os doentes subestimam o impacto da DB, é adequado alargar a abordagem psico-educativa.

Frank *et al* (1985) referiram que, depois de as pessoas com TB e as suas famílias terem participado num seminário educativo de 1 dia, não foram registados casos de não adesão ao tratamento. Também podem ser utilizados folhetos e vídeos para complementar as sessões (Peet & Harvey, 1991). Os doentes e os seus familiares podem também manter um simples diário para identificar sintomas de alerta precoce de recaída, ou registar a resposta à medicação para que as decisões relativas a mudanças possam ser tomadas de forma mais objetiva. A identificação de "situações de alto risco" para a recaída e o desenvolvimento de uma hierarquia de respostas para lidar com a situação (incluindo a forma de aceder aos serviços de saúde mental) são outras utilizações possíveis desses dados.

Algumas investigações sugerem que o primeiro ano após o início da perturbação é um período crucial para as pessoas em termos de adaptação à perturbação, desenvolvimento de insight e adesão ao tratamento, pelo que a gestão clínica sistemática nesta fase pode ser uma estratégia simples para melhorar os resultados. Por último, embora não existam directrizes claras para a terapia psicológica adjuvante para a DB, a utilização de terapia cognitiva, dinâmica breve, interpessoal, de casais ou familiar deve, pelo menos, ser considerada com maior frequência.

Implicações para a investigação

Há uma série de domínios óbvios para investigação futura.

É necessária uma maior compreensão dos factores de vulnerabilidade individuais e ambientais que influenciam o início ou o resultado dos episódios de DB. Na depressão unipolar, há provas de que a disfunção cognitiva e os défices na resolução de problemas influenciam o curso da perturbação. Não existe literatura semelhante para a DB. Se certas atitudes disfuncionais estiverem associadas à persistência dos sintomas, então poderá ser possível desenvolver estratégias não farmacológicas para modificar essas crenças. O trabalho sobre EA e EE também precisa de ser alargado a amostras maiores de indivíduos. Se as provas confirmarem que os fármacos não protegem o indivíduo contra os efeitos adversos de um EE elevado, isso tem claramente implicações para a utilização de técnicas de terapia familiar adjuvantes. Por último, embora muitos acontecimentos da vida sejam inevitáveis, a sua ocorrência assinala um período de risco acrescido de recaída nas pessoas com TB e oferece uma oportunidade para a investigação biopsicossocial integrada.

Os problemas de adesão à medicação têm de ser analisados. Apenas 1-2% dos artigos escritos sobre o lítio exploram esta questão, e sabe-se ainda menos sobre a adesão a outros medicamentos.

Frank *et al* (1985) sugerem que os investigadores têm o dever de identificar e de explicar os casos de não adesão nos estudos de tratamento, de modo a podermos melhorar a nossa compreensão. Devem ser efectuados mais trabalhos sobre as atitudes em relação à DB e ao seu tratamento. Os estudos sobre as atitudes das famílias foram efectuados principalmente nos EUA há algum tempo e, por conseguinte, devem ser repetidos.

São necessários ensaios de controlo aleatórios para estabelecer os benefícios a curto e longo prazo da psicoterapia em relação ao regime de tratamento habitual. Não existem provas de quais as abordagens mais eficazes, pelo que é necessário comparar diferentes psicoterapias. Será importante distinguir entre benefícios específicos e não específicos (Lam, 1991). Inicialmente, devem ser investigadas as terapias estruturadas de curto prazo, "manualizadas" e adaptadas para utilização na DB, como a terapia cognitiva, IFI, BFT e terapia interpessoal. O acompanhamento nestes estudos deve estender-se para além da fase aguda para avaliar quaisquer benefícios a longo prazo e, como as taxas de abandono são provavelmente elevadas, o recrutamento terá de ser ativo e extensivo para garantir que a amostra é suficientemente grande para avaliar os resultados de forma fiável.

Bloch *et al* (1994) sugerem que os factores psicossociais contribuem em cerca de 25-30% para a variação do prognóstico na DB. As variáveis psicossociais que afectam a adesão à medicação também partilharão uma pequena proporção da variância atribuída aos factores biológicos. Dado que os aspectos psicossociais contribuem significativamente para os resultados, a oportunidade de investigação empírica e a introdução de intervenções clínicas sistemáticas não devem ser ignoradas. As evidências desta revisão sugerem que as pessoas que sofrem de TB e os seus prestadores de cuidados acolheriam e beneficiariam de tais iniciativas.

REFERÊNCIAS

Benson, R. (1975) A modalidade de tratamento esquecida na doença bipolar: a psicoterapia. *Diseases of the Nervous System,* 36, 634-638.

Bloch, S., Hafner, J., Harari, E., *et al* (1994) *The Family in Clinical Psychiatry,* pp. 92-108. Oxford: Oxford Medical.

Brodie, H. & Leff, M. (1971) Bipolar depression-a comparative study of patient characteristics. *American Journal of Psychiatry,* 127, 1086-1090.

Clarkin, J., Glick, G., Haas, G., *et al* (1990) A randomized clinical trial of in-patient family intervention. V: resultados para a perturbação afectiva. *Journal of Affective Disorders,* 18, 17-28.

Cochran, S. (1984) Preventing medical non-compliance in the out-patient treatment of bipolar affective disorder (Prevenir o incumprimento médico no tratamento ambulatório da perturbação afectiva bipolar). *Journal of Consulting and Clinical Psychology,* 52, 873-878.

______ & Gitlin, M. (1988) Attitudinal correlates of lithium compliance in bipolar affective disorders. *Journal of Nervous and Mental Diseases,* 176, 457-464.

Davenport, Y., Ebert, M., Adland, M., *et al* (1977) Couples therapy as an adjunct to lithium maintenance of the manic patient. *Journal of Orthopsychiatry,* 47, 495-502.

Fitzgerald, R. (1972) Mania as the message: treatment with family therapy and lithium carbonate. *American Journal of Psychotherapy,* 26, 535-547.

Frank, E., Prien, R., Kupfer, D., *et al* (1985) Implications of non-compliance on research in affective disorders. *Psychopharmacology Bulletin,* 21, 37-42.

______, Targum, S., Gershon, E., *et al* (1981) A comparison of non-patient with bipolar-well spouse couples. *American Journal of Psychiatry,* 138, 764-768.

Glick, I., Burti, L., Okonogi, K., *et al* (1994) Effectiveness in psychiatric care. III: psicoeducação e resultados para pacientes com perturbações afectivas graves e respectivas famílias. *British Journal of Psychiatry,* 164, 104-106.

Goodwin, F. & Jamison, K. (1990) Psychotherapy. In *Manic-Depressive Illness* (eds F. Goodwin & K. Jamison), pp. 725-745. Oxford: Oxford University Press.

Harrow, M., Goldberg, J., Grossman, L., *et al* (1990) Outcome in manic disorders. *Archives of General Psychiatry,* 47, 665-671.

Hooley, J., Richters, J., Weintraub, S., *et al* (1987) Psychopathology and marital distress: the positive side of positive symptoms. *Journal of Abnormal Psychology,* 96, 27-33.

Jamison, K. & Akiskal, H. (1983) Medication compliance in patients with bipolar disorders. *Psychiatric Clinics of North America,* 6, 175-192.

______, Gerner, R. & Goodwin, F. (1979) Patient and physician attitudes towards lithium: relationship to compliance. *Archives of General Psychiatry,* 36, 866-869.

Joyce, P. (1992) Prediction of treatment response. Em *Handbook of Affective Disorders* (ed. E. S. Paykel), pp. 453-464. London: Churchill Livingstone.

Kahn, D. (1990) The psychotherapy of mania. *Psychiatric Clinics of North America,* 13, 229-240.

Kripke, D. & Robinson, D. (1985) Ten years with a lithium group. *McLean Hospital Journal,* 10, 1-11.

Lam, D. (1991) Psychosocial family interventions in schizophrenia: a review of empirical studies. *Psychological Medicine,* 21, 423-441.

Miklowitz, D., Goldstein, M., Nuechterlein, K., *et al* (1988) Family factors and the course of bipolar affective disorder. *Archives of General Psychiatry,* 45, 225-231.

Peet, M. & Harvey, N. (1991) Lithium maintenance: 1. A standard education programme for patients. *British Journal of Psychiatry,* 158, 197-200.

Prien, R. & Potter, W. (1990) NIMH workshop report on treatment of bipolar disorder. *Psychopharmacology Bulletin,* 26, 409-427.

Rush, A. (1988) Cognitive approaches to adherence. Em *Review of Psychiatry* (vol. 8) (eds A. Frances & R. Hales), pp. 627-642. Washington, DC: American Psychiatric Association.

Shakir, S., Volkman, F., Bacon, S., *et al* (1979) Group psychotherapy as an adjunct to lithium maintenance. *American Journal of Psychiatry,* 136, 455-456.

Spencer, J., Glick, I., Haas, G., *et al* (1988) A randomized control trial of in-patient family intervention. III. efeitos em 6 meses e 18 meses de acompanhamento. *American Journal of Psychiatry,* 145,1115-1121.

Targum, S., Dibble, E., Davenport, Y., *et al* (1981) The family attitude questionnaire. A opinião dos doentes e dos cônjuges sobre a doença bipolar. *Archives of General Psychiatry,* 38, 562-568.

Volkmar, F., Shakir, S., Bacon, S., *et al* (1981) Group therapy in the management of manic-depressive illness. *American Journal of Psychotherapy,* 42, 263-267.

Wulsin, L., Bachop, M. & Hoffman, D. (1988) Group therapy in manic-depressive illness. *American Journal of Psychotherapy,* 42, 263-271.

Nota

6 Este artigo foi publicado pela primeira vez no *British Journal of Psychiatry* (1995), 167, 581-588.

CAPÍTULO 20
Psicoterapia Dinâmica de Apoio-Expressão da Depressão

LESTER LUBORSKY, DAVID MARK, ANITA V. HOLE, CAROL POPP, BARBARA GOLDSMITH, JOHN CACCIOLA

HISTÓRIA E DESENVOLVIMENTO[1]

A forma especial de psicoterapia psicanalítica, que designamos por psicoterapia dinâmica de apoio-expressivo (SE), só gradualmente assumiu a sua forma atual. É um compêndio organizado de relatos autorizados e representativos da psicoterapia psicanalítica. Os seus conceitos e técnicas tiveram origem nas recomendações de Freud para a psicoterapia psicanalítica (1912/1958, 1913/1958, 1914/1958) e no seu artigo sobre a depressão (1917/1957). No início dos anos 40, estes conceitos e técnicas foram moldados para se enquadrarem na estrutura da psicoterapia SE por Knight (1949), Gill (1951) e outros na Fundação Menninger, incluindo Ekstein e Wallerstein (1958), que os reformularam num guia de supervisão.

Lester Luborsky continuou a organização num manual depois de ter deixado a Fundação Menninger em 1959 para o Departamento de Psiquiatria da Universidade da Pensilvânia. Ele usou os conceitos e técnicas da psicoterapia dinâmica SE no ensino dos residentes psiquiátricos do departamento e gradualmente formalizou os princípios no manual geral de psicoterapia dinâmica SE (Luborsky, 1976, eventualmente publicado em 1984). Esta progressão em direção à elaboração e utilização de manuais foi o início de uma pequena revolução na prática desta área (Luborsky & DeRubeis, 1984). Hoje em dia, muitas das principais formas de psicoterapia estão a desenvolver ou desenvolveram os seus próprios manuais e medidas de adesão aos seus manuais (Luborsky & Barber, 1993).

A versão atual do manual de psicoterapia dinâmica SE para a depressão é uma adaptação do manual geral (Luborsky, 1984). Alguns dos seus conceitos e técnicas provêm de experiências numa forma especial de formação em supervisão em psicoterapia dinâmica SE: cada formando ganha experiência tanto como supervisor dos seus pares como recetor da supervisão dos seus pares (Luborsky, 1993). O primeiro destes grupos de supervisão com a duração de um ano teve início em setembro de 1987. Pouco tempo depois, foi lançado um grupo semelhante no Departamento de Psiquiatria do Toronto Women's Hospital (com teleconferências semanais que incluíam os Drs. Lester Luborsky, Howard Book, Christine Dunbar, Harvey Golombek, Kas Tuters e Anne Oakley). Outras experiências formativas vieram da aplicação do manual aos pacientes no projeto sobre psicoterapia dinâmica SE para a depressão maior e depressão crónica (Luborsky et al., 1992; Luborsky, Diguer, DeRubeis, Cacciola, Schmidt, & Moras, 1994).

CRITÉRIOS DE INCLUSÃO/EXCLUSÃO

Os doentes deprimidos a tratar com a orientação deste manual devem ser seleccionados através de avaliações que verifiquem se se enquadram nos diagnósticos *do DSM-IV* (APA, 1994) de depressão major ou depressão crónica, ou ambos. Por conseguinte, utilizaremos os pontos principais dos critérios *do DSM-IV* para estes dois grupos de diagnóstico, porque constituem a base para a seleção dos doentes adequados e porque as técnicas de tratamento descritas neste manual foram desenvolvidas para ajudar os terapeutas a lidar com as características destes doentes. Os critérios de diagnóstico *do DSM-IV* para a depressão major incluem um humor disfórico ou perda de interesse ou prazer nas actividades habituais.

O humor inclui os sintomas de depressão: tristeza, desespero e irritabilidade. Devem estar presentes pelo menos cinco dos nove sintomas seguintes: humor deprimido durante a maior parte do dia; perda de interesse ou de prazer na maioria das actividades; perda de peso ou de apetite; insónia ou hipersónia; agitação ou atraso psicomotor; perda de energia; sentimentos de inutilidade; pensamento lento; e pensamentos recorrentes de morte. Os critérios essenciais de diagnóstico *do DSM-IV* para a depressão crónica incluem um humor deprimido durante pelo menos dois anos e pelo menos dois dos seguintes sintomas: falta de apetite, insónia ou hipersónia, falta de energia, baixa autoestima, falta de concentração ou desesperança. Os pormenores dos critérios de diagnóstico são apresentados no *DSM-IV* (APA, 1994, pp. 327-344).

QUESTÕES DINÂMICAS EM DOENTES DEPRIMIDOS

Nove questões dinâmicas em pacientes deprimidos são listadas aqui aproximadamente por ordem de importância, mas na verdade elas trabalham em conjunto e não separadamente. Alguns deles serão descritos mais detalhadamente mais adiante neste capítulo.

Um sentimento de desamparo. Na teoria geral de Freud (1926/1959) sobre a formação dos sintomas, é o estado de desamparo esperado e recordado que desencadeia o sintoma. Engel e Schmale (1967) descreveram ainda o estado complexo pré-sintoma como tendo duas partes: (1) "desistência" (desamparo), seguida de (2) "desistência" (desesperança). O desamparo seguido de desesperança é uma questão especialmente difícil e central na depressão; as outras questões dinâmicas listadas abaixo alimentam esta, como explicado mais adiante neste capítulo.

Vulnerabilidade à desilusão e à perda. Esta vulnerabilidade é descrita de forma mais vívida em *Luto e Melancolia* (Freud 1917/1957). Freud compara o luto com a depressão. O luto é uma resposta a uma perda real, enquanto a depressão é uma resposta a uma perda interna. A vulnerabilidade de um doente baseia-se na dificuldade em lidar com experiências de desilusão e perda na primeira infância, e ambas predispõem o doente para uma depressão posterior.

Estados de raiva voltados para dentro em vez de dirigidos para fora. O conceito de raiva virada para dentro começou com Freud (1917/1957) e foi desenvolvido por outros, incluindo o sistema de pontuação para a raiva virada para dentro concebido por Gottschalk e Gleser (1969). Quando a raiva é virada para dentro, prepara o terreno para o aumento da depressão; virada para fora, prepara o terreno para a redução da depressão.

Vulnerabilidade da autoestima. A vulnerabilidade da autoestima *baseia-se* tipicamente numa lesão precoce da autoestima (Bibring, 1953; Jacobson, 1971). Tipos específicos e recorrentes de conflitos desencadeiam prejuízos na autoestima (como ilustrado no exemplo do Sr. Quinn, mais adiante neste capítulo), que tornam o doente mais vulnerável à depressão.

Ideação e intenção suicida. Isto é uma consequência do desamparo - e especialmente da desesperança - em relação à capacidade de lidar com os próprios problemas (por exemplo, Freud, 1926/1959; Beck, Weissman, Lester, & Trexler, 1974; Linehan, Armstrong, Suarez, Allman, & Heard, 1991).

Estilo explicativo pessimista. A associação do estilo explicativo negativo (pessimista) com a vulnerabilidade à depressão foi demonstrada por Seligman (1975). O estilo explicativo pessimista para os acontecimentos negativos envolve três tipos de explicações: (1) sou eu (internalidade); (2) serei sempre eu (estabilidade); e (3) sou eu em geral (globalidade). O cerne deste estilo é explicar os acontecimentos negativos culpando-se a si próprio e não as causas externas. Embora o conceito de estilo explicativo não provenha da tradição dinâmica, é compatível com ela e constitui um fator dinâmico importante na preparação do terreno para a depressão.

Fraca capacidade de reconhecer o estado de depressão. Os doentes perdem por vezes de vista o facto de estarem deprimidos; uma vez deprimidos, o estado parece natural e não é reconhecido como um estado alterado.

Fraca capacidade para se aperceber dos acontecimentos que desencadeiam a depressão. Para alguns doentes deprimidos, a depressão parece surgir por si própria; vêem pouca ou nenhuma associação causal com acontecimentos externos ou internos associados. Consequentemente, têm um défice de consciência e de apreciação do significado dos acontecimentos externos que desencadeiam a depressão.

Inclinação para esperar respostas negativas de si próprio e dos outros. Os doentes deprimidos esperam frequentemente respostas negativas de si próprios ou dos outros. No entanto, à medida que a terapia progride satisfatoriamente, os doentes tendem a evoluir para expectativas mais positivas em relação a si próprios e aos outros (Crits-Christoph & Luborsky, 1990, cap. 9). A mudança é parcialmente atribuível a uma diminuição do desamparo e desesperança e parcialmente a uma mudança para um estilo explicativo mais positivo para eventos negativos. Uma mudança semelhante é encontrada em relação aos resultados positivos da psicoterapia: Os pacientes mais melhorados mostram uma mudança para mais resultados positivos e menos resultados negativos nas suas narrativas de relacionamento.

É muito mais fácil ver a inter-relação destas nove questões dinâmicas ao discutir exemplos concretos, como a narrativa da relação do Sr. Quinn. Essa narrativa começa com um pensamento sobre uma conversa com uma mulher: ele estava "só a falar com ela", e depois passou para a depressão. Mas, no decurso da revisão do pensamento na narrativa, ele foi capaz de completar o que aconteceu antes da mudança para a depressão: ele pensou: "Um tipo como eu podia estar com ela, ou [ela podia estar com] um tipo mais forte. Se for eu, então não sou suficientemente forte. Era isso que me incomodava". A prontidão do Sr. Quinn para ficar desamparado - questão dinâmica número 1 - é óbvia (embora pareça estar fora da sua consciência): o desamparo é a sua resposta a um pensamento de que vai falhar em comparação com o tipo mais forte. O pensamento de que vai perder na competição faz parte da questão dinâmica número 2: vulnerabilidade à desilusão e à perda. A questão dinâmica número 3, a raiva, não é evidente aqui. A questão dinâmica número 4, a vulnerabilidade à perda de autoestima, é muito óbvia neste exemplo; para este doente, perder é interpretado como um sinal do seu fracasso e baixa a sua autoestima.

A questão dinâmica número 5, ideação e intenção suicida, não caracteriza este doente. A questão dinâmica número 6, estilo explicativo pessimista, é claramente evidente: O Sr. Quinn explica a si próprio que vai perder num conflito com um tipo mais forte, ou seja, o seu estilo explicativo pessimista baseia-se na sua deficiência e é, portanto, uma explicação interna. Sabemos, por outras provas, que esta explicação é estável para ele e que ele pensa que será sempre assim e que é geralmente verdadeira. As questões dinâmicas número 7 e 8 são evidentes para este paciente: inicialmente, ele reconhece que o pensamento o deixou "um pouco apertado", mas não atende a esse sentimento como relacionado com a mudança de tom depressivo. O seu significado surge depois de ele ser questionado; o terapeuta faz então uma intervenção significativa ao apontar o acontecimento que desencadeou a mudança para a depressão (questão dinâmica número 8). A questão dinâmica número 9, uma inclinação para esperar respostas negativas de si mesmo e dos outros, é clara neste caso: O Sr. Quinn acha que o mais forte vai ganhar, e acha que a sua experiência de derrota se baseia na sua própria fraqueza.

OBJECTIVOS DO TRATAMENTO

Os objectivos gerais da psicoterapia dinâmica SE com pacientes deprimidos (Luborsky, 1984) incluem os três seguintes, que constituem um quadro condensado para as tarefas essenciais do tratamento dinâmico SE:

1. Estabelecer uma relação de empatia e confiança - o componente de apoio do tratamento dinâmico da SE. Prestar atenção aos objectivos expressos pelo paciente é muito importante para estabelecer uma relação de confiança e conduz a uma aliança terapêutica útil.

2. Usar o rapport e a confiança para desenvolver uma atmosfera na qual os pacientes possam expressar o que estão a pensar e aprender a compreender o que expressaram - o componente

expressivo do tratamento dinâmico da SE. A compreensão pode ser aumentada por interpretações que se concentram no padrão central de relacionamento e nos conflitos dentro dele.

3. Facilitar a manutenção dos benefícios da terapia durante o período de tratamento e após a sua conclusão.

O processo de definição de objectivos específicos é especialmente útil para a psicoterapia de curta duração, devido ao limite de tempo e porque chegar a um acordo sobre os objectivos pode reforçar rapidamente a aliança, tal como analisado por Luborsky (1984).

Estes objectivos têm de ser acordados durante a fase inicial do tratamento, especialmente na primeira e segunda sessões. Os objectivos devem ser definidos em termos do que o doente pretende, bem como em termos do que pode ser razoavelmente alcançado. Normalmente, um dos principais objectivos destes doentes é o alívio da sua depressão.

TEORIA DA MUDANÇA

A teoria da mudança na psicoterapia dinâmica da SE explica o início e a superação dos sintomas depressivos do paciente. A teoria da formação de um episódio depressivo pode ser derivada da teoria geral da formação dos sintomas de Freud (1926/1959). O sintoma forma-se porque o doente avalia uma situação como perigosa; o perigo é o reconhecimento de uma situação esperada de desamparo. O doente avalia então a sua força em relação à magnitude do perigo. O sintoma surge como uma forma de lidar com o desamparo esperado e a ansiedade potencial gerada pela situação de perigo.

O caso do Sr. Quinn ilustra esta teoria: O perigo na situação é que o seu desejo de sucesso com a rapariga implica uma competição esperada com um homem que ele vê como mais forte. O sintoma de depressão surge quando o Sr. Quinn espera falhar nessa competição e se sente incapaz de lidar com o conflito. Para que o sintoma de depressão se forme, estão também envolvidas certas vulnerabilidades específicas, resumidas na lista das nove questões dinâmicas.

Quatro factores são responsáveis pela superação dos sintomas da depressão:

1. O estabelecimento de uma aliança, que aumenta a sensação de força do paciente para lidar com os problemas, tornando menos provável a formação de sintomas.

2. O desenvolvimento da auto-compreensão através de (a) mais conhecimento da existência dos principais padrões de relacionamento e (b) mais conhecimento do contexto do sintoma dentro do padrão.

3. O desenvolvimento de uma moral mais elevada em relação ao enfrentamento e melhores formas de lidar com os conflitos em situações problemáticas.

4.	O crescimento de uma maior capacidade de manter os ganhos derivados das relações de ajuda. Isto acontece através da relação com o terapeuta, pela interiorização dessa relação e pela aquisição de ferramentas derivadas da terapia para lidar com problemas futuros.

TÉCNICAS

Antes de entrarmos nos pormenores da técnica, pensamos que seria útil enunciar as quatro tarefas básicas da psicoterapia dinâmica SE:

1.	Procure formar uma aliança ouvindo os objectivos do paciente, chegando a um acordo sobre os principais objectivos e estabelecendo uma relação de confiança. Estes elementos de apoio começam a enraizar-se no início do tratamento, mas passam sempre por alguns altos e baixos durante o tratamento.

2.	Formular o padrão básico de relacionamento por meio do método do tema central de relacionamento conflituoso (CCRT). Concentrar as interpretações em aspectos do CCRT, de modo a alimentar a consciência crescente do paciente sobre o padrão.

3.	Ajudar o doente a atingir um moral geralmente mais elevado e a adquirir formas de enfrentar e dominar os conflitos no CCRT.

4.	Ter em atenção os significados de separação do tratamento para que não interfiram com a retenção dos ganhos por parte do doente.

Estas quatro técnicas específicas estão relacionadas com os objectivos gerais da psicoterapia dinâmica da SE. O que distingue esta adaptação do manual geral para a depressão é o facto de se centrar no alívio da depressão e no tratamento das questões dinâmicas associadas à depressão.

Métodos de introdução à psicoterapia

Esta secção é parcialmente adaptada da entrevista de preparação para a psicoterapia de Orne e Wender (1968). Os pontos principais desta introdução também podem ser apresentados ao paciente como parte da avaliação inicial antes da psicoterapia.

Na primeira sessão, o terapeuta deve pedir ao paciente que descreva os seus principais problemas e as circunstâncias que os rodeiam. Esta discussão ajuda a desenvolver uma aliança e a focalizar o trabalho da psicoterapia, e também fornece ao terapeuta a informação necessária sobre a queixa apresentada e as suas circunstâncias.

Também na primeira sessão, o terapeuta deve explicar a natureza da psicoterapia nestes termos: "Está prestes a iniciar uma psicoterapia para a sua depressão e outros problemas. É útil saber como funciona a psicoterapia. O plano básico é que diga o que tem a dizer sobre si próprio, sobre os acontecimentos e sobre o tratamento. Eu escutarei e responderei sempre que isso possa ser útil.

"Vai gradualmente conhecer o seu padrão típico de relacionamento com os outros, consigo próprio e com os problemas dentro do padrão ligado à sua depressão.

"Deve saber que o tratamento tem os seus altos e baixos em termos de dificuldade ou facilidade de progresso. Por vezes, evoluirá facilmente e, por vezes, sentir-se-á estagnado. Estes períodos de paragem podem ser difíceis para si, mas podem ser os mais proveitosos de todos. Uma maneira de os ultrapassar é dizer-me como se sente em relação ao tratamento, para que ambos possamos resolver a dificuldade.

"Por vezes, desejará que eu lhe dê conselhos. Na verdade, o tratamento não funciona assim. O seu tratamento funciona melhor quando você, com a minha ajuda, descobre o que o impede de avançar. Depois, decidirá como avançar. Descobrir como resolver os problemas ser-lhe-á útil tanto durante o tratamento como muito tempo depois."

Embora as modalidades de tratamento tenham sido discutidas na avaliação inicial, o terapeuta deve revê-las novamente, incluindo a duração do tratamento acordada (número de sessões), as sessões de acompanhamento e as modalidades de pagamento dos honorários, as sessões perdidas, etc.

Princípios especiais de técnica

As técnicas abaixo indicadas são de dois tipos: as que se destinam a conhecer os pensamentos específicos de cada doente e as condições prévias para os episódios depressivos, e as que se destinam a lidar com as questões dinâmicas mais gerais que são típicas dos doentes deprimidos.

Desamparo e desesperança

Os estados de desamparo e desesperança são as condições mais comuns para a depressão, tal como explicado pela teoria de Freud (1926/1959) e pela elaboração da teoria por Engel e Schmale (1965) e confirmado pelos estudos de Luborsky (no prelo). O terapeuta pode gerir bem estes estados através de dois métodos:

1.   O terapeuta pode apontar para a associação do desamparo e desesperança com o aparecimento subsequente da depressão e dizer, quando apropriado, "O seu estado de desamparo e desesperança foi seguido pela depressão como se fosse uma forma de tentar lidar com o desamparo e desesperança". Este comentário pode ajudar o doente a ver a depressão como uma resposta ao desamparo e ao desespero, e não apenas como uma reação inevitável à situação.

2.   O desamparo e a desesperança podem ser interpretados em relação ao contexto específico em que aparecem (como descrito abaixo).

Raiva

A raiva recorrente em pacientes deprimidos é comum, de acordo com Freud (1917/1957). A sua observação é confirmada num estudo sobre as narrativas de relações de doentes com depressão major realizado por Eckert, Luborsky, Barber e Crits-Christoph (1990). Por vezes, a raiva assume formas indirectas, tais como assumir que a outra pessoa não se importa, distanciar-se da outra pessoa, faltar a compromissos ou atrasos crónicos.

A raiva era recorrente com a Sra. Smyth, a paciente descrita mais adiante na nossa ilustração de caso. A raiva de uma paciente pode, por sua vez, acender a raiva no terapeuta; esse potencial de contágio é um risco comum de contratransferência e deve ser tratado pelo terapeuta. Uma maneira de o terapeuta lidar com isso, como ilustrado no caso da Sra. Smyth, é permanecer em uma posição empática - entendendo como a paciente fica com raiva como resultado dos conflitos de relacionamento em seu padrão de relacionamento central.

Ideação e intenção suicida

A desesperança é, por vezes, uma resposta extrema ao desamparo em situações de perigo (relatada na teoria de Freud [1926/1959] sobre a formação de sintomas). A observação básica de uma associação entre intenção suicida e desesperança foi confirmada pelo trabalho de Beck e seus colaboradores através da sua Escala de Desesperança (1974). A associação muito frequente da desesperança com a ideação ou intenção suicida tem uma implicação prática importante - aliviar a desesperança geralmente alivia a ideação ou intenção suicida. A maneira padrão de começar a diminuir a desesperança é fazer com que o paciente fale sobre as situações que levaram a ela. Através deste processo expressivo, o doente torna-se frequentemente mais capaz de pensar em formas de lidar com as situações indutoras de desespero.

Outra forma comprovada de lidar com as intenções suicidas é avaliar a sua seriedade quando o doente apresenta esses pensamentos pela primeira vez e depois, se forem sérios, fazer um pacto com o doente em que este concorda em não fazer nada que o magoe quando os pensamentos ocorrem, mas em vez disso telefonar ao terapeuta. Os pacientes que fazem esse pacto geralmente o cumprem. O contacto, ou a disponibilidade de contacto, com o terapeuta é normalmente suficiente para ultrapassar a intenção suicida. Se não for suficiente, pode ser necessário providenciar a hospitalização ou outro tipo de proteção.

Uma outra fonte de informação para avaliar o potencial de suicídio é um inventário de depressão, como o Inventário de Depressão de Beck (BDI), preenchido pelo paciente antes de cada sessão. O terapeuta deve verificar o inventário antes e depois de cada sessão para estar ciente do risco de suicídio e do nível de depressão do paciente.

Um método relacionado para lidar com intenções ou tentativas de suicídio é semelhante ao método para compreender e lidar com qualquer comportamento auto-destrutivo: Descobrir com o paciente se o comportamento foi parcialmente intencional como uma mensagem não-verbal para o terapeuta. Por exemplo, o terapeuta pode perguntar: "Você queria que esse comportamento me desse a mensagem de que você estava se sentindo sem esperança?" Se a intenção era transmitir uma mensagem, o terapeuta deve tentar chegar a um acordo com o paciente para que ele transmita essas mensagens em palavras e não através de ações autodestrutivas. Esse tipo de discussão com o paciente é especialmente valioso quando esses comportamentos começam a ser expressos no tratamento, e não depois que o padrão se tornou habitual. Este método foi apresentado numa discussão de caso na Universidade da Pensilvânia por John Gunderson em 15 de janeiro de 1989, sobre o tratamento do comportamento suicida em pacientes borderline, mas a sua recomendação parece ser geralmente útil. Após essa discussão e acordo, alguns pacientes são, a partir de então, impressionantemente capazes de descrever suas intenções ao terapeuta, em vez de demonstrá-las através de ações. O método funciona transformando a comunicação através do comportamento em comunicação através de palavras.

Estilo explicativo negativo

A investigação de Seligman, Castellon, Cacciola e Schulman identificou um fator específico de indução de depressão nos doentes deprimidos. Trata-se do facto de os estilos explicativos negativos (pessimistas) em resposta a acontecimentos negativos ("situações de perigo", na teoria de Freud [1926/1959]) ajudarem a desencadear a depressão. Por outras palavras, uma pessoa que tende a explicar os acontecimentos negativos de uma forma interna, estável e global será mais vulnerável à depressão do que uma pessoa que é capaz de atribuir os acontecimentos negativos a factores externos, instáveis e locais. Uma ilustração especialmente clara do estilo explicativo negativo e da sua compreensão em termos dinâmicos foi fornecida pelo paciente Sr. Quinn, que teve depressões precipitadas durante as sessões de psicoterapia (Luborsky, Singer, Hartke, Crits-Christoph, & Cohen, 1984, pp. 157-193; Peterson, Luborsky, & Seligman, 1983); estas sessões seguiam-se frequentemente a interacções com outras pessoas que invocavam tanto o seu estilo explicativo negativo como a sua baixa autoestima. As intervenções do terapeuta reflectiam as tentativas de um terapeuta SE dinâmico de consciencializar o paciente para estes aspectos do contexto dinâmico da sua depressão.

Fraca capacidade para reconhecer o estado de depressão

Alguns doentes têm dificuldade em reconhecer quando estão deprimidos. O seu estado depressivo pode até parecer um estado normal. Normalmente, este tipo de doente pode ser ajudado quando o terapeuta simplesmente aponta para o estado do doente e, de seguida, aponta para a sua convicção de que se trata de um estado normal. Este tipo de feedback do terapeuta pode ser suficiente para melhorar o reconhecimento da depressão. Por vezes, o reconhecimento é muito mais fácil de conseguir quando é apontado no momento em que o paciente entra em depressão, em vez de o fazer depois de a depressão ter continuado durante algum tempo. O feedback contínuo para melhorar o reconhecimento da depressão pode ser útil para alguns pacientes.

Fraca capacidade para reconhecer acontecimentos que desencadeiam a depressão

Alguns doentes deprimidos não têm tendência para se aperceberem dos acontecimentos que desencadearam a sua depressão ou, se se apercebem deles, esquecem-nos rapidamente. Os acontecimentos podem ser externos, ou podem ser um tipo específico de pensamento. Por exemplo, o Sr. Quinn não reconheceu os seus acontecimentos desencadeadores, apesar de estes se terem tornado óbvios para o terapeuta. Estes acontecimentos eram pensamentos sobre interacções com os outros que ele interpretava como baixando a sua autoestima, como neste exemplo muito apropriado:

Paciente: Sonhei com ela ... Não me lembro de nada de especial e não houve sexo, apenas conversa ou algo do género (muda para um tom deprimido), o que me deixou um pouco apertado.

Terapeuta: O que é que a deixou um pouco apertada?

Paciente: Só de pensar nela, acho eu. Oh, eu sei o que é que foi. Sabe, eu tenho-o.

Terapeuta: Uh-huh?

Paciente: Foi o facto de eu ter dito, bem, um tipo como eu podia estar com ela, ou [ela podia estar com] um tipo mais forte. Se for eu, então não sou suficientemente forte. Foi isso que me incomodou.

Terapeuta: Conseguiu perceber o tipo de pensamento que o deixa apertado e depois desanimado e depois deprimido:

Compara-se com outro homem e decide que não é tão forte e conclui que há algo de errado consigo.

Tal como neste exemplo, é muitas vezes possível tornar alguns doentes mais conscientes dos seus pensamentos ou acontecimentos que desencadeiam a depressão, de modo a que (1) os pensamentos ou acontecimentos se tornem menos potentes para instigar a depressão e (2) os pensamentos ou acontecimentos sejam mais facilmente reconhecidos em termos do tema central da relação conflituosa que mostram, um reconhecimento que diminui a impotência do doente em lidar com eles.

Princípios técnicos gerais de interpretação: Seleção e manutenção de um foco

Utilização do tema central da relação conflitual

Prestar atenção ao CCRT relacionado com a transferência é uma técnica central da psicoterapia dinâmica SE para selecionar um foco interpretativo (Luborsky Crits-Christoph, 1990). O terapeuta escuta os componentes redundantes nas narrativas que o paciente conta durante uma sessão; o CCRT é formulado reconhecendo a combinação do paciente com a maioria dos componentes redundantes.

desejos redundantes, respostas mais redundantes dos outros e respostas mais redundantes do self. O CCRT deve ser um candidato privilegiado para o foco das interpretações, porque capta de forma fiável os principais conflitos relacionais que são evidentes na transferência, tal como ilustrado na ilustração do caso da Sra. Smyth, em que é dada uma descrição mais completa do método.

Duração do tratamento e grau de focalização

Como princípio geral, quanto mais curto o limite de tempo do tratamento, mais necessário é manter um foco terapêutico consistente. Num tratamento de 16-20 sessões, o terapeuta deve manter o foco selecionado sempre que for apropriado.

Efeitos da concentração consistente

Os terapeutas nos estágios iniciais de aprendizagem da psicoterapia dinâmica SE às vezes levantam esta questão: "Quando o foco é escolhido e o terapeuta se mantém focado nele com interpretações congruentes ao longo do tratamento, será que o paciente e o terapeuta vão achar que se torna aborrecido?" A nossa experiência diz-nos que um foco consistente não é normalmente uma causa de aborrecimento.

O que acontece, em vez disso, é que a associação recorrente entre as experiências do paciente e o padrão dá mais ímpeto ao crescimento do paciente.

O crescimento é estimulado porque os pacientes se tornam mais familiarizados com a forma do seu próprio padrão de relacionamento e com os conflitos nele existentes e, portanto, mais capazes de encontrar melhores formas de lidar com alguns dos seus aspectos. Especificamente em relação à depressão, quando os sinais de depressão aparecem, os pacientes serão capazes não só de reconhecer o estado, mas também de o controlar melhor, sendo mais capazes de dizer a si próprios: "Não preciso de ficar deprimido; posso lidar de outras formas com o que me está a levar a ficar deprimido".

Decidir que parte do CCRT deve ser interpretada e como deve ser apresentada

O CCRT é um tema complexo, pelo que não é adequado apresentar rotineiramente todo o CCRT sempre que é necessária uma interpretação. O terapeuta precisa de ter princípios que guiem a sua seleção do CCRT das facetas mais apropriadas para cada ocasião interpretativa.

Seguem-se seis princípios baseados na experiência (todos são ilustrados pela interpretação para a paciente Sra. Simpson, descrita abaixo):

D.D.   Escolha o aspeto que melhor se enquadra naquilo com que o doente é capaz de lidar no momento e com que foi capaz de lidar no passado. Algumas interpretações experimentais podem ajudar a determinar quais os aspectos da CCRT com que o doente parece ser mais capaz de lidar.

D.E.   Escolher interpretações que incluam tanto o desejo como a resposta do outro. Este princípio é digno de ser utilizado porque tem provas que sustentam a sua eficácia - foi encontrada uma correlação entre a utilização de tais interpretações congruentes e o resultado do tratamento (Crits-Christoph, Cooper, & Luborsky, 1990).

D.F.   Escolher o aspeto que melhor se adapta ao sintoma que está mais ligado ao sofrimento atual.

D.G.   Escolha o aspeto da CCRT que é mais intenso e mais frequente.

D.H.   Concentrar as interpretações nos componentes negativos. São eles que mais necessitam de interpretação, pois são os que mais tendem a impedir o tratamento, como recomenda o princípio da técnica de Freud (1912/1958) e como é simplesmente evidente nos nossos exemplos.

D.I.   Escolha uma forma de oferecer interpretações que ajude a aliança e contorne a resistência, como por exemplo "Vamos analisar em conjunto a parte do seu padrão de relacionamento que pode despoletar a sua depressão" (outros modos de apresentação estão em Wachtel, 1993).

Apontar para o contexto do sintoma de conflito na relação

Com qualquer paciente que venha ao tratamento com um sintoma proeminente, como a depressão, é terapeuticamente valioso encontrar o contexto específico que está relacionado com a manifestação do sintoma. Quando o sintoma emerge diretamente na sessão, o método sintoma-contexto (Luborsky, no prelo) ajudará a localizar o tema nos seus antecedentes. As técnicas expressivas do manual geral da SE (Luborsky, 1984, cap. 7) ajudarão rotineiramente o terapeuta a localizar o contexto específico para o sintoma de cada paciente, como mostra o CCRT neste exemplo.

A Sra. Simpson foi selecionada a partir de uma amostra de 30 pacientes (Luborsky, Diguer, DeRubeis, & Schmidt, 1994) com depressão major que foram tratados com psicoterapia dinâmica SE de tempo limitado, 16 sessões (Luborsky & Mark, 1991). Ela era uma estudante de pós-graduação de 26 anos, solteira, branca, que tinha iniciado a psicoterapia num estado muito deprimido com um diagnóstico *DSM-III-R* de depressão major. Seu CCRT foi baseado nas 10 narrativas pré-tratamento que ela contou como parte de uma entrevista do Paradigma de Anedotas de Relacionamento (RAP) (Luborsky, 1990b, cap. 7). As entrevistas RAP são concebidas especificamente para obter narrativas sobre relacionamentos. Dentro das 10 narrativas eliciadas, os componentes do CCRT que aparecem com mais frequência constituem o padrão CCRT que é o contexto para o surgimento do sintoma de depressão.

No CCRT apresentado abaixo, o número entre parênteses é o número de narrativas das 10 (normalmente metade ou mais das 10) em que os componentes do CCRT apareceram:

Desejo 1:1 querer ser respeitado (6)

Desejo 2:1 querer ser compreendido (5)

Resposta de outro (RO):

Negativo RO1: Não estão a compreender (5)

Resposta de si próprio (RS):

RSI negativo: sinto-me mal-amado (5)

Negativo RS2:1 não aberto (4)

Positivo RS3:1 sentir que estou aberto (5)

Negativo RS4:1 sentir-se deprimido (4)

No decorrer do tratamento, a terapeuta construiu continuamente formulações clínicas de CCRT enquanto ouvia a paciente. No meio da quarta sessão, a terapeuta respondeu às interações negativas da paciente com alguém de quem ela dependia com esta interpretação baseada em CCRT: "Nessas interações, você claramente sentiu que não conseguia obter o respeito e a compreensão de que precisava, e por isso acabou se sentindo mal-amada e começou a ficar deprimida."

Em tratamentos muito breves de pacientes com um sintoma principal marcante, como a depressão, o terapeuta deve concentrar-se especialmente na interpretação das ligações entre o sintoma e o resto do contexto relacional no CCRT, como ilustrado no exemplo acima e na ilustração do caso da Sra. Smyth. Esta recomendação também se aplica a tratamentos mais longos, mas a concentração e a correspondência das interpretações podem não precisar de ser tão extremas em tratamentos mais longos. (Ver o manual geral do SE [Luborsky, 1984, pp. 99ss], "Princípio 1: compreender os sintomas no contexto das relações").

Obter elaborações mais concretas das experiências antes de as interpretar

De vez em quando, o paciente refere-se a certos estados de sentimento ou certos eventos de uma forma obviamente incompleta, de modo que o terapeuta pode ter uma experiência de "olhar através de um espelho escuro". O terapeuta deve tentar ver esses estados ou eventos de forma mais clara e completa. Uma boa técnica é pedir ao paciente para descrever a experiência novamente ou contar mais sobre ela. Uma vez que um estado ou evento tenha sido apontado pelo terapeuta e o paciente tenha tido a oportunidade de prestar atenção a ele e reapresentá-lo, o terapeuta pode achar que é hora de interpretar o significado da experiência do paciente. Essa técnica será familiar para terapeutas dinâmicos experientes, particularmente o conselho de dar atenção especial ao reexame da experiência do paciente antes de inferir seu significado. (A técnica é explicada mais detalhadamente em Mark & Faude [capítulo 11]).

Por exemplo, uma paciente chamada Sra. Stanton descreveu uma experiência de "sentir-se pequena, quase desmaiar e ter uma descarga de adrenalina". O terapeuta pediu-lhe que repetisse a descrição da experiência e que comunicasse de forma mais completa e concreta o seu conteúdo. Posteriormente, o terapeuta compreendeu melhor e disse: "Então, estou a ouvir-te, estás a sentir-te muito pequena e indefesa em relação a mim, e isso assusta-te e deprime-te." Numa altura posterior, o terapeuta pode interpretar esta mesma sequência de significados em relação a outras pessoas na vida da Sra. Stanton.

Com alguns pacientes, as experiências concretas podem ser facilmente revistas, tanto em relação aos outros quanto em relação ao terapeuta. Tal como no caso da Sra. Stanton, as experiências que têm maior probabilidade de serem valiosas para a interpretação de pacientes deprimidos são aquelas ligadas ao tema dinâmico de uma associação de desamparo e depressão.

O significado do prazo de prescrição

Para além dos significados gerais do limite de tempo, os doentes têm de se confrontar com o significado que o limite de tempo do período de tratamento tem para eles. O grau de preocupação com o tempo limitado para o tratamento tem um curso temporal. A preocupação é maior na primeira fase do tratamento. Com o decorrer do tratamento, tanto o terapeuta quanto o paciente se adaptam ao limite. Depois, as apreensões voltam a surgir quando se aproxima a última fase. O facto de ser lembrado da duração do tratamento ajuda o paciente a aceitar o limite de tempo. Os lembretes devem ser dados (a) pelo avaliador inicial antes do tratamento, (b) pelo terapeuta na primeira sessão quando os arranjos são discutidos, e (c) novamente pelo terapeuta durante sessões posteriores quando o término é antecipado. Mesmo com toda essa informação, alguns pacientes tendem a esquecer os acordos de prazo.

As perguntas típicas que os pacientes fazem no processo de aceitação do limite de tempo incluem: "E se eu não estiver pronto no final das 20 semanas?"[2] e "E se eu precisar de mais algumas sessões no final?" Os comentários tranquilizadores do terapeuta e do avaliador inicial ajudam muitas vezes a explicar ao paciente a duração do tratamento de 20 sessões: "Descobrimos que esta duração do tratamento geralmente proporciona benefícios suficientes para que os ganhos possam ser mantidos depois disso. Teremos também uma reunião consigo seis meses após o término para ver como está."

Os terapeutas também precisam de se adaptar ao curto período de tempo. As preocupações do terapeuta reflectem-se em perguntas na supervisão como: "Como posso tratar uma pessoa gravemente doente em tão pouco tempo?" e "Como posso criar um vínculo suficientemente forte em tão pouco tempo?" As preocupações dos terapeutas geralmente diminuem à medida que eles ganham experiência com o formato de curto prazo, e sua confiança aumenta à medida que eles percebem vários pontos positivos do formato de curto prazo:

1.   O limite de tempo acordado no pré-tratamento tende a limitar o grau de regressão do paciente. Pode ser que a contenção da regressão seja mediada pelo facto de o doente tomar a atitude:

"Não preciso de me preocupar tanto com o envolvimento excessivo no tratamento, porque há limites claros para o meu contacto com o terapeuta." De facto, como Mann (1973) observou, poucos pacientes parecem ser prejudicados pela experiência de curto prazo limitada no tempo, e o seu efeito contra-regressivo pode contribuir para o benefício.

1.   Os terapeutas e os doentes apercebem-se rapidamente de que o tratamento está a trazer benefícios que valem a pena, e essa perceção limita a sua preocupação com a brevidade acordada para o tratamento.

O limite de tempo em si pode acelerar o crescimento do paciente por um efeito estufa - a atmosfera indutora de crescimento é estimulada por uma urgência de avançar em direção aos objetivos no tempo alocado. Esse efeito estufa também pode ser fomentado quando o terapeuta mantém consistentemente o foco interpretativo nos conflitos de relacionamento que impedem o crescimento do paciente. É como se a quantidade de mudança necessária permanecesse constante, mas tivesse que ser encaixada num período de tempo mais curto. Assim, o que se vê na terapia de tempo limitado não é um tratamento truncado, mas um tratamento completo condensado num tempo mais curto. O terapeuta e o paciente parecem sentir o que precisa ser realizado, e suas tentativas de realizá-lo são moldadas pelo período de tempo.

Marcação de sessões e pagamento de taxas

O terapeuta (e o avaliador inicial, se houver) orienta o paciente sobre os honorários e a frequência. Tanto o avaliador como o terapeuta podem dizer ao paciente: "Tenta estabelecer uma hora de consulta que possas cumprir regularmente. Tenta não faltar a nenhuma das 20 sessões que estão marcadas." O paciente também pode ser informado: "Se surgir um problema e não puder ir a uma sessão, por favor, avise-me com pelo menos 24 horas de antecedência. Eu guardo a sua sessão para si. É a sua sessão. Neste tipo de trabalho, não me é possível preencher as sessões perdidas não planeadas, pelo que posso cobrar-lhe por essas sessões. Mas com aviso prévio suficiente, *pode* ser possível alterar a hora de uma sessão, se o horário o permitir". A taxa torna-se menos problemática quando o acordo com o paciente é para pagamento no início ou no final de cada sessão e não para uma fatura mensal.

A duração do tratamento deve ser respeitada. Se o paciente quiser aumentar o espaçamento das sessões, por exemplo, para quinzenais, o terapeuta pode dizer: "Podemos perder um pouco da continuidade do tratamento. O tratamento funciona melhor quando se mantém um horário semanal".

Lidar com a rescisão: A colisão interactiva do apego e da separação

A ideia de término gera preocupações em todos os pacientes, especialmente naqueles em tratamento de curto prazo (Luborsky, 1984, cap. 9). As suas preocupações giram em torno da vinculação e da separação. A primeira parte do tratamento mostra os medos e as satisfações de criar um vínculo; a segunda parte mostra os medos e as satisfações da separação iminente.

Na fase intermédia ou intermédia tardia do tratamento, o doente sente cada vez mais a aproximação da separação; esta aproximação desperta frequentemente o medo irracional de que o término seja uma perda catastrófica. Normalmente, este medo é acompanhado por uma perda pré-terminação dos ganhos da terapia. Mas há um método geralmente bem-sucedido para lidar com essa perda pré-terminação. O terapeuta precisa ajudar o paciente a examinar os significados do término iminente. Muitas vezes, descobre-se que o paciente não apenas teme a perda do terapeuta, mas também a perda da capacidade de usar as ferramentas adquiridas durante o tratamento. O paciente então percebe que as ferramentas são parte do paciente e podem ser usadas quando o terapeuta não está presente. Então, os ganhos tendem a ser restabelecidos.

Esse método faz parte de um princípio mais amplo para lidar com a terminação - o terapeuta deve atender ao que é necessário para garantir a qualidade duradoura dos ganhos da paciente. As três seções abaixo discutem alguns guias específicos para lidar com tipos especiais de problemas de término.

Continuação da terapia para além do tempo limite

Como parte da orientação inicial, o avaliador e, mais tarde, o terapeuta apresentam esta posição sobre a continuação das sessões para além do limite acordado: "A nossa intenção é fazer 20 sessões. Esta quantidade de terapia é suscetível de o ajudar. Depois disso, provavelmente será capaz de se desenrascar sem as nossas sessões regulares. O seu progresso será avaliado no final da terapia e as suas necessidades serão então reconsideradas." Não é de surpreender que alguns pacientes, perto do final das 20 semanas, expressem o desejo de continuar. Pode ser útil pedir que o paciente explique mais sobre esse desejo. Se não houver emergência ou perigo para o paciente e o paciente parecer ter obtido ganhos, o terapeuta pode responder pedindo ao paciente que espere cerca de seis meses e depois volte para reavaliar a necessidade de mais terapia. O intervalo exato de espera deve ser decidido pelo terapeuta e pelo paciente.

O terapeuta pode explicar essa resposta para o paciente nos seguintes termos: "Às vezes, os benefícios do tratamento precisam de mais tempo para serem integrados e eficazes, e, portanto, você deve esperar antes de voltar" (como no procedimento de Mann [1973]).

Durante a discussão do terapeuta sobre a forma como o paciente vai gerir o tratamento, pode ser útil salientar que o período acordado de 20 semanas é uma altura para se familiarizar com a utilização quotidiana das ferramentas de auto-gestão. Durante e após este período, o paciente tem a oportunidade de as aplicar e, por isso, será capaz de fazer mais melhorias mesmo depois do tratamento.

Se realmente não houver tempo suficiente para rever o significado das preocupações do paciente sobre a terminação, o terapeuta pode, às vezes, marcar uma ou duas sessões extras para esse fim. Em nossa experiência, essa opção é tomada apenas para aqueles poucos pacientes que o terapeuta acredita que precisam de tempo extra para trabalhar o significado da terminação.

Os doentes podem levantar outras questões e necessitar de esclarecimentos sobre a natureza finita do limite de tempo. Por exemplo, "O que significa que eu não posso vê-lo depois que as 20 sessões terminarem?" O terapeuta pode explicar que o fim das sessões faz parte do modo de tratamento de curto prazo limitado no tempo que o terapeuta e o paciente planearam no início. Mas se uma ou duas sessões adicionais para trabalhar o significado do término forem provavelmente insuficientes e o paciente precisar de tratamento imediato, o terapeuta pode sugerir um encaminhamento. Outra alternativa é que o terapeuta, após os seis meses, continue com o paciente por um período adicional.

"Sessões "Booster

Outra forma de lidar com as sessões adicionais é usar algumas sessões de "reforço": sessões planeadas, com grande espaçamento, convocadas entre o término e o acompanhamento. As sessões de reforço têm sido usadas rotineiramente no Centro de Terapia Cognitiva e no Centro de Terapia Dinâmica da Universidade da Pensilvânia. Se o período de acompanhamento for de seis meses, uma sessão seria um mês depois e outra seria marcada para três meses após o término. Se o período de acompanhamento for de um ano, a primeira sessão de reforço seria um mês depois, a segunda três meses depois e a terceira três meses depois.

As sessões de reforço oferecem outra vantagem importante para o tratamento (Whisman, 1990): Elas podem promover a sensação de manter o contacto com o terapeuta e a terapia e, portanto, promover a consolidação dos ganhos. As sessões de reforço parecem ser geralmente valiosas, especialmente para pacientes que têm dificuldade em internalizar os benefícios de relacionamentos úteis.

O plano para estas sessões de reforço é melhor apresentado durante a orientação antes do início do tratamento e novamente nas sessões iniciais. É melhor informar o paciente nessas ocasiões do que no final do tratamento, para que o plano de reforço seja entendido como parte dos arranjos planeados. Se o paciente for informado apenas no final, as sessões de reforço podem ser mal interpretadas como tendo outros significados, como a necessidade do terapeuta de segurar o paciente ou a incerteza do terapeuta sobre a durabilidade dos benefícios do tratamento. Pode-se dizer ao paciente: "Essas sessões de revisão fazem parte do acordo de rotina" e "Elas nos darão a oportunidade de revisar o tratamento durante o período de acompanhamento após sua conclusão". É útil distinguir entre "o período de tratamento" e "o período de acompanhamento". Ao manter essa distinção clara, o paciente passará por grande parte do processo de terminação até o final do período de tratamento.

Encaminhamento após a terapia

Se o doente permanecer num estado precário e a terapia não tiver alterado a sua depressão, o terapeuta deve reavaliar o doente para o encaminhar para outros tratamentos da depressão, nomeadamente farmacológicos, em combinação com a psicoterapia ou isoladamente.

Para os doentes que ainda estão muito deprimidos no início do último mês de tratamento, pode começar-se a planear o encaminhamento nessa altura.

Antes de comunicar essa intenção ao paciente, o terapeuta deve ter em mente a possibilidade de que a abordagem de término possa ter um efeito integrador e produzir uma melhora inesperada, e não apenas um platô ou um efeito desintegrador. Mas quando o terapeuta conclui que não é provável que o paciente saia do estado depressivo durante as sessões restantes, as possibilidades de encaminhamento precisam ser discutidas, seja para a continuação do mesmo tipo de tratamento ou para tratamentos alternativos.

(As opções de encaminhamento podem ser limitadas pelas finanças do doente; por exemplo, como a amostra de doentes no estudo da depressão major era maioritariamente um grupo de baixos rendimentos, que pagava aproximadamente 30 dólares por sessão, as opções de encaminhamento eram limitadas).

Quando um doente está preocupado com o facto de não estar a receber a medicação

Por vezes, é feito um acordo entre o avaliador inicial e o doente, antes do início do tratamento, para que este se abstenha de tomar medicamentos para a depressão, ansiedade ou perturbações do sono, como no estudo da depressão major e crónica (Luborsky et al., 1994). Apesar do acordo inicial, alguns doentes continuam preocupados com este acordo, especialmente no atual clima de controvérsia sobre os tipos de depressão que requerem medicamentos antidepressivos. O estudo de Elkin et al. (1989) reforça essas preocupações: embora os doentes de todos os tratamentos comparados tenham mostrado benefícios, a imipramina mais a gestão clínica foi geralmente melhor, mas não muito, em comparação com as duas psicoterapias. A ligeira vantagem da imipramina e do tratamento clínico verificou-se nos doentes mais graves deste grupo.

A pergunta do doente sobre a medicação precisa de ser discutida para ser melhor compreendida. Esta discussão tende a ser útil para o doente. Normalmente, o doente está preocupado com o facto de o tratamento psicológico, por si só, poder não aliviar a depressão.

Esta preocupação também deve ser abordada diretamente tanto pelo avaliador inicial como pelo terapeuta. Por exemplo: "A nossa intenção é que o tratamento progrida sem medicamentos para a depressão, ansiedade ou perturbações do sono, porque esperamos que estas dificuldades sejam ajudadas pela psicoterapia."

Decidir utilizar medicação antidepressiva

Se, no entanto, for necessário utilizar medicação antidepressiva, ansiolítica ou para dormir durante o tratamento (como aconteceu com 3 dos 30 pacientes do nosso estudo sobre depressão major), é uma boa prática recorrer a um consultor externo altamente experiente para obter uma opinião separada. O doente pode então ter uma entrevista de avaliação com o consultor externo antes de a medicação ser decidida e iniciada.

O papel adjuvante do avaliador inicial

As funções atribuídas ao avaliador foram úteis para o tratamento no nosso estudo sobre a psicoterapia de duração limitada para a doença de Alzheimer.

depressão (Luborsky et al., 1994). Estas funções incluem mais do que a seleção dos pacientes; o avaliador também orienta os pacientes para a natureza do tratamento. Vale a pena notar que a preparação formal para o tratamento geralmente aumenta os benefícios da psicoterapia - quatro de seis estudos mostraram um benefício adicional significativo da preparação formal (Luborsky, Crits-Christoph, Mintz, & Auerbach, 1988).

O papel do avaliador também vai além da seleção e da orientação inicial dos pacientes. As cinco horas de contacto com o avaliador durante a avaliação inicial e o papel do avaliador nas avaliações no final e no seguimento significam para alguns pacientes que o avaliador é uma pessoa de recurso que pode ajudar com certos tipos de questões que aparecem mesmo depois de o paciente ter iniciado a terapia. Por exemplo, o Sr. Johnson, um doente que estava a meio de uma terapia de 16 sessões de tempo limitado para a depressão major, telefonou ao avaliador para dizer que não poderia continuar a frequentar o tratamento porque já não tinha dinheiro para o pagar. O avaliador conseguiu ajudá-lo, fornecendo-lhe informações sobre os honorários e encorajando-o a rever a questão com o seu terapeuta.

EXEMPLO DE CASO

O exemplo da Sra. Smyth (SE17 no estudo da depressão major) ilustra (1) como se forma uma aliança de ajuda, (2) como usar os episódios de relacionamento numa sessão para derivar o CCRT (Luborsky, 1990a, cap. 2), e (3) como usar o CCRT para focar as interpretações (Luborsky, 1990a).

A Sra. Smyth era uma mulher de 32 anos, solteira e alcoólica em recuperação, que veio procurar tratamento para a depressão. Para além da sua distimia de longa data (depressão crónica), tinha ficado gravemente deprimida (depressão major) quando chumbou num curso de formação. O seu diagnóstico *DSM-III-R*, com base na avaliação inicial, era de depressão major com distimia.

A terapia começou de forma pouco auspiciosa quando ela chegou meia hora atrasada e depois disse que não podia marcar a consulta seguinte. A terapeuta sentiu-se zangada, mas conteve a sua raiva, usando a sua consciência dela para compreender e ter empatia com o que a Sra. Smyth estava a fazer na interação com ela. Quando a Sra. Smyth disse que estava com medo de "se sabotar", o terapeuta respondeu que achava que ela estava certa em ter medo.

Embora a Sra. Smyth continuasse a ter dificuldade em manter as consultas, respondeu ao tratamento de forma notável, para surpresa da terapeuta, que observou no seu relatório final que "não esperava que alguém com uma depressão tão grave e que já estava a fazer uso total da autoajuda através de grupos terapêuticos, como os AA, pudesse ter resolvido a sua depressão sem o uso de psicofarmacologia".

Na entrevista de despedimento, a Sra. Smyth disse que se sentia bem e que "tudo estava muito melhor". Estava menos pessimista e mais confiante e esperançosa. Sentia-se capaz de cuidar de si própria e já não parecia tão desorganizada como na avaliação inicial. Trabalhava regularmente num escritório e tinha arranjado uma casa estável com uma colega de quarto.

Seis meses após a cessação da atividade, não apresentava qualquer depressão.

O seu BDI era de 9. Continuava a trabalhar a tempo inteiro no mesmo emprego. Descobriu que estava grávida do homem com quem tinha estado a sair durante os últimos cinco meses do tratamento.

Tenciona casar-se, mas o seu namorado não tem a certeza. Está zangada e ansiosa, mas sente que consegue lidar com o que quer que aconteça e sabe que vai ter o bebé. Ela e o namorado iniciaram uma terapia de casal semanal e vão continuar a fazê-la.

A relação de ajuda parece ter sido formada, em grande parte, quando a terapeuta comunicou sua intenção de ser prestativa e preocupada com os melhores interesses e preocupações da Sra. Smyth. Esta mensagem de cuidado também foi transmitida à Sra. Smyth, no entanto, no enfoque interpretativo do terapeuta sobre a manutenção de relações que a magoavam com um namorado e outras pessoas que eram dolorosamente o oposto de cuidado e ajuda. O terapeuta ficou surpreso com a boa resposta da Sra. Smyth à terapia, mas não é incomum que uma boa aliança se forme como conseqüência do foco interpretativo correto do terapeuta.

Um exemplo é dado na Tabela 2.1, que descreve a terceira sessão da Sra. Smyth: (1) os quatro episódios de relacionamento pontuados de acordo com os componentes do CCRT; (2) a frequência do CCRT, um resumo dos episódios de relacionamento pontuados e (3) amostras de interpretações correctas baseadas no CCRT.

O terapeuta examinou os episódios de relacionamento com cada uma das quatro pessoas que foram objeto das narrativas da Sra. Smyth. (Os quatro episódios de relacionamento estão listados, mas não são apresentados na íntegra aqui.) Também estão listados os desejos (W), as respostas do outro (RO) e as respostas do self (RS). O CCRT geral é evidente em todos os quatro episódios de relacionamento.

A utilização do CCRT para ajudar a mostrar o contexto relacional em que surge a depressão é ilustrada por dois exemplos de interpretação apresentados no final do Quadro 2.1. Em cada interpretação, é dado um destaque especial ao sintoma, incluindo os conflitos relacionais associados ao seu aparecimento. Por exemplo, o terapeuta disse: "Vejo que ficas deprimido depois de lidares com pessoas que não te dão o que precisas." Esta é uma interpretação "correcta" no sentido em que se enquadra no CCRT.

TABELA 2.1 Usando o CCRT para interpretar quatro episódios de relacionamento na sessão 3 da terapia da Sra. Smyth

Componentes do CCRT em cada episódio

A outra Pessoa no Relacionamento Episódio (RE)	Desejo(W)	Resposta de Outros (RO)	Resposta do Self (RS)
RE1: Terapeuta	Quero tratamento (mas não têm dinheiro) (Wl)	Não dará tratamento sem dinheiro (ROl)	Infeliz e deprimido (RSI)
RE2: Ex-empregador	Quero emprego e ajuda (Wl)	substitui-me (despede-me) (ROl)	Ficar desamparado (RS2); desânimo e depressão (RSI)
RE3: Irmão	Eu quero cuidados (Wl)	Trata-me mal (ROl)	Irritar-se (RS3); desânimo e depressão (RSI)
RE4: Namorado	Quero que ele se preocupe (Wl)	Não dá qualquer apoio (ROl)	Choro, tristeza (LER); raiva (RS3)

Número de episódios com cada componente

W1 (Obter Cuidados e Suporte): 4	ROl (Rejeita): 4	RS1 (Desânimo e Depressão): 4	RS3 (zangado): 2	RS2 (Desamparo):1

Amostra de interpretações "exactas" baseadas no CCRT

"Vejo que ficas deprimido depois de lidares com pessoas que não te dão o que precisas."

"Podias ver-me como uma dessas pessoas".

FORMAÇÃO

Uma boa base para a aprendizagem da psicoterapia dinâmica SE, tal como especificado neste manual e no manual geral (Luborsky, 1984), é uma formação suficiente e experiência clínica em psicanálise ou psicoterapia psicodinâmica. Para além da experiência clínica em terapias dinâmicas, a supervisão é necessária para a formação específica em psicoterapia dinâmica SE. A base para esta experiência é o tratamento de pacientes sob supervisão, juntamente com a leitura e releitura deste manual para aprender as formas específicas de maximizar os factores curativos na psicoterapia dinâmica SE (Luborsky, 1993). É claro que não é possível aprender a conduzir esta terapia apenas com a leitura do manual.

Os métodos de supervisão são apresentados em dois formatos: individual e em grupo. O formato individual consiste em reuniões regulares com o supervisor para discutir as cassetes do supervisado, que já terão sido ouvidas pelo supervisor. O formato de grupo é um método mais recente de formação baseado na aprendizagem de como supervisionar e ser supervisionado por outros terapeutas que fazem parte de um grupo de terapeutas (Luborsky, 1993). Esta formação inclui a prática da pontuação do CCRT em casos de amostragem, bem como a utilização do CCRT em psicoterapia.

Uma parte importante da supervisão consiste em avaliações da adesão do terapeuta aos princípios e técnicas do manual, tanto em aplicações clínicas como de investigação clínica. Várias formas de treinamento demonstraram melhorar a adesão ao manual (Butler & Strupp, 1993; Luborsky & Barber, 1993). Num sistema de formação em investigação clínica, juízes independentes com experiência no manual ouvem as sessões e avaliam-nas quanto ao grau de adesão às recomendações do manual (para duas sessões no início da formação e duas mais tarde). A escala de adesão/competência é uma escala de 45 itens desenvolvida por Barber e Crits-Christoph (1994). Uma escala anterior de 4 itens foi utilizada em Luborsky, McLellan, Woody, O'Brien e Auerbach (1985). A experiência com esta escala de adesão permitirá que os formadores estabeleçam pontos de corte para uma adesão aceitável.

PROVAS EMPÍRICAS DA ABORDAGEM

Existem vários tipos de evidências empíricas sobre a eficácia da psicoterapia dinâmica da SE. Algumas das evidências são provenientes de revisões de estudos de resultados de psicoterapia dinâmica. Essas evidências provavelmente se aplicam à psicoterapia dinâmica SE, embora a maioria dos estudos abranja a psicoterapia dinâmica de forma mais geral.

A revisão mais antiga é a de Luborsky (1987), que examina estudos de psicoterapia dinâmica versus outras psicoterapias. A sua conclusão é a habitual: Não há diferença significativa nas medidas de resultados entre a psicoterapia dinâmica e outras psicoterapias. A mesma conclusão tinha sido relatada por uma revisão meta-analítica de estudos de todos os tipos de terapias (Smith, Glass, & Miller, 1980). Uma revisão meta-analítica ainda mais sistemática efectuada por Crits-Christoph (1992) também mostra evidências da eficácia da psicoterapia dinâmica em relação a outras psicoterapias. Uma meta-análise mais alargada de 13 estudos comparativos entre psicoterapias dinâmicas e outras psicoterapias (Luborsky, Diguer, Luborsky, Singer, & Dickter, 1993) mostrou benefícios de cada tratamento, bem como a habitual diferença não significativa entre tratamentos.

Algumas das evidências vêm de estudos específicos da psicoterapia dinâmica SE, aproximadamente como delineado neste manual. Dois dos 13 estudos de psicoterapia dinâmica revisados em Luborsky et al. (1993) avaliaram a psicoterapia dinâmica SE para o tratamento de dependência; em ambos os estudos, foram mostrados efeitos significativos e consideráveis no tratamento (Woody et al., 1983; Woody, McLellan, Luborsky, & O'Brien, 1994). No estudo mais recente (Luborsky, Diguer, DeRubeis, & Schmidt, 1994), a psicoterapia dinâmica SE foi utilizada para tratar pacientes diagnosticados com depressão maior ou depressão crónica. Os resultados foram significativos, embora os benefícios tenham sido provavelmente limitados pelo número de pacientes muito gravemente doentes na amostra. Os resultados finais foram significativamente melhores do que os resultados iniciais no BDI, na Escala de Depressão de Hamilton e na Escala de Avaliação Global. Os benefícios apresentados no final do tratamento mantiveram-se no seguimento.

REFERÊNCIAS

Associação Americana de Psiquiatria. (1994). *Manual de diagnóstico e estatística das perturbações mentais* (4ª ed.). Washington, DC: Associação Americana de Psiquiatria.

Barber, J. P., & Crits-Christoph, P. (1994, junho). *Desenvolvimento de uma escala de avaliação de adesão/competência para psicoterapia dinâmica de apoio-expressão*. Trabalho apresentado na reunião internacional da Society for Psychotherapy Research, York, Inglaterra.

Beck, A. T., Weissman, H., Lester, D., & Trexler, L. (1974). The measurement of pessimism: The Hopelessness Scale. *Journal of Consulting and Clinical Psychology, 42*, 861-865.

Bibring, E. (1953). O mecanismo da depressão nas perturbações afectivas. Em P. Greenacre (Ed.), *Affective disorders* (pp. 13-48). New York: International Universities Press.

Butler, S., & Strupp, H. (1993). Efeitos do treinamento de terapeutas dinâmicos experientes para usar um manual de psicoterapia. Em N. Miller, L. Luborsky, J. P. Barber, & J. Docherty (Eds.), *Dynamic psychotherapy research: A handbook for clinical practice* (pp. 191-210). New York: Basic Books.

Crits-Christoph, P. (1992). A eficácia da psicoterapia breve dinâmica: A meta-analysis. *American Journal of Psychiatry*, 149,151-158.

Crits-Christoph, P., Cooper, A., & Luborsky, L. (1990). A medição da exatidão das interpretações. Em L. Luborsky & P. Crits-Christoph, *Understanding transference: The CCRT method* (pp. 173-188). New York: Basic Books.

Crits-Christoph, P., & Luborsky, L. (1990). Changes in CCRT pervasiveness during psychotherapy. Em L. Luborsky & P. Crits-Christoph, *Understanding transference: O método CCRT* (pp. 133-146). New York: Basic Books.

Eckert, R., Luborsky, L., Barber, J. P., & Crits-Christoph, P. (1990). O CCRT em pacientes com depressão maior. Em L. Luborsky & P. Crits-Christoph, *Understanding transference: O método CCRT* (pp. 222-234). New York: Basic Books.

Ekstein, R., & Wallerstein, R. (1958). *The teaching and learning of psychotherapy*. New York: Basic Books.

Elkin, I., Shen, T., Watkins, J., Imber, S., Sotsky, S., Collins, J., Glass, D., Pilkonis, P., Leber, W., Docherty, J., Fiester, S., & Parloff, M. (1989). Programa de Investigação Colaborativa sobre o Tratamento da Depressão do Instituto Nacional de Saúde Mental (NIMH): Eficácia geral dos tratamentos. *Archives of General Psychiatry, 46*, 971-983.

Engel, G., & Schmale, A. (1967). Teoria psicanalítica das perturbações somáticas: Conversão, especificidade e a situação de início da doença. *Journal of the American Psychoanalytic Association, 15*, 344-365.

Freud, S. (1958). Recomendações aos médicos que praticam a psicanálise. Em J. Strachey (Ed. & Trans.), *The standard edition of the complete psychological works of Sigmund Freud* (Vol. 12, pp. 111-120). Londres: Hogarth Press. (Obra original publicada em 1912)

Freud, S. (1958). Sobre o início do tratamento (recomendações adicionais sobre a técnica da psicanálise). Em J. Strachey (Ed. & Trans.), *The standard edition of the complete psychological works of Sigmund Freud* (Vol. 12, pp. 121-144). Londres: Hogarth Press. (Obra original publicada em 1913)

Freud, S. (1958). Remembering, repeating and working through. Em J. Strachey (Ed. & Trans.), *The standard edition of the complete psychological works of Sigmund Freud* (Vol. 12, pp. 145-156). Londres: Hogarth Press. (Obra original publicada em 1914)

Freud, S. (1957). *Mourning and melancholia.* Em J. Strachey (Ed. & Trans.), *The standard edition of the complete psychological works of Sigmund Freud* (Vol. 14, pp. 243-258). Londres: Hogarth Press. (Obra original publicada em 1917)

Freud, S. (1959). *Inibições, sintomas e ansiedade.* Em J. Strachey (Ed. & Trans.), *The standard edition of the complete psychological works of Sigmund Freud* (Vol. 20, pp. 87-174). Londres: Hogarth Press. (Obra original publicada em 1926)

Gill, M. (1951). Ego psychology and psychotherapy. *Psychoanalytic Quarterly, 20*, 60-71.

Gottschalk, L., & Gleser, G. (1969). *The measurement of psychological states through the content analysis of verbal behavior.* Berkeley: University of California Press.

Jacobson, E. (1971). *Depression (Depressão).* New York: International Universities Press.

Karasu, B. (1990). Toward a clinical model of psychotherapy for depression I: Systematic comparison of three psychotherapies. *American Journal of Psychiatry, 147,*133-147.

Knight, R. P. (1949). A critique of the present status of the psychotherapies (Uma crítica do estado atual das psicoterapias). *Boletim da Academia de Medicina de Nova Iorque, 25,*100-114.

Linehan, M., Armstrong, H., Suarez, A., Allman, D., & Heard, H. (1991). Cognitive-behavioral treatment of chronically para-suicidal borderline patients. *Archives of General Psychiatry, 48,*1060-1064.

Luborsky, L. (1976). *Um manual de tratamento para psicoterapia de apoio-expressivo (SE) de* orientação *psicanalítica.* Versão manuscrita não publicada de Luborsky (1984).

Luborsky, L. (1984). *Princípios da psicoterapia psicanalítica: A manual for supportive-expressive (SE) treatment.* New York: Basic Books.

Luborsky, L. (1987). *A review of comparative treatment studies of dynamic psychotherapies versus other psychotherapies.* Manuscrito não publicado, Universidade da Pensilvânia.

Luborsky, L. (1990a). Um guia para o método CCRT. Em L. Luborsky e P. Crits-Christoph, *Understanding transference: The CCRT method* (pp. 15-36). Nova Iorque: Basic Books.

Luborsky, L. (1990b). A entrevista Relationship Anecdotes Paradigm (RAP) como uma fonte versátil de narrativas. Em L. Luborsky & P. Crits-Christoph, *Understanding transference: The CCRT method* (pp. 102-113). New York: Basic Books.

Luborsky, L. (1993). Como maximizar os factores curativos na investigação em psicoterapia dinâmica. Em N. Miller, L. Luborsky, J. P. Barber, & J. Docherty (Eds.), *Dynamic psychotherapy research: A handbook for clinical practice* (pp. 519-535). New York: Basic Books.

Luborsky, L. (no prelo). *O método sintoma-contexto: Solving and resolving symptoms in psychotherapy.* Washington, DC: APA Books.

Luborsky L., & Barber, J. P. (1993). Benefícios da adesão aos manuais de psicoterapia, e onde obtê-los. Em N. Miller, L. Luborsky, J. P. Barber, & J. Docherty (Eds.), *Dynamic psychotherapy research: A handbook for clinical practice* (pp. 211-226). New York: Basic Books.

Luborsky, L., Barber, J. P., Schmidt, K., Redei, E., Prystowsky, M., Levinson, A., Cacciola, J., Crivaro, A., & Schretzenmair, R. (1992, junho). *Depressão e imunocompetência: Interagem inversamente durante a psicoterapia?* Trabalho apresentado na reunião da Society for Psychotherapy Research, Berkeley, CA.

Luborsky, L., & Crits-Christoph, P. (1990). *Compreender a transferência: O método CCRT.* New York: Basic Books.

Luborsky, L., Crits-Christoph, P., Mintz, J., & Auerbach, A. (1988). *Who will benefit from psychotherapy? Predicting therapeutic outcomes.* New York: Basic Books.

Luborsky, L., & DeRubeis, R. (1984). The use of psychotherapy treatment manuals: Uma pequena revolução no estilo de pesquisa em psicoterapia. *Clinical Psychology Review,* 4, 5-14.

Luborsky, L., Diguer, L., DeRubeis, R., Cacciola, J. Schmidt, K., & Moras, K. (1994, fevereiro). *The efficacy of dynamic psychotherapy for major depression versus for chronic depression.* Trabalho apresentado na conferência metodológica do NIMH sobre investigação no tratamento de perturbações crónicas e recorrentes da ansiedade e do humor, Bethesda, MD.

Luborsky, L., Diguer, L., Luborsky, E., Singer, B., & Dickter, D. (1993). A eficácia das psicoterapias dinâmicas: É verdade que todos ganharam e todos terão prémios? In N.

Miller, L. Luborsky, J. P. Barber, & J. Docherty (Eds.) *Psychodynamic treatment research: A guide for clinical practice* (pp. 497-518). New York: Basic Books.

Luborsky, L., & Mark, D. (1991). Psicoterapia psicanalítica expressiva de apoio a curto prazo. Em P. Crits-Christoph & J. P. Barber (Eds.), *Handbook of short-term dynamic psychotherapy* (pp. 110-136). New York: Basic Books.

Luborsky, L., McLellan, A. T., Woody, G. E., O'Brien, C. P., & Auerbach, A. (1985). Therapist success and its determinants. *Archives of General Psychiatry, 42*, 602-611.

Luborsky, L., Singer, B., Hartke, J., Crits-Christoph, P., & Cohen, M. (1984). Mudanças no estado depressivo durante a psicoterapia: Que conceitos de depressão se adequam ao contexto das mudanças do Sr. Q? Em L. N. Rice & L. S. Greenberg (Eds.), *Patterns of change* (pp. 157-193). New York: Guilford Press.

Mann, J. (1973). *Time-limited psychotherapy.* Cambridge, MA: Harvard University Press.

Mark, D., & Faude, J. (1995). Terapia de apoio-expressiva do abuso de cocaína. Em J. P. Barber & P. Crits-Christoph (Eds.), *Dynamic therapies for psychiatric disorders (axis I)* (pp. 294-331). New York: Basic Books.

Orne, M., & Wender, P. (1968). Socialização antecipatória da psicoterapia: Method and rationale. *American Journal of Psychiatry, 124*, 88-98.

Peterson, C., Luborsky, L., & Seligman, M. E. P. (1983). Attributions and depressive mood shifts: Um estudo de caso usando o método sintoma-contexto. *Journal of Abnormal Psychology, 92*, 96-103.

Seligman, M. (1975). *Helplessness: On depression, development and death.* São Francisco: Freedman.

Seligman, M., Castellon, C., Cacciola, J., & Schulman, P. (1988). Mudança de estilo explicativo durante a terapia cognitiva para a depressão unipolar. *Journal of Abnormal Psychology, 97*, 13-18.

Smith, M., Glass, E., & Miller, T. (1980). *The benefits of psychotherapy (Os benefícios da psicoterapia).* Baltimore: Johns Hopkins University Press.

Wachtel, P. (1993). *Comunicação terapêutica: Principles and effective Practice.* New York: Guilford Press.

Whisman, M. A. (1990). A eficácia das sessões de manutenção de reforço na terapia comportamental: Review and methodological critique. *Clinical Psychology Review, 10*, 155-170.

Woody, G., Luborsky, L., McLellan, A. T., O'Brien, C., Beck, A. T., Blaine, J., Herman, I., & Hole, A. V. (1983). Psicoterapia para toxicodependentes de opiáceos: Does it help? *Archives of General Psychiatry, 40*, 639-645.

Woody, G., McLellan, A. T., Luborsky, L., & O'Brien, C. (1994, fevereiro). Psicoterapia para a dependência de opiáceos em três programas comunitários. Trabalho apresentado na reunião da Sociedade Norte-Americana de Pesquisa em Psicoterapia, Santa Fé, NM.

Notas

<u>1</u> Com agradecimentos pela formação dos editores e pelas sugestões dos participantes do Practicum de Psicoterapia de 1993-94: Dr. Brian Esch, Dr. Rajni Lad, e Sra. Suzanne Johnson.

<u>2</u> A maior parte da nossa experiência com este manual foi com um limite de 16 sessões para a depressão major e um limite de 20 sessões para a maioria dos pacientes com depressão crónica (Luborsky et al., 1994). Utilizamos estes números no texto, embora o limite de curto prazo noutras amostras possa ir de 12 a 40 sessões.

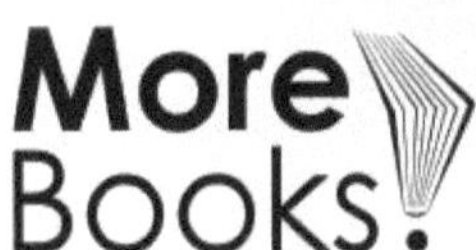

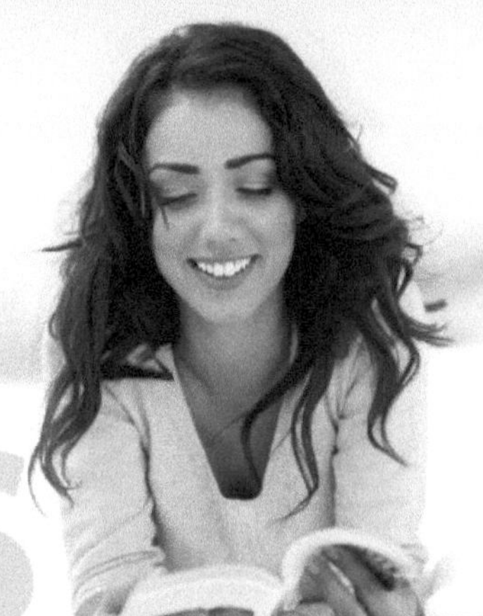

yes
I want morebooks!

Buy your books fast and straightforward online - at one of world's fastest growing online book stores! Environmentally sound due to Print-on-Demand technologies.

Buy your books online at
www.morebooks.shop

Compre os seus livros mais rápido e diretamente na internet, em uma das livrarias on-line com o maior crescimento no mundo! Produção que protege o meio ambiente através das tecnologias de impressão sob demanda.

Compre os seus livros on-line em
www.morebooks.shop

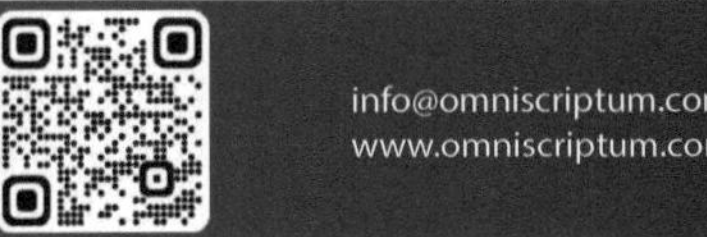

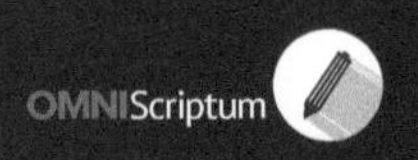

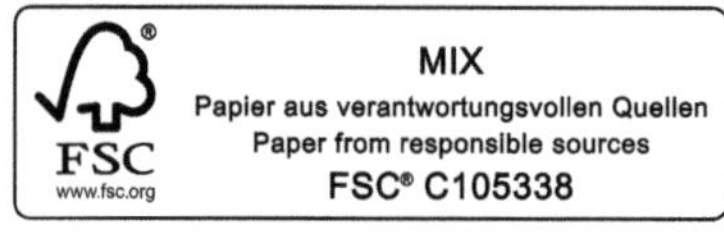

Printed by Books on Demand GmbH, Norderstedt / Germany